U0235409

殷氏舌诊用药心法

丁俨都人署

主　编　殷鸿春

副主编　孙　云　毛海燕　路亚妮

编　者（按姓氏音序排列）

陈　华　陈　晟　丁晓梦　高国海　葛冰融

何巧莎　靳　宇　刘　静　刘　敏　陆　红

路亚妮　罗　李　毛海燕　欧阳山　尚　凌

石俊洪　舒裙婷　孙　云　王　宁　王科军

王伟鹏　邢　磊　熊　颖　殷鸿春　于　青

张方钰　张宏易　赵林冰　郑　江

人民卫生出版社
·北　京·

图书在版编目（CIP）数据

殷氏辨舌用药心法 / 殷鸿春主编 . — 北京：人民卫生出版社，2024.1（2025.1重印）

ISBN 978-7-117-35953-5

Ⅰ.①殷⋯ Ⅱ.①殷⋯ Ⅲ.①舌诊②中医临床—用药法 Ⅳ.①R241.25②R28

中国国家版本馆CIP数据核字（2024）第016507号

| 人卫智网 | www.ipmph.com | 医学教育、学术、考试、健康，购书智慧智能综合服务平台 |
| 人卫官网 | www.pmph.com | 人卫官方资讯发布平台 |

殷氏辨舌用药心法
Yinshi Bianshe Yongyao Xinfa

主　　编：殷鸿春
出版发行：人民卫生出版社（中继线 010-59780011）
地　　址：北京市朝阳区潘家园南里 19 号
邮　　编：100021
E - mail：pmph @ pmph.com
购书热线：010-59787592　010-59787584　010-65264830
印　　刷：天津市光明印务有限公司
经　　销：新华书店
开　　本：710×1000　1/16　印张：21
字　　数：365 千字
版　　次：2024 年 1 月第 1 版
印　　次：2025 年 1 月第 3 次印刷
标准书号：ISBN 978-7-117-35953-5
定　　价：159.00 元

打击盗版举报电话：010-59787491　E-mail：WQ @ pmph.com
质量问题联系电话：010-59787234　E-mail：zhiliang @ pmph.com
数字融合服务电话：4001118166　E-mail：zengzhi @ pmph.com

主编简介

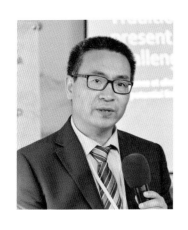

殷鸿春，1988年毕业于山东中医学院中医系本科中医专业，出国前在青岛市中医医院工作，系副主任医师。于2001年赴英从事中医临床工作。擅长针灸与中药结合治疗各科杂症，对舌象的研究多有心得：①创立了现代舌诊诊疗体系；②在全息舌诊领域有多项发现，如完整的人体舌象全息对应图及头颈部腺体分布规律等，获得了多项舌诊专利；③创立了完整的舌与药对应体系，对舌与针的对应研究取得了阶段性成果；④首倡现代舌诊指导下的十纲辨证体系，即在传统八纲辨证基础上增加气机升降两纲；⑤首倡舌解《伤寒论》。英文版专著 *Modern Tongue Diagnostics in Chinese Medicine* 于2017年7月由亚马逊出版发行；中文版专著《殷氏现代舌诊原理与图谱》于2019年12月由人民卫生出版社出版发行。现任国际现代舌诊学会会长、北京中医药大学中医临床特聘专家、国际现代舌诊学院院长，英国丹黄中医书院教授、英国中医师学会顾问兼学术委员会副主席、《英国中医》杂志编委及责任编辑，世界中医药学会联合会脉象研究专业委员会及高血压专业委员会理事。

副主编简介

孙云，博士，1993年毕业于山东中医学院，1999年获中医内科专业博士学位，曾就职于山东省中医院心内科，2001年赴英国从事中医临床工作至今。擅长内科杂病及妇科疾病的治疗，2017年开始跟随殷鸿春老师学习殷氏现代舌诊。

毛海燕，1985年进入山东中医学院首届少年班，1999年博士毕业后任教于山东中医药大学中医基础教研室。2005年赴英国从事中医临床工作至今。2017年师从殷鸿春老师学习殷氏现代舌诊。现任世界中医药学会联合会高血压专业委员会、中医药抗病毒研究专业委员会理事，国际现代舌诊学会理事，英国中医师学会理事。

路亚妮，山东医科大学本科及消化专业硕士，美国南加利福尼亚大学流行病学博士，现为美国加州家庭全科注册执业医师。临床工作中致力于中西医结合，尤其是运用殷鸿春老师的现代舌诊体系，临床疗效显著。

编者简介

郑江，1984年毕业于河北中医学院。1987年就读于北京中医学院，师从针灸大家杨甲三教授。1990年初移居美国并获得美国纽约州、新墨西哥州和加州针灸委员会认证的针灸师和中医师执照，继续从事中医针灸工作。先后任教于河北中医学院、美国太平洋中医学院纽约和圣地亚哥校区、美国西南中医学院近二十年。先后跟随沈-汉默氏飞龙脉法泰斗汉默医生及飞龙资格认证老师学习和教授飞龙脉法，已被汉默医生授予飞龙老师资格，乃孟河医派脉法第五代传人，并负责国内飞龙脉法的传播、认证和英文书籍的翻译工作。跟随现代舌诊创始人殷鸿春学习舌诊，并协助殷鸿春老师在唯真求实-现代舌诊病例分享微信群做助手工作。

于青，1994年毕业于山东省中医药学校针灸专业，在青岛市妇女儿童医疗保健中心中医科工作，2002年赴英从事中医临床工作至今。擅长针药并用治疗内科疑难杂症。2000年在青岛市中医医院进修期间，结识殷鸿春老师并跟随其学习，在英国一直追随其左右，得其真传。现被聘为国际现代舌诊学会秘书长，致力于现代舌诊的研究与发展，推广舌诊指导下的精准用药与治疗。

舒桾婷，硕士，2006年毕业于上海交通大学计算机系，在IT行业工作8年，曾任顾问软件工程师，后在美国麻省药科与健康科学大学（MCPHS University）新英格兰针灸和中草药学院取得针灸和中药硕士学位。热爱中医，喜欢经典，临床擅长针药并用，中药方面擅长经方和舌诊结合。

何巧莎，中医师，中医博士。早年保送清华大学电机系，获电力电子工程学士学位，后在商学院学习获工商管理硕士学位。本为商界人士，十几年前缘起个人治病养生之需，开始潜心钻研中医经典著作以及跟从各路名师学习针灸、中药临床。2016年在美国休斯敦创办润元东方医学中心。学习殷鸿春老师创立的"殷氏现代舌诊体系"数年，临床多半凭舌施针、凭舌用药，疗效显著。

刘敏，1994年7月毕业于南京中医学院中医系，后留校任教，同时在附属江苏省中医院担任中医师。1996年9月在职攻读南京中医药大学临床中药学硕士研究生，其间参编人民卫生出版社出版的《临床中药学》。1999年赴英国从事中医临床工作至今。

邢磊，执业中医师，山东省中医药学校中医专业毕业，毕业后在当地中医院工作1年后旅瑞，在瑞士开办中医诊所从事中医工作至今。工作期间跟随多位名家学习，擅长针灸中药手法治疗内科、伤科杂病。

陈晟，临床医学博士，副主任医师、副教授，硕士研究生导师。毕业于北京中医药大学。获评国家中医药管理局"中医药外向型优秀骨干人才"、北京市科协"青年托举人才"。

刘静，博士后，主任医师，中国中医科学院西苑医院耳鼻喉科主任，北京中医药大学教授。毕业于山东中医药大学，一直从事中医耳鼻喉工作。目前担任中华中医药学会耳鼻喉科分会副主任委员、世界中医药学会联合会耳鼻喉口腔科专业委员会副会长等。

熊颖，本科毕业于中国科学技术大学生物物理／量子化学专业，曾经从事结构基因学方面的医学研究，因家人以及自身的健康问题开始研究自然疗法。目前为美国国家针灸及东方医学认证委员会认证针灸医生兼东方医学医生，在美国佛罗里达州开业行医。

王伟鹏，国际现代舌诊学会理事，执业中医师（师承），宁波守真中医堂堂主；南京大学建筑学博士，同济大学建筑学博士后出站；九三学社社员。先后师从浙江省名中医周建扬主任医师、经方家黄煌教授、国家级名中医钟一棠老先生、陈云鹤道长。2019年开始向殷鸿春老师学习现代舌诊。

王宁，女，副主任医师，美国华盛顿州执业针灸师，山东中医药大学针灸推拿专业硕士研究生。

石俊洪，男，广东佛山人，中医医术确有专长医师，从事中医临床实践10年，现自营中医诊所。2019年跟随殷鸿春老师学习现代舌诊。运用现代舌诊十纲辨证及舌辨伤寒理论体系，临床凭舌辨证遣方用药，治疗消化系统疾病、妇科疾病，高效便捷，疗效可靠。

罗李，临床医学学士，主治中医师，本科毕业于重庆医科大学中西医结合专业。北京伍连德公益基金会现代舌诊专家委员会委员。从事中医临床工作10余年。临床擅长脉诊舌诊结合、针药并用治疗头晕头痛、失眠、焦虑、抑郁、面瘫、中风后遗症、颈肩腰腿痛、感冒、脾胃虚弱、月经不调等疾病以及亚健康调理。

陈华，中医博士，毕业于上海中医药大学。2003年赴英行医至今。深感院校所学不足以满足临床，于是学习殷氏现代舌诊等。临床擅长治疗各类痛症、不孕不育、更年期和情志类疾病。

靳宇，1989年毕业于天津中医学院针灸专业，后留校工作于第一附属医院，师从针灸大家、醒脑开窍针法发明人石学敏教授，从事针灸临床工作12年。于2001年赴英国工作，现在英国兰开夏郡自营中医诊所。自2018年跟随殷鸿春老师学习殷氏现代舌诊。

尚凌，1997年毕业于山东中医药大学，1998年工作于山东省菏泽市中医医院。2005年赴美，2007年在太平洋健康与科学学院修读针灸，2014年于纽约曼哈顿开设诊所并经营至今。现跟随殷鸿春老师学习舌诊。

张方钰，副主任医师，1988年毕业于山东中医学院中医系，在青岛市即墨区中医医院工作20余年，2013年辞职自营中医诊所。曾先后跟师国医大师朱良春教授，上海龙华医院陈湘君教授、刘嘉湘教授，擅长治疗风湿免疫性疾病及各种常见恶性肿瘤。2017年接触并系统学习现代舌诊，将其原理与传统中医四诊相结合，验之于临床，疗效显著。

丁晓梦，1992年毕业于山东中医药大学中医系，现旅居加拿大，从事中医药及针灸临床治疗工作。2018年始潜心师从殷鸿春教授学习，临床疗效迅速提高，尤其在治疗疑难杂症方面有显著突破。

赵林冰，身心医学工作者、中西文化交流学者、清华大学校友国学班中医讲师。本科毕业于山东中医药大学，硕士毕业于中国中医科学院。早年师从国医大师余瀛鳌、肝病大家关幼波、温病专家刘景源。于北京同仁堂、正安中医开展临床工作，擅长针药并用，身心同调。

葛冰融，上海中医药大学2008级本科毕业，2013年取得主治中医师资格证，之后移民澳大利亚。2019年在墨尔本独立开设中医诊所并经营至今。

陆红，1992年同济医院麻醉学临床硕士。1996年获得德国医学博士学位并从事科研工作。自1998年以来在德国从事中医针灸临床工作。2004年获得自然疗法专项医师认可。2007年获得行医许可，开办中西医结合私人诊所。2017年跟随殷鸿春老师学习，在临床实践中受益匪浅。

王科军，滨州医学院副教授，硕士研究生导师，国际现代舌诊学会会员，中华中医药学会中医诊断学分会青年委员、民间特色诊疗技术研究分会委员、世界中医药学会联合会中医临床思维专业委员会理事，主讲中医诊断学等课程，主要从事中医证治规律研究，擅长诊治冠心病、心肌炎、自主神经功能紊乱、眩晕、头痛、失眠、胃肠病、月经不调等病症及亚健康调理。

高国海，执业医师。毕业于甘肃中医药大学，从事中医临床工作，多次参与国家级学术论坛，积累了丰富的临床经验。后师从殷鸿春教授，现任国际现代舌诊学会会员。擅长舌诊及针灸按摩，多次治疗各种疑难杂症，疗效卓著。

欧阳山，中医学校毕业后，在国内外先后跟随多位名家学习针灸及中药课程，擅长针药推拿并用治疗疑难杂症。目前在瑞士经营自己的中医诊所已10年。

张宏易，1998—2003年就读于内蒙古医学院中蒙医系中医学专业，并获学士学位，2003年7月参加工作，2007年底赴英工作，2017年至今跟随殷鸿春先生深入学习殷氏现代舌诊。

刘　序

欣闻鸿春教授《殷氏辨舌用药心法》一书完成，在此深表祝贺。中医诊断的四大基础，望、闻、问、切，是中医徒手诊断一切疾病的根本，延绵数千载而不衰。尽管现代科技的诊断技术不断进步，在西医学中发挥了重要的作用，让很多疾病的因果更加直观，但是仍然无法完全替代中医的四诊，原因在于现代科技尚未发展到一个更高的层次，如能在中医四诊上取得突破，将是人类健康的福祉。

时至今日，中医的四诊仍然有着现代科技无法替代的作用，一位优秀的中医可以在任何地点通过望诊、脉诊、闻诊、问诊来判断疾病并采取必要的措施进行救治，手持几根银针，应用几种常用中药饮片或颗粒剂即可随时随地救助患者。这是现代西医无法做到的。

鸿春教授是我山东中医药大学的师弟，经多年刻苦钻研古今经典医籍，潜心研究创立了"殷氏现代舌诊"，以中医的思维，借用古人的智慧，以及现代全息技术，对现代人体包括西医疾病进行诊断，是古中医舌诊技术的发展与延伸，通过对舌形、舌象、舌色、舌气（神）、舌中纹路、舌中线的曲直、舌苔的颜色变化、舌的质地以及六经在舌的分布等的特别观察来精确诊断，并采用与舌象相对应的药物进行治疗，疗效显著。特别是全球新冠疫情大爆发期间，以其独特的望舌诊断技术，远程望诊选方用药，活人愈人无数，彰显中医之独特技艺，充分发挥了现代中医特点。

中医与西医的最大区别在于中医是治疗病的人，西医是治疗人的病，虽仅三字顺序之差，却代表了不同的层次。中医的脉诊与舌诊我称之为中医之魂魄，是值得所有中医临床重视的诊断手段，他们是天地之炁集于人体的具体表现。中医之所以衰败，不是因为药，不是因为理论不行，而是许许多多的中医师们丢掉了中医的魂魄，丢掉了古人的智慧，丢掉了中医的思维，而去追求西医的思维、西医的诊断，然后再用中药去治疗，这样下去，中医岂有不灭亡之理？

我曾参加第六期以后的殷氏舌诊培训班，殷氏舌诊在临床上具有非常实用的价值，特别是根据舌象的辨舌用药，在临床疗效上具有独到之处，一象一药，立竿见影。殷氏现代舌诊为中医诊断界的一枝独秀，集古人智慧来解决现代疾病，非常值得深入推广与学习。我们欣喜地看到来自全球的中医同仁、有识之士学习殷氏现代舌诊，说明鸿春老师的舌诊诊断技术深得人心，临床上指导治疗作用明确。

《殷氏辨舌用药心法》一书的出版发行，必将促进中医诊断学及临床用药的发展，助力中医的振兴，造福人类。

特填词一首祝贺此书的发行。

清平乐·舌光潋滟

舌光潋滟，扶槛听秋雨，轻吐兰香观隐语，深谷探幽闻解。

髦鬐静等琴音，残苔轻扫涟漪，温煮一壶浊酒，香飘醉醒神清。

刘炽京

太平绅士

世界中医药学会联合会脉象研究专业委员会会长

壬寅年春于澳大利亚墨尔本深谷草堂

陈　序

　　为医者不可不知药，粗于药者必疏于医也。药也者，治病之草，造化所遗赠，先师传之也。神农尝百草，一日而遇七十毒，后世临证试验，前赴后继，卷秩煌煌，代有增嬗。得来之艰辛，传道之无私，华夏文明赖之以护佑，今人岂可不宝之焉。

　　当今之世，西学昌明，此时代之所赐，中医药因其利而广之，然亦扰于研究方向之辨。药本无中西，皆缘医者一念。以化学成分而观之，自可入西学之堂奥，纵有青蒿素等庙堂高标，终难益于阴阳五行之论，参之于临证，一症一药，见树木而不见森林。古意渐失，源竭泽枯。虽有一定疗效，然困于西学之窠臼，弃补天之用而筑之于广厦之基，暴殄天物，令人扼腕叹息。

　　有志之士，上下求索。殷兄及诸君，以现代科学之便利，集巨量舌诊图片，配之以对应药物，条析名目，善加阐发。冀修习舌诊者遣药组方有所凭依，亦可丰富中药研究之方向，并赋予时代之气息。形式新颖，用心良苦，一开中药研究之新面目。

陈赞育
壬寅中秋于伦敦

王 序

　　三年前，殷鸿春兄大作《殷氏现代舌诊原理与图谱》初刊，倘目之为现代舌诊创新和发展之滥觞，则其新书《殷氏辨舌用药心法》之付梓乃此日新道途上可喜之进阶也。两书相较，前书以舌为纲，以象索证，新作以药为纲，药舌相得，前者系殷兄数十年躬耕不辍呕心沥血之结晶，后者实弟子数十人学以致用集思广益之硕果，侧重虽有不同，但均以大量临床实例和舌象照片为佐证，可谓现代舌诊知行合一之姊妹篇也。试观黄芪、陈皮、香附数药之例，其每节先述药味性能之先哲高论，次陈该药适用舌象之要件，并禁忌之舌证，继则谆谆以遣药配伍之心法，娓娓以验案诊疗之始末，历历以获效前后之舌照，其思畅然，犹如贯珠。读之以玩其理，观之以得其象，执之以验其法，吾信其道必愈广且同其德也。

　　是为序。

王有钧
壬寅仲秋于穿石斋

杨　序

殷师兄鸿春，跟我是山东中医药大学校友，1988 年中医系毕业，高我三级，我是针灸专业，所以在国内我们并不认识，先后来到英国以后，他定居在伦敦，我在温莎堡，微信兴起以后，同学校友开始联系聚会，群内相互认识。我的兴趣点是复制传播传统针刺手法和学习研究精微脉诊与心理脉诊，虽然殷师兄跟我介绍过他的精准舌诊方法，我也是出于礼貌称赞几句，实际上对舌诊的精准性并不十分相信。直到 2015 年我们一起参加世中联脉诊学会在舟山的会议，并参加了许跃远老师的脉诊课。课间有位患有肺癌的参会人员跟我们交流，临时突发一念，我请殷师兄用舌诊做个细致的诊断，我用脉诊做一个细致的诊断，包括病位、病性、病因分析、中医诊断、病机转归等等，中西医一起来个综合分析。让我觉得不可思议的是，他的舌诊诊断分析竟然跟我用脉诊分析得毫厘不差！这个结果大大出乎我的预料，实际上能有这个结果，舌诊已经胜过我的脉诊了。原因有二：一是脉诊需要长期的训练，需要具备很多条件，如老师亲身指导、指感训练、脉位脉象手眼脑的一致性成像训练、成像分析以及扩像等非常细微的学习训练，没有几年以上的跟师和悟性是很难到达一定高度的；二是脉诊的不可见和缺乏客观性，每个人摸到的感觉和看到的象是不同的，十个人可以摸出十种感觉，只有那个符合老师感觉描述的才是师门里面"正确的"脉象特征，也即古人所说的"在心易了，指下难明"。而舌诊就不一样了，由于科技的进步，现代手机都可以非常准确地照下无论静态的还是动态的舌形、舌质、舌苔、舌的灵活度等有用的信息，非常客观地展示给每一个视力健全的人，这样就可以按照舌诊的理论一点点客观地分析给你，你就很容易掌握了这个可靠客观的诊疗方法，特别是对于远程诊疗，更加具有里程碑似的意义。我们又对照了几个实例，确信了这种舌诊方法的威力，首先我们商议把这种舌诊方法命名为"殷氏现代舌诊"以区别于传统舌诊方法，然后立即召集我们参会的校友，成立了"阳春三月殷氏现代舌诊"微信群，免费为校友传授殷氏现代舌诊基本常识。为了更好地向全社会推广这一优秀诊疗手段，我们成立了"国际现代舌诊学会"，殷师兄任会长，我自任常务副会长，孙云师妹任秘书长，于青师妹任副秘书长，开始全面推广。直到今天，已经举办13届学习班，培养了逾千名现代舌诊学员，从基层医务工作者到中医博士，中医药大学的教授、主任医师，学员遍布五大洲。特别是在新冠疫情期间，殷氏现代舌诊大显神通，仅凭几张舌照，就能够开方用药治愈患者，完全杜绝了隔离带来的不便，杜绝了医患传染的发生。全球各地的现代舌诊学员，在殷老师的组织下成立义务诊疗团队，跟伍连德公益基金会合作为国内疫情媒体逆行者保驾护航，跟山东中医药大学专家组为英国及世界各地的患者免费送医。

2019年底，殷鸿春教授首本中文舌诊专著《殷氏现代舌诊原理与图谱》出版，在此之前已经出版了英文版专著，惠及了大量中医工作者、爱好者。更值得庆贺的是，近几年来，在唯真求实-现代舌诊病例分享讨论群内讨论了数以千计的病例，大量优秀学员结合老师提供的舌药对应，辨舌用药，提供了大量的临床病例。本书就是在此基础上，由多位学会专家委员编辑成册。根据老师的"现代舌诊十纲辨证"体系，结合103味常用中药药性药理，"有是舌，用是药"，可以从容处方。有一些入世不几年的年轻中医，由此俨然成为了一位中医大家，其中的变化，实在是令人惊叹，这也是殷氏现代舌诊经年不衰，越来越受到大家欢迎的最主要的原因之一。

中药典籍，浩如烟海，药性药理必记于心，然则临证收集分析病因病机，再去套用合适的经方、加减用药，不只是年轻中医的雷区，也是高年资中医专家的头痛处，临证药味取舍难断。有了从实践战火中总结出来的这本《殷氏辨舌用药心法》，相信会给大家带来很多的信心。

不期医者都为良工，但愿病患不遇庸医。

不期人人都明保健，但愿大家皆懂卫生。

这既是殷氏现代舌诊学会的良苦用心，也是殷师兄鸿春的慈悲所在。

杨 波

2023年1月

前　言

中医学自先秦至东汉张仲景,一脉相承,逐渐形成了病脉证治这一诊疗特色。在这个发展过程中,脉诊一直占有主导地位。古代中医学的传承主要是师承为主,一个老师一生中教授的徒弟不多,徒弟跟诊,有机会得到手把手的脉诊指导。而在院校教育成为主流的当下,手把手的脉诊指导成为稀缺资源,更多的中医学生感受到的是"在心易了,指下难明"。长此以往,将会严重影响新一代中医人临床水平的提高。

较之脉诊,舌诊更加直观和客观。舌诊虽在《内经》时代及仲景时代就已经被医家们重视,但直到明清时期才有较大的进展。在生物全息论出现后,全息舌诊有了飞跃的发展,以现代舌诊全景全息图、十纲辨证及舌药、舌针对应为特色的现代舌诊的面世,将中医的诊疗技术提到一个新的高度。新冠疫情让中医舌诊得到了空前的重视,《殷氏现代舌诊原理与图谱》一书的出版,及时帮助到了广大临床中医生的诊疗,惠及了世界各地的病患。

传统舌诊注重凭舌辨证,但对于病位的认定尚有不足;在舌与药的对应方面虽有所涉及,但缺乏全面系统的认识,在指导用药过程中仅处于从属地位。针对传统舌诊的不足,现代舌诊做了许多有益的探索尝试,并取得了一定的成果。在借鉴古人及前代医家经验的基础上,结合自己的临床实践,本人系统总结了舌象与单味中药的对应关系。在《殷氏现代舌诊原理与图谱》一书的基础上,本书进一步完善了临床常用药物的舌药对应关系。全书由我和学员们共同编写,药舌心鉴部分主要来自我的经验及总结,附带的病案大都由学员提供。本书每味药物均附有其对应的舌象,旨在将文字描述的舌象与药物的内在关联转换成可视的图像,更有利于对舌药对应的理解。每味药后附带的病例也恰当地诠释了舌药对应的精髓,非常值得借鉴。

本书的编写工作主要由孙云博士组织,前期审稿主要由孙云博士、毛海燕博士和路亚妮博士完成。参与本书编写的人员来自世界各地的临床一线,他们是孙云、毛海燕、路亚妮、郑江、何巧莎、尚凌、于青、舒裙婷、刘敏、邢磊、刘静、陈晟、熊颖、王伟鹏、王宁、石俊洪、罗李、陈华、靳宇、张方钰、丁晓梦、赵林冰、葛冰融、陆红、王科军、高国海、欧阳山和张宏易等，他们在繁忙的诊务之余抽出宝贵的时间参与这项工作，实属不易。人民卫生出版社的陈编辑为本书的定稿提出了宝贵的意见，刘炽京教授、陈赞育教授、王有钧教授和杨波教授于百忙中抽出时间为本书作序，陈赞育教授为本书题写书名，在编写过程中，我们也参考了周祯祥教授、唐德才教授主编的《临床中药学》和钟赣生教授主编的《中药学》，在此一并表示感谢！

殷鸿春
壬寅仲秋于伦敦

目　录

〇〇一 黄芪

黄芪入药最早始于《神农本草经》,仲景在《金匮要略》中用之补虚理劳(黄芪建中汤)、通阳逐痹(黄芪桂枝五物汤)、护卫除湿(防己黄芪汤、桂枝加黄芪汤)。本品甘温,以补气见长,主入脾经,为补中益气之要药,又能升举阳气。凡中阳不振,脾土虚弱,清气下陷者最宜(《本草正义》)。李东垣以补益中气、健脾益胃为功效的三方——补中益气汤、升阳益胃汤、调中益气汤,均以黄芪为主药,补中益气时,合白术、人参,可谓补益中气的三把斧;升提阳气时,必配升麻、柴胡;东垣用黄芪,又必加陈皮以佐之,以防黄芪补而壅滞。黄芪入肺经,能补益肺气、固护肌表,适用于肺气虚,及卫虚不固之自汗;又能内托阴证之疮疡(《本草约言》),适用于气血亏虚、疮疡难溃或溃久不敛者。黄芪通过补气兼能养血、利水、生津、行滞,可用于血虚萎黄,气虚水肿,气津不足之消渴,气虚血滞之半身不遂、痹痛麻木等。本品既能补脾益气治本,又能利尿消肿治标,故亦为气虚水肿之要药。王清任所著《医林改错》以补阳还五汤为代表,该方重用黄芪四两,大补脾肺之气,被后世医家推为治疗中风后遗症的第一方。此外,现代临床治疗气虚血滞的胸痹心痛,常用本品配伍红花、丹参、三七等活血止痛药。

一、药舌心鉴

(一)黄芪对应舌象

舌质淡,舌体胖大,边有齿痕,舌根凹陷或隆起(见图 1-1-1)。见舌红少苔、舌面干燥时慎用。

(二)应用心得

黄芪是一味临床使用率极高的中药,业内有"十药八芪"之说,善补肺脾之气,药性温和,被誉为补气圣药。在临床中但见舌质淡,舌体胖大,边有齿痕,舌面有津,无论舌面凹陷或者隆起,均可选用黄芪。因其补气升阳,有壅滞气机之弊,肝郁、气壅、阴虚之体而见舌边及中焦隆起、舌体瘦小时慎用,当然适当配伍后亦可临证选用。殷老师在大剂量使

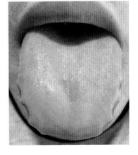

图 1-1-1

用黄芪时常配合小剂量的知母或者生地黄,以防黄芪升阳太过出现口舌生疮或者口臭、苔黄等症。

二、病案举例

病例 1

患者男,51 岁。

主诉:双下肢水肿 6 个月。

症状:患者 6 个月前无明显诱因出现双下肢水肿,逐渐加重,按之凹陷,午后症状加重,伴有乏力、气短、睡眠差,入睡困难。

脉象:脉沉,略洪大。

舌象:见图 1-2-1。

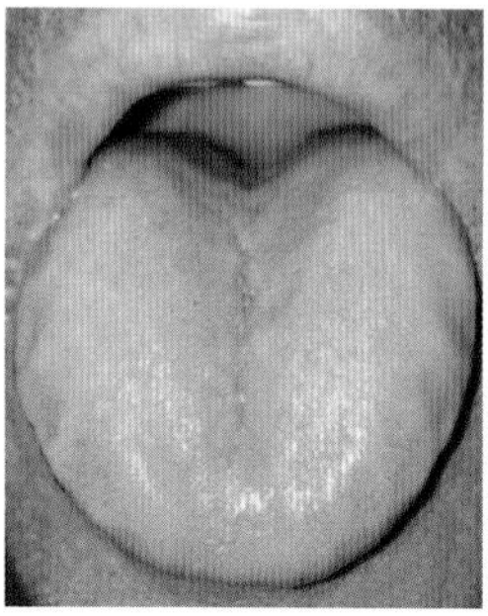

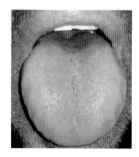

图 1-2-1

【凭舌用药】

舌质淡,舌体胖大,边有齿痕,为阳气亏虚之象,故重用黄芪补气助阳。

舌中线有裂纹,舌中央前、中、后均凹陷,选用党参、炒白术、桂枝、菟丝子、山药以振心肺脾肾之阳气。

患者心肺脾肾阳气俱虚,心阳虚温煦、推动无力,肺主通调水道,脾司运化水湿,肾主水液代谢,故患者出现下肢水肿,用黄芪补气又可行水,选用茯苓、泽泻、生姜皮、冬瓜皮加强利水消肿之力。

舌尖平,心神失养,故睡眠不好,加炒酸枣仁养血安神。

处方:黄芪、炒酸枣仁各 3,党参、炒白术、桂枝、菟丝子、茯苓、泽泻各 2,山药、生姜皮、冬瓜皮、五味子、炙甘草各 1。按比例配 1 周的浓缩颗粒剂,每次 6g,每日 2 次。

治疗 1 周后,患者下肢水肿明显减轻,体力好转,睡眠改善。舌体胖大、舌边齿痕及舌中线凹陷均减轻,舌象如图 1-2-2。

图 1-2-2

病例 2

患者女,26 岁。

主诉:严重痛经 10 年余。

症状:患者严重痛经,月经规律,量多舌偏暗,经前 1 周、经期及经后数日均有腹痛、腰痛及股前部疼痛，痛经时伴有极度乏力、情绪低落、胃肠不适，平素工作压力大，容易紧张烦躁，腹胀，怕冷，大便正常，睡眠差，入睡困难。

脉象：脉沉，略涩。

舌象：见图1-2-3。

【凭舌用药】

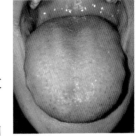

图1-2-3

舌质淡，舌体胖大，边有齿痕，为阳气亏虚之象，故用黄芪补气助阳，以期气行则血行，阳回则湿散。

舌淡胖，舌中线略凹陷，心脾肾阳虚之象，选用炒白术、桂枝、菟丝子、小茴香以振心脾肾之阳气。

舌苔白腻，寒湿弥漫三焦，加茯苓、白扁豆、半夏、薏苡仁祛湿化浊。

中焦中线两侧隆起，胃气不降，用陈皮、厚朴理中焦之气滞。

左舌大，肝气郁滞，选柴胡、香附、延胡索疏肝解郁，行气止痛。

舌尖平且有红点，心火上炎，心神失养，故睡眠不好，加柏子仁、丹参养血安神，清心除烦。

处方：黄芪、小茴香各2，炒白术、菟丝子、桂枝、茯苓、白扁豆、半夏、陈皮、厚朴、柴胡、香附、丹参、柏子仁各1，延胡索、薏苡仁各3。按比例配1个月浓缩颗粒剂，每次6g，每日2次。

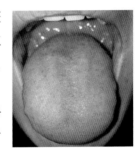

图1-2-4

治疗1个月后，患者痛经明显减轻，仅月经第一天略有腹痛，体力好转，睡眠改善。舌体胖大、舌边齿痕及舌中线凹陷、白腻苔均减轻，舌象如图1-2-4。下焦寒湿仍重，继续巩固治疗1个月，后电话随访，痛经治愈。

病例3（殷鸿春病案）

患者女，42岁。远程诊疗。

主诉：牙龈出血及皮下紫癜2周。

症状：3周前无明显诱因出现右耳后痛，周身酸痛，2周前皮肤出现瘀斑瘀点及牙龈出血，舌面渗血，口内肿胀感，伸舌受限，局部触痛（见图1-2-5）。平素时有乏力，手足易冷，大便不规律，偏稀，纳眠可。

舌象：见图1-2-6（所有舌照为患者提供，故清晰度欠佳）。

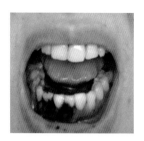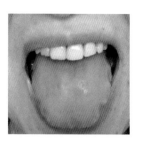

图 1-2-5　　　　　　　　图 1-2-6

【凭舌用药】

舌质淡,舌体略胖,边有齿痕,为阳气亏虚之象,故用黄芪补气助阳,以期气充以助摄血。舌苔白腻,舌中线略凹陷,心脾气阳不足之象,选用炒白术、炒白扁豆以振心脾之阳气,兼祛湿化浊。加茜草祛瘀通经,以助凉血止血。

处方:黄芪 3,茜草 2,炙甘草 1,炒白术 1,炒白扁豆 2。按比例配 1 天的浓缩颗粒剂,每次 11g,每日 2 次。

第二天,患者微信回复,精力体力好转,口腔内仍有出血及肿胀感,局部触痛好转(见图 1-2-7),舌象见图 1-2-8,虽然仍有薄白腻苔,舌体略见红象,考虑患者虽素体气虚为本,但已有热入阳明,急则治其标,故以大黄黄连泻心汤直折其热,遂给予生药三味:

生大黄、黄连、黄芩各 5g,开水浸泡 10 分钟,待温度降低后饮用,日2 次。

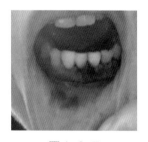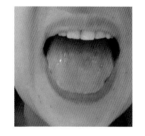

图 1-2-7　　　　　　　　图 1-2-8

第三天,患者微信回复,牙龈渗血明显减少,口内肿胀感减轻,伸舌仍受限(见图 1-2-9),已经 4 天无大便,舌象见图 1-2-10。效不更方,随嘱上方:生大黄、黄连、黄芩各 5g,开水浸泡 10 分钟,继服 2 次。

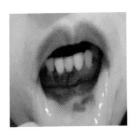
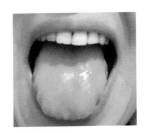

图 1-2-9　　　　　　　　　图 1-2-10

第四天,患者说大便 1 次,仍略有牙龈渗血,但伸舌容易些(见图 1-2-11),舌象见图 1-2-12。加地榆炭、茜草以增强凉血止血之功,舌淡苔白及齿痕仍明显,故加黄芪、白术顾护阳气,修改处方为:

大黄、黄连各 2,黄芩、地榆炭、茜草、白术、黄芪各 1。按比例配 1 天的浓缩颗粒剂,每次 12g,日 2 次。

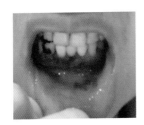
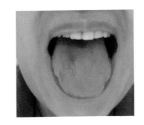

图 1-2-11　　　　　　　　　图 1-2-12

第五天,患者述牙龈渗血继续减轻,已无血色口水,为淡褐色(见图 1-2-13),早上 1 次稀便。舌象见图 1-2-14,上焦右侧略有隆起,加紫菀降肺下气,三焦经仍然显形,苔白腻(舌面略黄,为喝中药染苔),加大黄芪用量及茯苓以补气健脾除湿,加仙鹤草以增补虚止血之力,舌尖略红,加肉桂引火归原,处方如下:

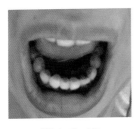
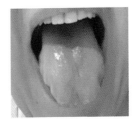

图 1-2-13　　　　　　　　　图 1-2-14

大黄、黄连、茯苓各2,黄芩、地榆炭、紫菀、白术、肉桂各1,黄芪、仙鹤草各3。按比例配1天的浓缩颗粒剂,每次12g,日2次。

第六天,患者出血已经基本消失,减黄芩、黄连的用量,以防苦寒伤阳,处方如下:

大黄、茯苓各2,黄连、黄芩各0.5,地榆炭、紫菀、白术、肉桂各1,黄芪、仙鹤草各3。按比例配1天的浓缩颗粒剂,每次12g,日2次。

第七天,患者述出血完全消失(见图1-2-15),舌象见图1-2-16,仍有阳气虚损之象,去黄连、仙鹤草,加茜草,处方如下:

大黄、黄芩各0.5,地榆炭、紫菀、白术、肉桂、茜草各1,黄芪、茯苓各2。按比例配浓缩颗粒剂,1次4g,日2次,小量巩固1周。

患者未再出血,完全康复。

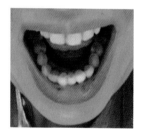
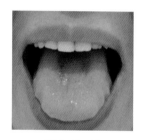

图1-2-15　　　　　　　图1-2-16

（撰稿人：孙云）

○○二 人 参

人参首载于《神农本草经》，谓之："味甘，微寒，无毒。主补五脏，安精神，定魂魄，止惊悸，除邪气，明目，开心益智。"后世医家多认为本品甘而微苦、微温，重用则药力强大，能"大补元气"（《本草备要》），复脉固脱，为治元气虚极欲脱之要药。人参尤善补脾肺之气，治脾肺气虚诸症，又有益肾气、助肾阳之功。本品还常与解表药、攻下药等祛邪药配伍，用于气虚外感或里实热结而正气亏虚之证，有扶正以助祛邪之效。

一、药舌心鉴

（一）人参对应舌象

舌中及舌前部凹陷，舌质淡，苔薄白（见图 2-1-1）。见舌红少苔、舌中上焦高凸时慎用。

（二）应用心得

人参为补气药之首，脏腑之有气虚者皆能补之（《本草正》），通过补气，能使元气充沛，阴血津液得以化生，心神得宁，心智得聪，故凡一切气、血、阴津不足之证皆

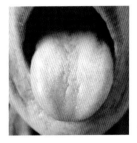

图 2-1-1

可应用，为"虚劳内伤第一要药"（《本草纲目》），临床上见舌质淡，舌中及舌前部凹陷即可随症选用，尤其是心区凹陷时效佳，心区出现明显凹陷或者裂纹时常用的生脉散里面主要成分就是人参。

人参与党参，两者均能补脾益肺，养血生津，用于脾肺气虚，气津两伤，或气血亏虚诸症。

人参性微温，补气力强，能大补元气，复脉固脱，为治元气虚脱之要药，对于急症、重症则以人参为宜。由于党参不具有益气救脱之功，故凡元气虚脱之证，应以人参急救虚脱，不能以党参代替。人参兼能安神增智，用治心脾两虚，气血不足，或阴虚血少之心神不宁。人参亦归肾经，可益肾气、助肾阳，用治肾不纳气、肺肾两虚，以及肾阳虚衰、肾精亏虚、阳痿宫冷等。党参性平，补气力缓，治疗气虚轻证可代人参使用。

二、病案举例

患者女，49岁。

主诉：胸闷、憋气2周。

症状：患者2周前感冒后出现胸闷、憋气症状，逐渐加重，午后及晚上症状较重，伴有乏力、头晕、心慌，偶有胃痛，大便不畅，睡眠质量差。

脉象：脉沉细弱。

舌象：见图2-2-1。

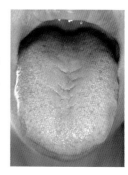

图2-2-1

【凭舌用药】

舌质淡，舌体胖大，舌苔白腻，舌中央前、中部均凹陷并有裂纹，提示肺气虚，心脾肾阳虚，故加人参、炒白术，黄芪补气健脾益肺，菟丝子和附子补肾温阳，炙甘草、桂枝温心阳。

舌苔白腻，加茯苓、半夏化湿。

舌两侧均有隆起，提示肝郁气滞，肺气不降，加佛手、香附疏肝，杏仁、枳壳降右。

舌尖平，心胃区裂纹，加五味子敛气宁心。

处方：人参、炒白术、桂枝、菟丝子各2，黄芪、附子、茯苓、法半夏、佛手、香附、枳壳、杏仁、五味子、炙甘草各1。按比例配1个月的浓缩颗粒剂，每次6g，每日2次。

二诊：1个月之后，胸闷、憋气明显好转，患者自觉体力好转，头晕、心慌、眠差等症消失，舌象见图2-2-2。与一诊舌象相比，舌质淡、舌体胖、舌前及中部凹陷、白腻苔、舌两侧隆起均好转。

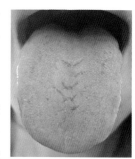

图2-2-2

浓缩颗粒剂继服1个月。

（撰稿人：孙云）

○○三 党参

党参首载于《本草从新》，谓之补中益气，和脾胃，除烦渴。本品味甘性平，主归脾、肺二经，有与人参类似的补益脾肺之气作用而药力较弱，同为补中益气之良药。可治疗脾气虚弱，倦怠乏力、食少便溏等症，常与补气健脾除湿的白术、茯苓等同用。《本草纲目拾遗》记载党参"治肺虚，能益肺气"，临床用治肺气亏虚，咳嗽气短、声低懒言等症，可与黄芪、蛤蚧等药同用，以补益肺气，定喘止咳。本品有气血双补之功，故适用于气虚不能生血，或血虚无以化气，而见面色苍白或萎黄、乏力、头晕、心悸等症的气血两虚证，常配伍黄芪、当归、熟地黄等药，以增强补益气血之功。本品有补气生津作用，适用于气津两伤，气短口渴，以及内热消渴，可与麦冬、五味子、黄芪等药同用。

一、药舌心鉴

（一）党参对应舌象

舌中及舌前部凹陷，舌质淡，苔薄白（见图 3-1-1）。见舌红少苔、舌中上焦高凸时慎用。

（二）应用心得

党参甘补而平，不燥不腻，用以培补脾肺元气颇佳（《本草便读》），通过补气，使元气充沛，而收养血、生津之功，可用于气津两伤或气血亏虚诸症。《得配本草》记载党参：补养中气，调和脾胃，得黄芪，实卫；配石莲，止痢；君当归，活血；佐枣仁，补心；补肺，蜜拌蒸熟。故党参应用非常广泛，临床但见舌中及舌前部凹陷，舌质淡

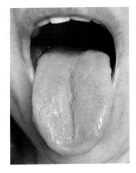

图 3-1-1

者，均可配伍应用，量不宜过小，10g 人参达到的效果，30g 党参也未必能达到。除了像人参一样能补中益气，党参还有润的作用，但是比起太子参来说，润的功能还是差一些。心肺区有凹陷的现象，一定要加党参或者人参，舌偏红加党参，舌淡加红参，舌偏红且少苔加太子参，滋阴作用：太子参＞党参＞人参，补气作用：人参＞党参＞太子参。

二、病案举例

病例 1

患者女,38 岁。

主诉:不孕症 3 年。

症状:试孕 3 年,西医检查无阳性发现。伴有月经量少及乏力、头晕、便溏、睡眠质量差、经前期烦躁等。

脉象:脉沉细弱。

舌象:见图 3-2-1。

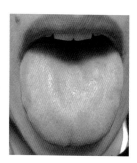

图 3-2-1

【凭舌用药】

舌质淡,舌体胖大,略有齿痕,舌中及舌前部凹陷,提示心脾肾阳虚,气血两虚,故选用党参、炒白术、菟丝子、淫羊藿、桂枝、当归益气养血,温补心脾肾之阳气。

舌苔薄白腻,湿浊内阻,选用半夏、陈皮、薏苡仁、石菖蒲理气化湿。

舌中部两侧隆起,提示胃强脾弱,加厚朴、枳壳理气消滞。

左舌偏大,肝郁气滞之象,加香附、川牛膝、郁金疏肝解郁。

舌尖平,为心肝血虚,心神失养,加酸枣仁养心安神。

处方:党参、炒白术、菟丝子、淫羊藿、薏苡仁各 2,桂枝、当归、法半夏、陈皮、香附、石菖蒲、厚朴、川牛膝、枳壳、郁金、炙甘草各 1,酸枣仁 3。按比例配 1 个月的浓缩颗粒剂,每次 6g,每日 2 次。

二诊:1 个月之后,月经量明显增多,患者自觉体力好转,经前情绪稳定,便溏、眠差等症消失,舌象如图 3-2-2,与一诊舌象相比,舌质淡、舌体胖、舌前及中部凹陷、白腻苔、左舌大均好转,浓缩颗粒剂继服 1 个月。

三诊:患者已怀孕,自觉身体状况良好,舌象见图 3-2-3。

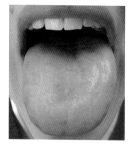

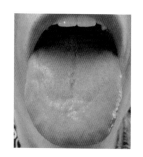

图 3-2-2　　　　　　　　　图 3-2-3

病例2

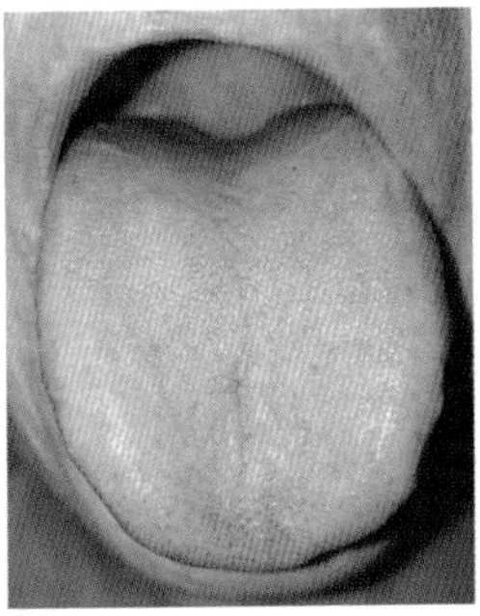

患者女，51岁。

主诉：因乏力、焦虑就诊。

症状：因母亲重病，极度乏力和焦虑。伴有月经不规律、量少、心慌、头晕、关节疼痛、睡眠质量差，经前期烦躁加重等。

脉象：脉沉细弱。

舌象：见图3-2-4。

图3-2-4

【凭舌用药】

舌质淡，略有齿痕，舌中及舌前部凹陷，提示心脾肾阳虚，气血两虚，故选用党参、炒白术、杜仲健脾补肾，当归益气养血。

心区凹陷，有裂纹，提示心气外散，加炙甘草、五味子补心气。

舌苔薄白腻，湿浊内阻，选用半夏、陈皮、薏苡仁理气化湿。

舌两侧隆起，左舌略大，肝郁气滞之象，加香附、川牛膝、郁金疏肝解郁。

舌尖平，有红点，为心肝血虚，心火上炎，心神失养，加丹参、酸枣仁、柏子仁养心安神，清心除烦。

处方：党参、炒白术、五味子、杜仲、酸枣仁各2，炙甘草、当归、法半夏、陈皮、薏苡仁、香附、郁金、川牛膝、枳壳、丹参、柏子仁各1。按比例配1个月的浓缩颗粒剂，每次6g，每日2次。

二诊：2周之后，月经来潮，量明显增多，患者自觉体力好转，经前情绪稳定，心慌、头晕、眠差等症消失，舌象见图3-2-5。与一诊舌象相比，舌质淡、舌前及中部凹陷、白腻苔、两侧隆起均好转，嘱浓缩颗粒剂继服1个月。

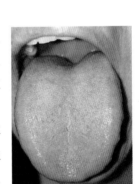

图3-2-5

（撰稿人：孙云）

〇〇四　白　术

白术最早记载于《神农本草经》，本品甘温补气，苦温燥湿，专入脾、胃经。以补土胜湿见长(《本草正义》)，尤为脾脏补气健脾第一要药(《本草求真》)，对于脾虚湿滞之食少、便溏等症有标本兼顾之效，常配伍人参、茯苓等药，如四君子汤(《太平惠民和剂局方》)，通过配伍还常用于脾虚中气下陷、脾不统血及气血两虚等证，以及气虚自汗、脾虚胎动不安等。因其健脾燥湿，则痰水易化，故凡水湿诸邪，靡不因其脾健而自除(《本草求真》)，还可用于脾虚不运、水湿内停诸症。

一、药舌心鉴

（一）白术对应舌象

舌中凹陷，舌质较淡(见图 4-1-1)。见舌红少苔、舌中高凸时慎用。

（二）应用心得

白术善治脾胃虚弱诸疾，凡舌象见舌中凹陷，苔白不干，即可配伍选用，故在内、外、妇、儿各科疾病中都有广泛应用。殷老师强调本品燥湿伤阴，令人中满，故阴虚内热、津液亏耗以及中焦郁滞、腹胀中满者不宜使用，见舌红少苔、舌面虽白但干而少津、舌中高凸时均要慎用。

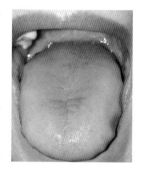

图 4-1-1

舌中凹陷为中气不足的象，包括舌中线有裂纹的象，为临床常见舌象，白术专入中焦而且有敛气作用，故临证极其常用。白术和苍术虽然都能燥湿，苍术适用的是气聚的象，这时需要散，舌中隆起宜用苍术／平胃散；白术适用的是气散的象，这时需要聚，舌中凹陷用白术／四君子汤。舌中的凹陷与隆起是选用苍术或白术的依据。殷老师常常配伍山药来对应舌中凹陷；配伍白豆蔻、砂仁及薏苡仁来对应舌中凹、苔白腻；配伍竹茹来对应舌中凹但苔偏黄腻。

二、病案举例

病例 1

患者女，38 岁。

主诉：不孕症 5 年。

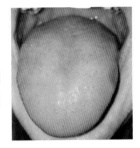

症状：试孕 5 年，西医检查无阳性发现。伴有月经先期（23～25 天），子宫肌瘤（数量、大小不详），及乏力、腹胀、纳呆、焦虑烦躁，过去 1 年中有 2 次无诱因自然流产。

脉象：脉沉细。

舌象：见图 4-2-1。

图 4-2-1

【凭舌用药】

舌质淡，舌体略胖，略有齿痕，舌中凹陷，提示脾阳不足，故选用炒白术、党参、菟丝子健脾补肾温阳。

舌根隆起，苔薄黄腻，为下焦郁滞、湿郁化热之象，用法半夏、陈皮、薏苡仁理气祛湿清热。

左舌隆起，为肝郁气滞，柴胡、川牛膝疏肝解郁。

舌前部隆起，为上焦郁滞，用赤芍、牡丹皮、石菖蒲。

右舌略有隆起，加枳壳降右。

处方：炒白术 3，党参、薏苡仁各 2，菟丝子、法半夏、陈皮、柴胡、赤芍、牡丹皮、石菖蒲、川牛膝、枳壳各 1。按比例配 1 个月的浓缩颗粒剂，每次 6g，每日 2 次。

二诊：月经周期正常（28 天），患者自觉体力好转，情绪稳定，腹胀、纳呆等症消失。舌象如图 4-2-2，舌质淡、舌体胖、舌中凹陷、左舌及舌前部隆起均好转，下焦仍有黄腻苔。上方加生大黄 1，浓缩颗粒剂继服 1 个月。

三诊：患者已怀孕，自觉身体状况良好，舌象见图 4-2-3。

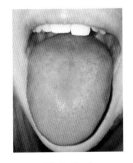

图 4-2-2

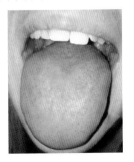

图 4-2-3

病例 2

患者女,40 岁。

主诉:腹胀、腹痛 1 年余。

症状:腹胀、腹痛,伴有乏力、心慌,大便不畅,2 日一行。

脉象:脉细弱。

舌象:见图 4-2-4。

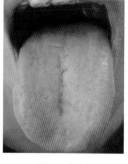

图 4-2-4

【凭舌用药】

舌质淡红,舌苔薄白,舌中凹陷,有裂纹,提示脾肾阳虚,加白术、党参、干姜、小茴香健脾温肾。

下焦白腻苔,提示下焦湿滞,加陈皮、薏苡仁。

心区凹陷,有裂纹,提示心阳不足,心气外散,故患者会有心慌,加桂枝、炙甘草。

右舌增厚隆起,提示肺气不降,肺与大肠相表里,故有大便不畅,用杏仁、枳壳降右。

舌边色红隆起,是肝郁气滞,郁而化热之象,加牡丹皮、佛手疏肝理气清郁热。

处方: 炒白术 3,党参、薏苡仁各 2,干姜、小茴香、陈皮、牡丹皮、佛手、杏仁、枳壳、桂枝、炙甘草、五味子各 1。按比例配 1 周浓缩颗粒剂,每次 6g,每日 2 次。

二诊:1 周后复诊,患者体力好转,睡眠好转,腹胀、腹痛消失。舌象如图 4-2-5,舌中凹陷及裂纹明显好转,舌色转红,薄白、白腻舌苔消失。给予加味逍遥丸巩固治疗。

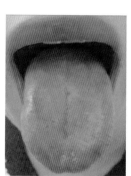

图 4-2-5

（撰稿人:孙云）

〇〇五 山 药

山药首载于《神农本草经》:"味甘,温,无毒。治伤中,补虚羸,除寒热邪气,补中,益气力,长肌肉。"本品甘平,归肺、脾、肾经。既能补气,又能益阴,作用平和,补而不滞,为平补三焦之剂,且略兼涩性。临床用之治疗脾胃虚弱,食少便溏、肢倦乏力者,脾虚湿浊下注之带下,肺气阴两虚之咳喘,消渴病气阴两虚者,以及肾气虚的腰膝酸软、夜尿频多或遗尿、滑精早泄、女子带下清稀及肾阴虚的形体消瘦、腰膝酸软、遗精等症,多获良效。

一、药舌心鉴

(一)山药对应舌象

舌中下平或者凹,苔薄白或薄黄(见图5-1-1)。见舌苔白厚腻、舌中高凸时慎用。

(二)应用心得

因山药性缓力微,富含营养成分,又容易消化,可作为食品长期服用,对慢性久病或病后,虚弱羸瘦,需营养调补而脾运不健者,本品不失为一味调补佳品。因本品养阴而能助湿,故湿盛中满或有积滞者不宜使用,虽健脾补肺,需见舌中下平或者凹陷、苔薄白或者薄黄方用之恰当,若舌苔白腻,中焦隆起时要慎用或者配伍助运祛湿之品。

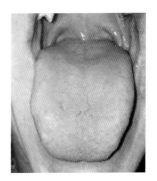

图 5-1-1

山药脾肺肾三脏都补,且有养阴的作用,与白术不一样,虽然二者都能健脾。白术偏燥偏温,山药偏阴能滋。此两者适用的舌象也是不同的。二者共同点是:舌中下凹或平坦,而不是隆起;不同点在舌苔:山药是薄白或薄黄、偏干,白术是偏润偏湿。此为应用时的鉴别关键点。山药性偏凉,白术性偏温,二者都能补中,山药可以直接补肺补肾,这是白术所不具备的。白术亦有补肺的作用,但是通过培土生金来完成的。

二、病案举例

患者女，32岁。

主诉：阴道炎反复发作。

症状：阴道瘙痒、灼痛反复发作，每个月月经后多发，曾服用6个月抗真菌西药，停药后症状如前。月经规律，轻微痛经，平素乏力、纳差、焦虑烦躁，睡眠欠佳，大便正常。

脉象：脉沉略滑。

舌象：见图5-2-1。

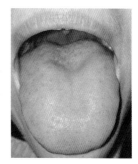

图5-2-1

【凭舌用药】

舌质淡，舌体略胖，舌中下焦凹陷，提示脾肾阳虚，故选用山药、炒白术、党参、菟丝子、蛇床子健脾补肾温阳，蛇床子还可杀虫止痒。

舌根隆起，苔薄黄腻，为下焦郁滞、湿郁化热之象，用法半夏、陈皮、薏苡仁理气祛湿清热。

舌两侧略平直，提示肝血虚，加当归养血。

左舌隆起，为肝郁气滞，柴胡、川牛膝疏肝解郁。

舌前部隆起，伴有红点，为上焦郁热，用赤芍、牡丹皮、石菖蒲。

右舌略有隆起，加枳壳降右。

舌尖平，为心肝血虚，心神失养，加炒酸枣仁养心安神。

处方：山药、炒白术、党参、蛇床子各2，薏苡仁3，菟丝子、法半夏、陈皮、当归、柴胡、赤芍、牡丹皮、石菖蒲、川牛膝、枳壳、炒酸枣仁各1。按比例配1个月的浓缩颗粒剂，每次6g，每日2次。

二诊：1个月后复诊，月经按时来潮，痛经好转，阴道炎症状未出现。患者自觉精神体力好转，情绪稳定，睡眠好转。舌象如图5-2-2，舌质淡、舌体胖、舌中下焦凹陷、左右舌及舌前部隆起均好转，仍有黄腻苔（患者下午喝过咖啡，考虑染苔）。上方浓缩颗粒剂继服1个月。

三诊：患者阴道炎症状2个月没有出现，自觉身体状况良好，舌象如图5-2-3。最近因其母亲身体不好，比较焦虑，睡眠不好，大便偏干，舌尖偏红，去菟丝子，加柏子仁、丹参各1，养血清心除烦。

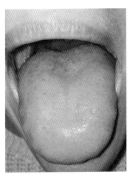
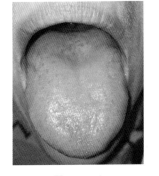

图 5-2-2　　　　　图 5-2-3

（撰稿人：孙云）

〇〇六　白扁豆

白扁豆首载于《名医别录》，谓之主和中，下气。《本草纲目》记载其：入太阴气分，通利三焦，能化清降浊，故专治中宫之病，消暑除湿而解毒也。本品甘温补脾而不滋腻，芳香化湿而不燥烈，调脾暖胃，止渴止泻，适用于脾虚湿滞，食少、便溏或泄泻，以及脾虚湿浊下注的白带过多。本品健脾化湿而无温燥助热伤津之弊，《备急千金要方》单用本品水煎服治暑湿吐泻。

一、药舌心鉴

（一）白扁豆对应舌象

舌质淡，苔薄白腻（见图 6-1-1）。见舌红少苔时慎用。

（二）应用心得

本品甘温而气香，《景岳全书》谓之："补脾胃气虚，和呕吐霍乱，解河豚酒毒，止泻痢温中，亦能清暑治消渴。欲用轻清缓补者，此为最当。"多配伍其他药物以达健脾和中化湿之效，脾虚而见舌质淡、苔薄白腻时最佳。对于病后体虚，初进补剂者用之较为适宜。《本草新编》记载：扁豆乃五谷中最纯之味，淡而不厌，可以适用者，

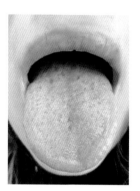

图 6-1-1

不止入汤剂也，或入于丸剂，或磨粉而调食，均能益人。白扁豆临床非常常用，殷老师常用于补气，用来止泻时一般炒用，常配伍炒山药、炒白术、炒薏苡仁，益气健脾，湿祛泻止。在苔白腻时，或患者主诉有便稀或是大便不成形时，用之极为恰当。

二、病案举例

患者女，35 岁。

主诉：头晕、恶心 2 个月。

症状：患者有中耳炎病史，2 个月前曾患迷路炎，出现耳后疼痛及压痛，眩晕，恶心，呕吐，服抗生素 2 周后症状好转，仍有快速移动后头晕、恶心症状，劳

累后加重，伴有腹胀，大便偏稀，睡眠不好。

脉象：脉弦略涩。

舌象：见图6-2-1。

【凭舌用药】

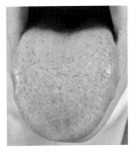

图6-2-1

舌质淡，舌苔薄白腻，提示心脾两虚，湿滞三焦，用白扁豆、苍术、党参、山药、黄芪益气健脾祛湿。

舌中线两侧略有隆起，为中焦气机郁滞之象，选苍术、半夏、陈皮、厚朴、薏苡仁理气化湿。

舌边轻微增厚隆起、略有齿痕，提示肝胆郁滞，三焦经经气不利，加牡丹皮、佛手、枳壳疏肝利胆，调畅三焦。

心区略有凹陷，加桂枝、炙甘草温心阳益心气。

舌尖平，心神失养，加酸枣仁养心安神。

处方：白扁豆、苍术、党参、黄芪、山药、法半夏、陈皮、牡丹皮、佛手、厚朴、枳壳、桂枝、炙甘草各1，薏苡仁、酸枣仁各2。按比例配1个月的浓缩颗粒剂，每次6g，每日2次。

二诊：1周后复诊，患者体力好转，睡眠好转，头晕、恶心消失。舌象如图6-2-2，白腻舌苔明显好转，舌色转红。上方继续巩固治疗1周。

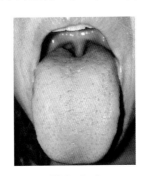

图6-2-2

（撰稿人：孙云）

○○七　枸杞子

枸杞首载于《神农本草经》,"久服坚筋骨,轻身不老。"本品味甘多液,药性平和,入肝肾经,长于滋肾精、补肝血,为平补肾精肝血之品。临床治疗肝肾阴虚,精血不足之腰膝酸痛、眩晕耳鸣、阳痿遗精、内热消渴、血虚萎黄、目昏不明,可单用熬膏服。治肝肾阴虚之两目昏花、视物模糊或眼睛干涩等,常与菊花、熟地黄、山茱萸等同用,如杞菊地黄丸(《麻疹全书》)。唐代李梴《医学入门》中的五子衍宗丸,就是用枸杞配合菟丝子等做成蜜丸治疗男子阳痿早泄、久不生育,须发早白及小便后余沥不尽。治须发早白,与怀牛膝、菟丝子、何首乌等药配伍,如七宝美髯丹(《积善堂方》)。

一、药舌心鉴

(一)枸杞子对应舌象

舌根凹,舌质淡红(见图 7-1-1)。

(二)应用心得

《医学衷中参西录》称枸杞为"滋补肝肾最良之药",具有补肾养肝、润肺明目等功效。

《景岳全书》记载枸杞:味甘微辛,气温,可升可降。味重而纯,故能补阴;阴中有阳,故能补气,所以滋阴而不致阴衰,助阳而能使阳旺。此物微助阳而无动性,故用之以助熟地最妙。真阴虚而脐腹疼痛不止者,多用神效。

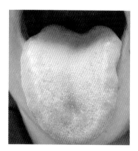

图 7-1-1

殷老师认为,枸杞子阴阳的偏性不明显,略偏补阳,临床上适用的舌象为舌根凹而淡红而非淡白,眼睛的病、肝肾的病、腰疼、不孕、卵巢问题、精子问题等都可以用它。口苦,通常认为与肝火和胆气外溢有关,但有一种是肾阴不足引起的口苦,这种情况要加上足量的枸杞子,效果可靠。一般口苦用柴胡剂就可以很好解决,比如用柴胡、黄芩、龙胆、生牡蛎等,个别口苦解决不了时要考虑肾阴虚形成的虚火,可用枸杞子解决。

二、病案举例

患者女，41岁。

主诉：不孕症2年。

症状：试孕2年无果，现代医学检测无阳性发现，伴有乏力，月经周期正常，量较前减少，经前期乳房胀，烦躁易怒，时有腹胀，大便偏干，睡眠质量差，多梦。

脉象：脉沉弱。

舌象：见图7-2-1。

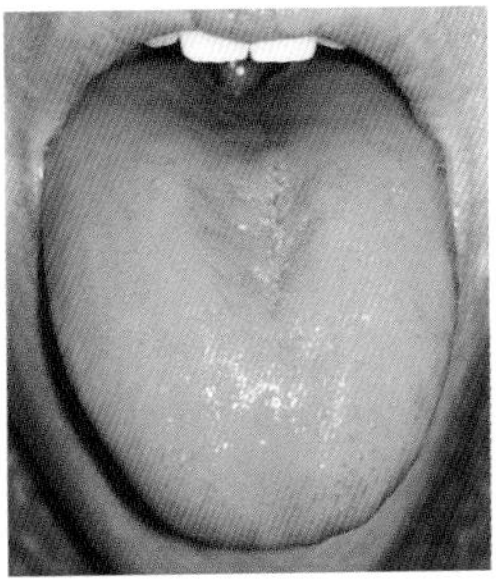

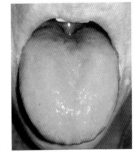

图 7-2-1

【凭舌用药】

舌质淡红，舌体胖大，舌中部、根部均凹陷，提示脾肾两虚，用枸杞子、菟丝子、熟地黄补肾，白术、党参健脾。

舌两侧略平直，是肝血虚之象，用白芍、当归养肝血。

舌前部及两侧隆起，少量红点，提示肝郁气滞，肺气不降，上焦郁热，选牡丹皮、川牛膝疏肝开郁降左；石菖蒲通上焦郁滞；枳壳、杏仁、厚朴理气宣肺降右。

舌尖平，有红点，为心神失养，上焦郁热，故睡眠不好，用炒酸枣仁、薄荷养心安神清郁热。

舌前部隆起，为上焦郁滞，用牡丹皮、石菖蒲。

右舌略有隆起，加枳壳降右。

处方：枸杞子、熟地黄、白术、党参、炒酸枣仁各2，柴胡、菟丝子、白芍、当归、牡丹皮、石菖蒲、川牛膝、枳壳、杏仁、厚朴、薄荷各1。按比例配1个月的浓缩颗粒剂，每次6g，每日2次。

二诊：2周之后患者自觉体力好转，月经按时来潮，经前情绪稳定，乳胀好转，睡眠尚可，腹胀、便干等症消失。舌象如图7-2-2，舌中部、根部凹陷好转，舌前部及两侧隆起减轻，舌苔略有增厚，提示上方偏重滋肾阴，顾护阳气之力不足。改熟地黄1、菟丝子2，加炒杜仲1，浓缩颗粒剂继服1个月。

三诊：1个月后复诊，患者感觉良好，无明显自觉症状，脉象明显改善。舌象如图7-2-3，舌中部、根部凹陷继

图 7-2-2

续好转，舌前部及两侧隆起减轻。巩固治疗 2 个月后，患者顺利怀孕。

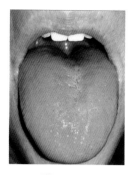

图 7-2-3

（撰稿人：孙云）

○○八　陈　皮

陈皮最早记载于《神农本草经》。本品辛苦温气香，《本草汇言》：味辛善散，故能开气；味苦开泄，故能行痰；其气温平，善于通达，故能止呕、止咳，健脾和胃者也。主入脾、肺二经，长于理气健脾，且性温而不峻烈，故可用于各种原因所致的脾胃气滞证，对于寒湿阻滞中焦者最为适宜，脾胃气滞病情较轻者单用即可。以其能燥湿理气，亦治痰之本（《本草便读》），可用于各种痰证，尤以治湿痰、寒痰为宜，当然，经过适当配伍，亦可用于热湿（痰）。此外，与补益药同用，可使之补而不滞。李时珍对其评价甚高："橘皮，苦能泄、能燥，辛能散，温能和。其治百病，总是取其理气燥湿之功。同补药则补，同泻药则泻，同升药则升，同降药则降。脾乃元气之母，肺乃摄气之籥，故橘皮为二经气分之药，但随所配而补泻升降也。"（《本草纲目》）

一、药舌心鉴

（一）陈皮对应舌象

舌面中线两侧略高，中上焦苔薄白腻（见图 8-1-1）。当舌红无苔、少苔或苔干时禁用或慎用。

（二）应用心得

陈皮是一味药食同源、临床上广泛使用的调理中焦的中药。能够燥湿化痰，还能够顺气。因其入脾肺二经，入气分，外可散，内可泄，中可通达，承上启下，可谓调气之第一要药，诚如李东垣所说：夫人以脾胃为主，而治病以调气为先，如欲调气健脾者，橘皮之功居其首焉。所以在临床上无论患者是否以脾胃或肺部症状为主症，但

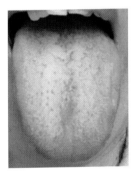

图 8-1-1

凡不是舌红无苔，或少苔，或苔干时，均可配合他药应用。殷老师于临证中见白腻苔常以本品配半夏、或防风、或羌活；见舌边隆起，常在疏肝解郁药中加入本品；舌中线中焦段凹伴中线两侧隆起，常配白术、山药、厚朴等。

二、病案举例

患者女，58 岁。2019 年 9 月 12 日初诊。

主诉：胃脘胀满 1 年余。

症状：胃脘胀大，多矢气，每每于进食面包后加重。伴体力差，易疲倦，入眠难，多醒，偶夜热，无汗出。记忆力下降，自觉抑郁。大便日一行，但偏便秘。小便调。

既往史：多囊卵巢综合征。

脉象：右关尺沉无力，左尺沉微。

舌象：见图 8-2-1。

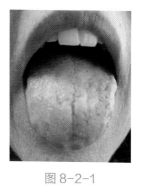

图 8-2-1

【凭舌用药】

舌尖红、平，提示上焦郁热，眠差，故选用薄荷、炒酸枣仁清热安神。

舌边平直，色淡，提示肝血虚，故用当归、白芍养肝血。

舌质淡，中焦隆起，苔白腻，齿痕浅见，为湿滞中焦，以半夏、陈皮、厚朴、苍术、生姜、炒麦芽、茯神、砂仁燥湿行气健脾。

舌中线左移，左舌小，提示魂弱魄强，以柴胡升左，制大黄降右。

心区裂纹，心阳略不足，施以炙甘草。

处方：法半夏、陈皮、厚朴、当归、白芍、柴胡、茯神、苍术、炒麦芽、砂仁、制大黄各 1，炒酸枣仁 1.5，薄荷、生姜、炙甘草各 0.5。浓缩颗粒剂，每次 6g，开水冲服，日 2 次。

二诊：2019 年 9 月 19 日。中药尚剩余 2 天剂量未服完，目前大便通调，矢气减少，夜热不著。但余症仍在。脉双关沉弦，右尺沉无力，左尺深不可察。

与一诊相比，舌中线基本居中，但中焦苔仍白厚，故加焦三仙增强消食健中之效，舌中焦隆起已不著，反而中线裂纹较明显（见图 8-2-2）。故改苍术为白术，再加炒薏苡仁以祛除下焦白腻苔，针对右舌边稍厚加炒枳壳，加合欢皮增强安神之力。

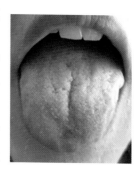

图 8-2-2

处方：法半夏、陈皮、炒白术、焦三仙、炒枳壳、炒薏苡仁、合欢皮、柴胡、茯神、干姜各 1，炒酸枣仁 2，制大黄、当归、白芍各 0.5。浓缩颗粒剂，每次 6g，开水冲服，日 2 次。再服 1 周。

三诊: 2019 年 10 月 24 日。服完上药,患者感觉胃胀缓解,睡眠有所好转,因经济原因暂停治疗。虽停药后睡眠又差,但本次只要求针灸治疗肩锁关节炎。舌上腻苔已消,中线仍稍左偏,中焦仍稍隆起,上焦偏红(见图 8-2-3)。建议有机会再继服中药。

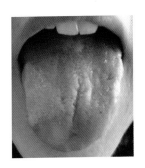

图 8-2-3

(撰稿人: 毛海燕)

○○九　佛　手

佛手入药最早见于《滇南本草》。本品辛香行散，味苦疏泄，善于疏肝解郁、行气止痛，长于治气疏肝和胃（《本草再新》），惟肝脾气滞者宜之（《本草便读》）。本品主入肝、脾、胃经，适用于肝气郁滞或肝胃不和所致的胸胁胀痛，脘腹痞满。用治肝胃气滞，胸胁胀痛，可与香附、柴胡、郁金等同用。治脾胃气滞之脘腹胀痛、呕恶食少等症，可与木香、香附、砂仁等同用。本品苦温燥湿而化痰，辛香能行气，又入肺经，故善治湿痰咳嗽、痰多胸闷者，取其"理气止嗽"（《药性切用》）之长，适用于湿痰咳嗽。本品化痰止咳之力虽较弱，但因兼理气宽胸之功，故对咳嗽日久痰多，而见胸膺闷痛者甚为适宜，可配陈皮、半夏、瓜蒌皮等同用。

一、药舌心鉴

（一）佛手对应舌象

左舌偏大或者偏厚，舌质偏淡（见图 9-1-1）。当舌体瘦小干红少津，或陷下、多裂纹时需谨慎使用或不用。

（二）应用心得

佛手，辛、苦、酸，温，气味清香，功能疏肝，且行肺胃气滞，又能化痰。虽疏肝之力逊于青皮，化痰之功弱于陈皮，然一物而兼理肺脾肝胃四经之气滞，对诸气滞均可应用。佛手为药食两用之药，平和而无燥烈之弊，是为其所长。只要见到相应舌象，多用、久用亦无损碍。

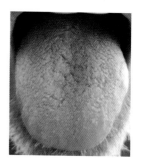

图 9-1-1

作为食疗的时候常常可以选择使用。然其不适宜阴虚体热的人群服用，体质虚弱的人也要少吃或配合补益药同用。殷老师强调，在使用理气药时，如难以准确判断疾病寒热，先用本品配伍。殷老师认为本品为最温和的理气药，常用理气药据其理气功效由弱到强依次为佛手、陈皮、青皮、川楝子、柴胡。

二、病案举例

患者女,39 岁。2020 年 11 月 15 日初诊。

主诉:易感冒 5 个月,胃痛 1 年半余。

症状:最近 5 个月频繁感冒,并无发热,惟鼻塞、流涕。近 1 年半余多胃胀,胃绞痛,无明显胃酸烧心。有时易自觉寒热交替发作。二便尚调,月经规律,眠佳,体力一般。

脉象:脉左关重按无力,脉沉缓,右关沉弦,重按无力。

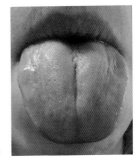

图 9-2-1

舌象:见图 9-2-1。

【凭舌用药】

舌尖红、平,左舌边平薄,提示上焦郁热,肝血虚,故选用薄荷、当归、白芍清热养血。

舌体厚,右舌边隆起,提示肝郁,选用柴胡疏肝解郁。

舌中焦中线凹陷裂纹,提示脾气虚,中气外散,故选用四君子汤扶中健脾益气。

胃区隆起,提示胃气郁滞,胃气失降,故选用半夏、陈皮、佛手、莱菔子、炒麦芽以和胃消食降逆。

苔薄白略腻,提示脾虚湿现,以砂仁、生姜祛湿。

针刺取穴:百会,印堂,照海,中脘,滑肉门,左尺泽、中封、四渎、阴陵泉、太白,右丘墟、足三里、内关、神门。

处方:当归、白芍、柴胡、茯苓、白术、党参、莱菔子、炒麦芽、佛手、法半夏、陈皮各 1,生姜、薄荷、砂仁、炙甘草各 0.5。按比例配 1 周的浓缩颗粒剂,每次 6g,每日 2 次。

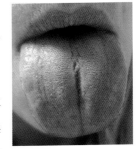

图 9-2-2

此方加减服用 3 周,诸症若失。图 9-2-2 为 2020 年 12 月 9 日舌象,可见舌象好转,但仍显示较明显的胃燥脾湿象。因症状缓解,患者不愿再服中药,仅定期每 1~2 周针灸 1 次,约 2 个月以善后。

图9-2-3为2021年2月4日最后一次就诊时的舌象。

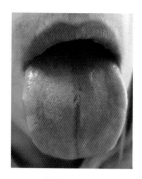

图9-2-3

（撰稿人：毛海燕）

○一○ 枳 壳

枳壳始载于《雷公炮炙论》。苦、辛、微寒，归脾、胃、大肠经。能破气消积、化痰除痞，行气宽中除胀。枳壳归经与枳实相同，但作用较为缓和，长于行气宽中除胀。如《本草经疏》论述："枳壳形大，其气散，其性缓，故其行稍迟，是以能入胸膈肺胃之分及入大肠也。其主风痒麻痹，通利关节，止风痛者，盖肺主皮毛，胃主肌肉，风寒湿入于二经，则皮肤瘙痒，或作痛，或麻木，此药有苦泄辛散之功，兼能引诸风药入于二脏，故为治风所需，风邪既散，则关节自然通利矣。其疗劳气咳嗽，背膊闷倦者，盖亦指风寒郁于上焦，则肺气滞而为闷倦咳嗽。"

一、药舌心鉴

（一）枳壳对应舌象
适用于右舌偏大，右舌边偏饱满隆起（见图 10-1-1）。

（二）应用心得
当右舌偏大，右舌边饱满隆起时，除了选用枳壳，还可配合杏仁、贝母、枇杷叶等加强降右的作用，而舌边的隆起，不论左右，均是肝胆郁滞的象，故还需要配合疏肝之品，如柴胡、郁金、香附等。

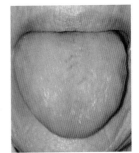

图 10-1-1

殷老师指出，枳壳和川牛膝正是相对的，川牛膝引血下行主要是作用于左侧，枳壳降气主要作用于右侧。因肝藏血，肺藏气，血行肝木而走左升，气行肺金而走右降。

枳实、枳壳，气味功用相似，古时并未分别，至魏晋以来，始枳实、枳壳分用。一般说来枳实长于利胸膈，枳壳长于利肠胃。

二、病案举例

病例 1
患者男，51 岁。2016 年 11 月 30 日初诊。
主诉：哮喘。

症状：自幼即患哮喘病，需每日用吸入剂维持，但近日夜间常常发作，咳吐稀白痰，伴胸闷、腹部胀满不适，睡眠已严重受影响，纳食减少，近日过食辛辣厚腻。大便或稀或秘，伴有颈肩不适。

脉象：右寸脉上越。

舌象：见图 10-2-1。

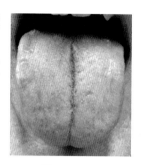

图 10-2-1

【凭舌用药】

中焦纵向大裂纹及横向小裂纹，大量黏腻苔罩黄，提示脾虚湿浊内盛，以白豆蔻化湿以醒脾。

脾为生痰之源，肺为贮痰之器，患者素体脾虚，致痰饮生成于脾，留伏于肺，加之该患近期过食辛辣厚味，使气之升降发生逆乱，触动肺中伏痰，痰升气阻而发病，出现舌中线左移，右舌大于左舌，舌淡，苔滑腻，黄苔显示有化热之势，符合小青龙汤合温胆汤舌象，辅以杏仁、莱菔子、枳壳、白芥子，更增降右化痰之力。

心区裂纹，舌质淡暗，为心阳虚，故用桂枝、制附子。

左舌边薄而平直为血虚之象，当归正合用。

右舌边略隆起为肝郁象，故用柴胡。

颈椎区裂纹显形，故用葛根。

久病及血，且裂纹亦是血瘀之象，故加川芎。

处方：白豆蔻、橘红、枳壳、桔梗、桂枝、炒白芍、法半夏、五味子、制附子、当归、杏仁、生姜、柴胡、莱菔子、枳实、炙甘草、麻黄、白芥子、川芎各 1，葛根 2。按比例配 1 周的浓缩颗粒剂，每次 6g，日 2 次。开水冲服。

二诊：2016 年 12 月 7 日。夜间哮喘大大减轻，上周只有一个晚上发作，夜间已经不再使用喷剂，睡眠饮食均有好转。效不更方，上方续用，每日 2 次，1 次 5g。

患者断断续续用药 2 个月，已经停用喷雾剂，哮喘几乎没有发作。查其舌，黄腻苔已经褪净，但右侧舌仍旧偏大（见图 10-2-2），处下方调理善后。

白术 2，杏仁、白豆蔻、陈皮、半夏、党参、枳壳、枇杷叶、熟地黄、丹参、桃仁、柴胡、炙甘草各 1。按比例配 2 周的浓缩颗粒剂，每次 3g，日 2 次。开水冲服。

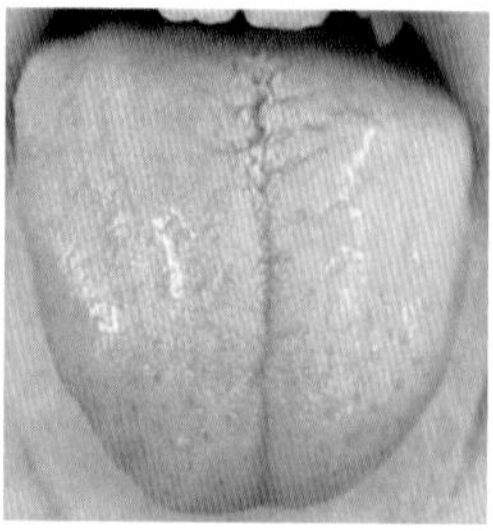

图 10-2-2

病例 2

患者女, 34 岁。2020 年 2 月 13 日初诊。

主诉: 胃痛反酸 1 年余。

症状: 胃炎史 1 年余, 平素多胃酸, 食后有时胃痛, 痛甚时可放射至背部。大便干, 多日一行, 小便调。有时心慌气短, 体力偏差。因服避孕药处于停经状态。职业护士, 每周 3 个夜班, 不值夜班时晚上可睡 6 个小时。

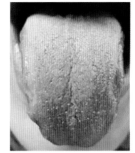

既往: 16 年前腰 5 椎间盘脱出, 长期坐骨神经痛, 左侧重于右侧。长期服用吗啡及阿片制剂止痛, 形成依赖。

脉象: 右寸紧, 右关沉, 重按沉弦无力, 右尺沉。左关弦。

舌象: 见图 10-2-3。

图 10-2-3

【凭舌用药】

舌尖稍红, 上焦轻微郁热, 加少量薄荷、甘草。

左舌偏厚, 偏大, 为肝郁之象, 故用柴胡, 同时苔略厚腻, 加佛手。

左舌边隆起用川牛膝, 右舌边隆起用枳壳。

中焦凹陷, 胃区隆起, 苔白腻中浮黄, 为胃强脾弱, 湿郁有化热之势, 故用党参、白术、大枣、半夏、黄芩、干姜、蒲公英。

舌边齿痕, 用茯苓。

舌右下方乾位苔厚腻, 为大肠积滞, 故选制大黄。

舌体欠柔和, 边直, 为肝失条达之象, 故以白芍养肝柔肝。

处方: 佛手、白芍、炒枳壳、法半夏、黄芩、党参、白术、茯苓、蒲公英、制大黄各 1, 薄荷、柴胡、川牛膝、干姜、甘草、大枣各 0.5。按比例配 3 天的浓缩颗粒剂, 每次 6g, 开水冲服, 日 2 次。

二诊: 2020 年 2 月 20 日。患者自行减量至每次 3g, 上药服用 1 周后来诊。未再出现胃酸, 胃痛减少, 紧张稍缓, 稍觉易怒, 心慌未觉, 惟晨起乏力感。本周有时后头痛。大便稍易。脉关沉弦, 左关重按无力, 右寸沉, 双尺有力。舌上腻苔基本清除, 舌体较为柔和, 见图 10-2-4。效不更方, 上方每次 3g, 日 2 次, 再服 1 周。

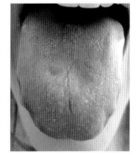

三诊: 2020 年 2 月 28 日。胃脘舒适, 无胃痛胃酸,

图 10-2-4

纳佳,情绪放松,未再头痛,大便每日一行,质软。本周开始吗啡量减半,致入眠困难,凌晨 2 点后方可入睡。头脑不清爽,腰痛加重。脉关弦,重按稍减而不空。舌上可见上焦红点增多,舌尖平,见图 10-2-5。

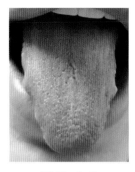

图 10-2-5

原方加炒酸枣仁稍做调整:薄荷、柴胡、川牛膝、法半夏、黄芩、干姜、蒲公英、甘草、大枣各 0.5,佛手、白芍、炒枳壳、党参、白术、茯苓、制大黄各 1,炒酸枣仁 1.5。按比例配浓缩颗粒剂,每次 3g,日 2 次。

加腰部针灸。

四诊:2020 年 3 月 12 日。大便通调,每日一行,腰痛至昨日方觉。无胃酸胃痛,纳眠俱佳。吗啡减量到 40%,未再觉明显昏沉感,情绪更加放松,未再头痛心慌。脉右关弦,重按稍减而不空,左关尺弦。舌象如图 10-2-6。加局部针灸。中药加合欢皮 1,继服 2 周。

按:本诊后因新冠疫情,诊所停诊,与患者短信电邮联系,又追加 2 次药物,每日小量服用以为巩固。

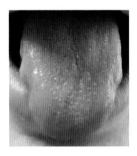

图 10-2-6

(撰稿人:毛海燕)

〇一一 枳 实

枳实最早记载于《神农本草经》："味苦、寒，无毒。主大风在皮肤中，如麻豆苦痒，除寒热结，止利，长肌肉，利五脏，益气轻身。生川泽。"本品辛行苦降，入脾胃大肠经，既能破气除痞，又能消积移滞，故可用于胃肠气滞证，治疗饮食积滞，湿热蕴结之脘腹胀满、泻痢或便秘。如《日华子本草》言其可健脾，开胃，调五脏，下气，止呕逆，消痰，治反胃，霍乱，泻痢，消食。本品又能行气化痰以消痞，破气除满而止痛，故可用于胸痹结胸，治疗痰浊闭阻、气结在胸之胸痹，胸中满闷、疼痛者，或痰热结胸、胸脘痞满者。如《开宝本草》言其可除胸胁痰癖，逐停水，破结实，消胀满，心下急、痞痛、逆气、胁风痛，安胃气，止溏泄，明目。此外，本品与补气、升阳药同用，可用于脏器下垂，治疗胃扩张、胃下垂、子宫脱垂、脱肛等脏器下垂者。

一、药舌心鉴

（一）枳实对应舌象

上焦区特别是心区饱满，舌中线两侧隆起或右舌偏大，舌苔可略微偏黄，舌质略微偏红，因枳实性偏凉偏寒（见图 11-1-1）。当舌体瘦小干红少津，或陷下、多裂纹时需谨慎使用或不用。

（二）应用心得

据殷老师归纳，当上焦隆起饱满时，还有三味药可以选用，即浙贝母、瓜蒌和石菖蒲，枳实和浙贝母都是在上焦隆起舌质偏红的时候用，除此之外，浙贝母清热散结

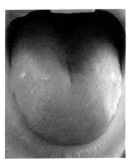

图 11-1-1

的力量非常强大，患者出现下焦的隆起或者是中焦上焦的隆起，当有结节存在时，通通都可以用浙贝母。瓜蒌适应的也是心肺区隆起，舌质偏红，但多伴有舌苔薄黄或者是黄腻。特别当肺部出现浓痰、胸痛，乳腺炎，以及热痰过多这种情况，则首选瓜蒌。至于石菖蒲，则适用于中上焦交界处略高，舌中白腻苔。使用本品还应注意，因其辛行苦降，气雄性猛，长于破胃肠之气结以消积，化日久之稠痰以除痞，故可用治胃肠积滞、气机不畅者。诚如《本草害利》所言：破积有

雷厉风行之势,泻痰有推墙倒壁之威。临床使用时应中病即止,以免伤正,脾胃虚弱者及孕妇慎用。

二、病案举例

患者女,34岁。2019年10月12日初诊。

主诉:眩晕2月。

症状:自今年8月感觉头晕,时测血压150/110mmHg,之后持续升高可至170/120mmHg,检查示左侧鼻窦感染,予抗生素治疗1周后鼻腔已无不适,但血压同前。目前仍觉头晕,有时失去平衡感,夜间目干甚,但眼科检查无异常发现,血液、尿检无异常,肾脏B超无异常。育有2女,小女儿出生前后曾短暂高血压,之后恢复正常。贫血史,服用补铁剂,致易便秘。月经调。小便正常。纳可,眠安。

脉象:左寸动,右关动,左尺稍沉,脉躁。

舌象:见图11-2-1、图11-2-2。

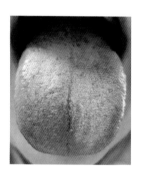 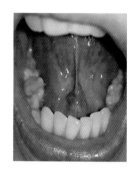

图11-2-1　　　　　　　　图11-2-2

【凭舌用药】

尖平舌,示肝血虚肝气略有上冲之象,故选用珍珠母。

颈椎显形,故加葛根。

舌边厚,舌前红点,边偏红,肝郁化热之象,故用柴胡、郁金、钩藤、桑寄生、黄芩,郁金还有活血作用,可同时兼顾舌下静脉色暗迂曲之血瘀象。

心区裂纹色暗淡,中下焦苔白腻,舌质淡,提示心脾肾阳虚,湿阻中下焦。故选用桂枝、炙甘草、生姜、茯苓、杜仲以温阳化湿。

中焦特别是右侧略隆起,提示胃气失降,故选用半夏、陈皮、苍术以降胃气。

处方:①法半夏、陈皮、郁金、茯苓、钩藤、苍术、葛根、柴胡、桑寄生、杜仲各 1、生姜、桂枝、炙甘草、黄芩各 0.5，珍珠母 2。按比例配浓缩颗粒剂，每次 6g，日 2 次。②配合针灸治疗。

二诊：2019 年 10 月 19 日。3 天前血压 24 小时动态监测，血压约 160/103mmHg。较治疗前略低但仍明显高于正常。目前体力差，经前头晕甚，经后稍差，性情易急难静心，虽每日大便但偏干。脉左关弦，重按无力，右关动，舌底静脉迂曲见轻。舌前平，心区小裂纹，中后部苔白厚，舌根隆起，见图 11-2-3、图 11-2-4。因舌尖偏红，加薄荷；心区裂纹，加五味子收敛心气，舌边特别是上焦区隆起较甚，加枳实、川牛膝；增强补血之力，加当归、白芍；加白术健脾，大黄清降大肠。

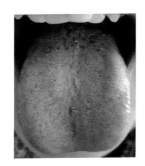

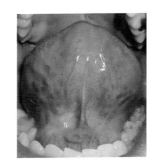

图 11-2-3　　　　　　图 11-2-4

处方：①珍珠母、五味子、川牛膝、白芍、茯苓、白术、枳实、杜仲、制大黄各 1，干姜、薄荷、柴胡、当归、法半夏、陈皮各 0.5，钩藤 2。按比例配浓缩颗粒剂，每次 6g，日 2 次。②配合针灸。

三诊：2019 年 10 月 26 日。上周有 1 次测血压 109/78mmHg，余最高时为 143/94mmHg，头晕次数明显减少，昨日一天无头晕，体力增加。大便稍难，隔日或 3 日一行。脉关沉弱，寸有力，尺稍沉。舌前平，心区小裂纹，舌根窄，中下焦苔厚偏黄，见图 11-2-5、图 11-2-6。

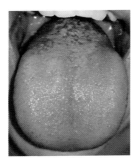
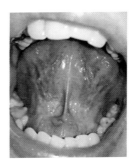

图 11-2-5　　　　　　图 11-2-6

处方：①上方生大黄代替制大黄，茯神代茯苓，再服1周。②配合针灸。

四诊：2019年11月2日。上周血压最高为133/90mmHg，基本未觉头晕，偶头部稍觉紧张不适。体力好，仍便秘，无便意。脉寸调，关稍弦，尺稍沉。舌底静脉仍迂曲但变细，紫色变浅，舌前平，心区浅裂纹，舌中后部苔黄厚，见图11-2-7、图11-2-8。黄厚苔示湿邪郁而化热，故上方减半夏、陈皮、干姜，加生薏苡仁、竹茹。

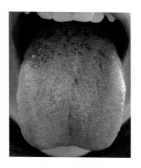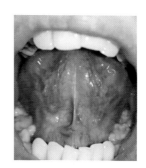

图11-2-7　　　　　　　　　　图11-2-8

处方：①珍珠母、川牛膝、白芍、茯神、白术、枳实、杜仲、大黄、薏苡仁各1，钩藤2，薄荷、五味子、柴胡、当归、竹茹、甘草各0.5。按比例配浓缩颗粒剂，每次6g，日2次。②配合针灸。

五诊：2019年11月9日。本周有2天血压正常，余最高时141/96mmHg，本周因感冒而体力偏差，喉中有痰。大便基本一日一解。有时心慌，有时胸前略痛。脉偏沉，左关略动，尺有力。舌前平，舌根窄，裂纹仍在，中后部苔黄厚，见图11-2-9。

处方：珍珠母、夏枯草、百合、葛根、白芍、熟地黄、茯神、白术、枳实、杜仲、大黄各1，钩藤2，柴胡、竹茹各0.5。按比例配浓缩颗粒剂，每次6g，日2次。

之后基本以此方略为加减坚持服用，血压逐渐趋于平稳，至2019年12月14日，血压完全恢复正常。之后用量减至每次4g，又巩固治疗4周，停药。随访血压一直保持正常。

图11-2-10为2020年1月11日结束治疗时舌象，可见心区裂纹已基本消失，舌根已较饱满，隆起之象已不明显。

治疗心得：本患第一诊效果并不甚满意，再次细察舌象，发现忽略了右侧舌的隆起饱满，第一次治疗时过分拘泥肝气的左降，气本一身周流，右路肺与大肠失降,在本例高血压案中亦是一个不可忽略的因素,因此在加入枳实后,终于取得了满意的治疗效果。

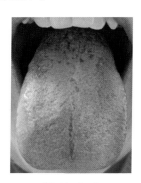
图 11-2-9

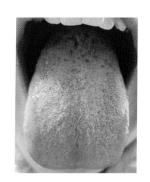
图 11-2-10

（撰稿人：毛海燕）

香附首载于梁代陶弘景的《名医别录》,时名莎草根,至《唐本草》始称香附子。本品辛、微苦、微甘,平。《本草纲目》总结其功效:气平而不寒,香而能窜,其味多辛能散,微苦能降,微甘能和,乃气病之总司,女科之主帅。诚乃得其要旨。本品味苦疏泄,主入肝经,善理肝气之郁结并止痛,为疏肝解郁之要药,凡肝经所过之处的气滞诸痛症均宜。本品又味辛能行,入脾经,有行气宽中之功,故常用于治疗脾胃气滞证。

一、药舌心鉴

(一)香附对应舌象

舌尖及上焦区偏凹,舌边微隆起,舌质偏淡(见图 12-1-1、图 12-1-2)。当舌体瘦小,舌红无苔、少苔或苔干时均慎用或禁用。

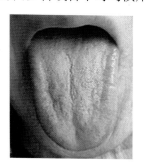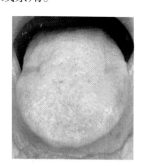

图 12-1-1　　　　　　　　图 12-1-2

(二)应用心得

香附因为有辛味,所以用来治疗肝气郁结、理气的时候主要注意跟柴胡、郁金进行区别,因为柴胡、郁金偏凉一点,适应的舌质要偏红一点。对于一些肝气郁结,在热象不明显的时候不方便使用郁金、柴胡,就需要用香附。有时候患者伴有少许上焦热象(舌尖红色或者红点),可以加用薄荷。如果舌边隆起比较重且舌红,可用郁金,若只是隆起较甚但不红,可用川牛膝、枳壳。偏上焦区微微隆起用香附。

使用香附时注意,凡气虚无滞、阴虚血热者忌服。月经先期属血热禁用。

独用、多用、久用均可有耗气损血之偏。

二、病案举例

患者女,57岁。2020年8月15日初诊。远程诊疗。

主诉:乳痛10天。

症状:右侧乳房外上限时痛10天,按之稍硬,但无明显肿块。

既往史:停经多年。曾患脊髓肿瘤。

舌象:见图12-2-1。

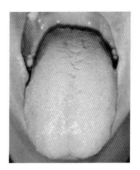

图12-2-1

【凭舌用药】

舌尖内凹,提示肝血不足,神失所养,故用酸枣仁以养血安神。

心区凹陷,色淡,提示心气虚,心阳不足,故选用党参、五味子、桂枝、炙甘草补益收敛心气,温心阳。

舌边厚,右侧局部稍微隆起,色偏红,提示肝郁气结,且有化热的趋势,故用白蒺藜、郁金、香附。

左舌边平直,为血虚之象,首选当归。

舌中凹,有裂纹,舌质淡,苔薄白微腻,为脾虚有湿之象,故选用白术、砂仁。

舌尖两边高起,有肝气上冲之势,故用生牡蛎平肝降逆,同时还可散乳房结块。

处方:党参15g,酸枣仁18g,五味子9g,白蒺藜12g,郁金15g,当归12g,白术15g,砂仁9g,香附9g,炙甘草9g,生牡蛎12g,桂枝12g。5剂,水煎服,日1剂。

患者服上方第2剂症状即开始减轻,服完4剂后疼痛完全消失。又观察3天亦未复发,扪之柔软如常。图12-2-2为治疗后舌象。

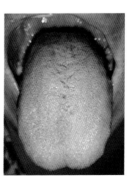

图12-2-2

（撰稿人:毛海燕）

〇一三 羌活

羌活最初载于《神农本草经》："味苦，平。主风寒所击，金疮止痛，奔豚，痫痉，女子疝瘕，久服轻身耐老。"味苦气平，禀金气入肺以御皮毛之风寒，得土味以御肌肉之风寒，得火味而入心助太阳之气，以御营卫之风寒。和营卫，长肌肉，完皮毛。久服轻身耐劳。

本品气雄，性温，味辛、苦，辛温解表，祛风除湿，通络止痛。对于治疗外感风寒夹湿，常与防风、细辛、川芎等祛风解表止痛药同用，如九味羌活汤(《此事难知》)；若风湿在表，可配伍独活、藁本、防风等药，如羌活胜湿汤(《内外伤辨惑论》)。羌活善走窜，行表，气清而不浊，味辛而不散，通督脉，畅全身血脉，为祛风寒、化湿止痛、通利关节之良药，广泛用于治疗风湿痹证，常配伍独活、防风、当归、川芎、海风藤等使用。因其善入足太阳膀胱经，以除头项肩背之痛见长，故上半身风寒湿痹、肩背酸痛者尤为多用。

一、药舌心鉴

（一）羌活对应舌象

舌质淡，苔薄白或薄白腻，或舌淡、中线裂纹附着白腻苔(见图 13-1-1)。如见舌瘦小，质红，满布裂纹，及苔少或缺苔均需慎用，或配伍使用。

（二）应用心得

羌活在临床上被广泛用于外感风寒头痛，风湿关节痹证，以及脾虚泄泻、皮肤疾病等。凡见有舌质淡、苔薄白或舌中线裂纹并附有薄腻苔，均可配伍使用。正如曹炳章(《辨舌指南》)指出：凡舌苔白润而薄，邪在卫分，可汗，开肺即是开太阳，如麻黄、羌活之类。

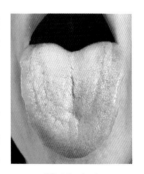

图 13-1-1

羌活性辛温，如舌瘦小、质红或满舌裂纹，不可久用，需慎用或配伍使用。现代研究发现，羌活有改善微循环的作用，近代医家亦结合羌活可祛风、除湿的特点，用于治疗头疼、脑病、身痛、肠鸣腹泻及皮肤病。殷老师在白癜风和脱发的治疗中就用了羌活的发散之力、生发之气，追其根源，均是利用了羌活可改善末梢血管微循环的功能。

二、病案举例

患者女，41 岁。2020 年 4 月 20 日初诊。远程诊疗。

主诉：失眠，胸前闷痛，身痛 3 年余，近期加重。

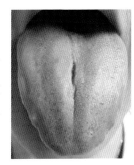

症状：近半年来情绪焦虑，头颈不适，身痛，胸前闷痛，失眠，入睡困难，易醒。小便次数偏多，夜尿一次，大便不畅，矢气臭。月经不规律，本月未至，素经血色黑伴小腹刺痛，腰酸乏力。体力欠佳。

舌象：见图 13-2-1。

图 13-2-1

【凭舌用药】

舌尖红、平，舌边平，提示上焦郁热，肝血虚，故选用薄荷、炒酸枣仁、柴胡清肝热养肝血。

舌胖大，中焦中线凹陷裂纹提示脾气虚，中气外散，故选用黄芪、炒白术、干姜健脾益气。

舌心区色淡裂纹，显示心阳不足，心气外散，故用桂枝、党参、炙甘草温心阳、益心气。

舌中隆起，苔白腻，示中焦斡旋不利，胃气不和，脾失健运，故选用陈皮、厚朴、生姜、法半夏，燥湿运脾，行气和胃。

舌中线裂纹示督脉为病，选羌活、延胡索，活血化瘀，通督脉，化寒湿。

舌两边红，半夏线显示肝气郁结，左右气机升降不利，故用川牛膝、炒枳壳，调节左升右降。

舌根凹、色淡显示肾气亏虚，故用杜仲、制附子补肾助阳。

舌右侧略大，示肺气不降，肠腑不通，选制大黄降肺胃郁滞。

处方：炒酸枣仁 2，黄芪、炒杜仲各 3，薄荷、桂枝、柴胡、川牛膝、炒枳壳、羌活、党参、炙甘草、制附子、炒白术、制大黄、干姜、陈皮、厚朴、法半夏、生姜、延胡索各 1。按比例配 2 周的浓缩颗粒剂，每日 2 次，每次 6g，开水冲，饭后服。

服药后，诸症好转。图 13-2-2 为 2020 年 5 月 17 日舌象，可见舌象好转，但病机尚存，因患者经济状况所限，开始每隔两三个月觉不适便拿药 2 周，半年后，诸症缓解。图 13-2-3 为 2021 年 4 月 1 日最后一次就诊时舌象。

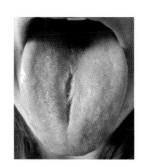

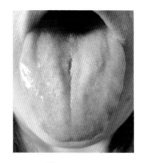

图13-2-2　　　　　　图13-2-3

（撰稿人：于青）

〇一四 薄荷

薄荷原名荷,以之作蔬,不以之作药,《神农本草经》《名医别录》皆未载之,至唐时始列于药品,是以《伤寒论》诸方未有用薄荷者。温病发汗用薄荷,犹伤寒发汗用麻黄也。麻黄服后出热汗,热汗能解寒,是以宜于伤寒;薄荷服后出凉汗,凉汗能清温,是以宜于温病。《医学衷中参西录》谓之:"内透筋骨,外达肌表,宣通脏腑,贯串经络,服之能透发凉汗,为温病宜汗解者之要药。若少用之,亦善调和内伤,治肝气胆火郁结作疼,或肝风内动,忽然痫痉瘛疭,头疼目疼,鼻渊鼻塞,齿疼咽喉肿疼,肢体拘挛作疼,一切风火郁热之疾,皆能治之。"

一、药舌心鉴

(一)薄荷对应舌象

舌尖红或者有红点,面积不超过上焦区的1/3(见图14-1-1)。

(二)应用心得

薄荷辛凉,性浮而上升,功善疏散风热,清利头目,利咽,透疹,亦可疏肝散郁调气,临床见舌尖红或者舌尖红点,面积不大时可以选用,左舌偏大、偏厚时更佳。薄荷亦可食用,和中消胀气。久病大病之后的体虚之人,以及脾胃虚寒之体,不宜用薄荷,以免辛凉发散太过,伤及正气。

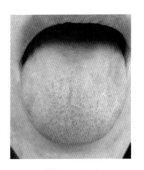

图 14-1-1

二、病案举例

病例 1

患者女,29岁。远程诊疗。

主诉:失眠多年。

症状:入睡困难,半夜2:30容易醒,醒后2小时不能入睡。每日都有大便,基本成形,偶有稀便,粘马桶。月经周期长(40~50天)。极度疲劳,眼压高。甲状腺癌术后见转移。

舌象：见图 14-2-1。

【凭舌用药】

舌尖尖，色红，提示上焦郁热，肝郁阳亢，用薄荷、牡蛎、丹参清热疏肝，平肝安神。

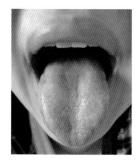

图 14-2-1

舌两侧膨隆，提示肝郁气滞，加郁金、香附、白蒺藜、合欢皮、枳壳疏肝理气解郁，少许当归补肝血。

舌中焦凹陷苔腻，提示脾虚湿阻，选炒白术、白扁豆、姜半夏、陈皮健脾祛湿。

舌上焦凹陷裂纹，提示心气不足，用党参、麦冬、五味子、炙甘草益气补心。

舌下焦收窄，苔腻，肾精虚损，肾阳亏虚，加巴戟天、山茱萸、炮附子、干姜补肾填精，温阳祛湿。

舌根色红，隆起，提示下焦瘀而化热，加大血藤、泽兰祛瘀清热。

处方：薄荷 10g，牡蛎 20g，丹参 5g，郁金 5g，香附 5g，白蒺藜 5g，合欢皮 5g，怀牛膝 10g，当归 10g，枳壳 10g，炙甘草 10g，炒白术 10g，白扁豆 20g，姜半夏 10g，陈皮 5g，党参 20g，麦冬 10g，五味子 5g，干姜 5g，巴戟天 15g，山茱萸 10g，炮附子 10g，大血藤 5g，泽兰 5g。水煎服，日 1 剂。

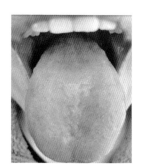

图 14-2-2

此方加减先后服用一个冬季，患者睡眠、二便、月经、体力恢复正常，回到工作岗位，舌象见图 14-2-2。

病例 2（殷鸿春病案）

患者男，6 岁。

主诉：花粉症，流清涕，眼睛红肿伴黄色分泌物，大便干。

舌象：舌尖红赤，风热侵袭肝肺两经，见图 14-2-3。

【凭舌用药】

舌上焦区红，上焦风热：薄荷、连翘、牛蒡子、芦根、冬瓜仁、甘草。

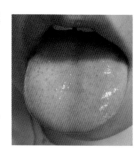

图 14-2-3

舌尖红偏突，肝郁化火：菊花、桑叶。

中焦偏凹，脾气不足：白术。

对症用药：鼻过敏加辛夷。

病机:风热上扰,肺失宣降,大肠蕴热。

处方:薄荷、连翘、淡竹叶、牛蒡子、辛夷、白术、菊花、桑叶、芦根、甘草、冬瓜仁各1。按比例配1周的浓缩颗粒剂,每次4g,日2次,开水冲服。

1周后来诊,症状明显减轻,眼睛红肿消失,黄色分泌物消失,大便通畅。舌质明显变淡,上焦区仍红(见图14-2-4)。上方去芦根,加白扁豆1.5、肉桂0.5。按比例配1周的浓缩颗粒剂,每次4g,日2次,开水冲服。

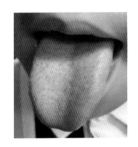

图14-2-4

(撰稿人:郑江)

〇一五 桑 叶

桑叶最早记载于《神农本草经》,本品甘、苦,寒,归肺、肝经。甘所以益血,寒所以凉血,甘寒相合,故下气而益阴。是以能主阴虚寒热,及因内热出汗。其性兼燥,故又能除脚气水肿,利大小肠。原禀金气,故又能除风。经霜则兼得天地之清肃,故又能明目而止渴。发者,血之余,益血故又能长发,凉血故又止吐血。合痈口,罨穿掌,疗汤火,皆清凉补血之功也(《本草经疏》)。本品能疏散风热而解表,常与菊花相须为用治疗风热表证,温病初起,如桑菊感冒片(《中国药典》)。入肺经,常与苦杏仁、沙参、浙贝母等同用于肺热燥咳,如桑杏汤(《温病条辨》)。桑叶平抑肝阳,清肝明目,常与决明子、菊花、夏枯草等同用于风热上攻或肝火上炎所致的目赤肿痛,羞明多泪。

一、药舌心鉴

(一)桑叶对应舌象

舌上焦区偏红,或舌边肝胆区略有隆起,或有舌尖尖凸(见图 15-1-1)。

(二)应用心得

桑叶质轻疏散,甘寒润燥,苦寒清热。临床上对于肝阳上亢、头痛眩晕、风热感冒、肺热咳嗽等病症,只要见到了上焦区偏红,便可以选用桑叶。根据舌尖部红的程度由轻到重可依次选薄荷、菊花、桑叶。对于有目疾者,殷老师常用之与菊花相须配伍,配合使用石决明、白芍等平抑肝阳药。对于脾胃阴虚者,殷老师常常配伍沙参、麦冬、玉竹、甘草使用。

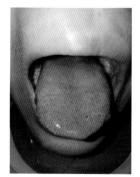

图 15-1-1

二、病案举例

患者女,51 岁。

主诉:眠差多梦、眼涩。

症状:常年眠差多梦,晨起眼涩十分严重,须服安眠药助眠,口干不渴,怕冷怕热,头涨,大便黑,月经色暗。

既往史:左脑动脉先天堵塞。产二胎,一顺一剖,25年前剖宫产(竖切)手术缝合失败,化脓,再次缝合后导致小腹右侧大左侧小(与舌象一致)。

舌象:见图15-2-1。

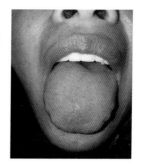

图15-2-1

【凭舌用药】

舌尖平,红点:柏子仁。

上焦郁热:菊花、桑叶、炒栀子、牡丹皮、赤芍。

心区暗红:全瓜蒌。

肝血虚:桂枝、当归。

舌中线弯曲:防风。

右降不利:枳壳、厚朴、大黄、桃仁。

三焦显形:黄芪、茯苓。

中焦郁滞:苍术、白术。

下焦气机不畅:大血藤。

舌根凹陷:杜仲、炮附子。

处方:柏子仁15g,菊花30g(后),桑叶20g,炒栀子10g,牡丹皮10g,赤芍10g,全瓜蒌20g,桂枝10g,当归10g,防风20g,枳壳10g,厚朴10g,大黄5g,桃仁10g,黄芪20g,茯苓10g,苍术10g,白术10g,大血藤30g,杜仲10g,炮附子5g。7剂,水煎服,日1剂,分2次服。

二诊:眠差眼涩明显改善,睡眠仍有梦,不用服安眠药,怕冷怕热症状改善,头涨减,二便调。舌象见图15-2-2。效不更方,继续服用7剂。

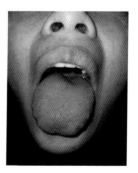

图15-2-2

(撰稿人:石俊洪)

○一六 菊 花

菊花功擅疏散风热、平肝明目、清热解毒，主外感风热或风温初起，发热头痛，眩晕，目赤肿痛，疔疮肿毒。最早记载于《神农本草经》：味苦，平，治风头眩肿痛，目欲脱，泪出，皮肤死肌，恶风湿痹。《本草经疏》：菊花专制风木，故为去风之要药。《金匮》中争议颇多的治风名方侯氏黑散中重用菊花四十分，为方中若干配伍诸药的数倍。菊花亦是温病名方桑菊饮中的重要组成部分，取其清上焦风热及清头目之功。

一、药舌心鉴

（一）菊花对应舌象

舌上焦区偏红，或舌边肝胆区略有隆起（见图 16-1-1）。

（二）应用心得

菊花药食同源，适合经常使用电子产品引起眼睛干涩的人群代茶饮，久服可配合枸杞子、黄芪等以制约其寒凉之性。菊花临床应用广泛，除疏风清热、解毒消肿之效外，还入肝经气分，适用于肝郁气滞、肝火上炎、肝阳上亢诸证而见头痛、目赤、眩晕等症，舌象为上焦区偏红，如果兼有舌边肝胆区隆起时更加适合。

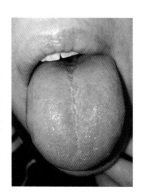

图 16-1-1

二、病案举例

病例 1

患者女，62 岁。

主诉：反复头疼发作 15 年。

症状：头部涨痛，反复发作，每次均持续几天。平日感手脚冰凉。患者自几年前照顾母亲开始出现眠差，母亲 4 年前去世后仍需要药物帮助睡眠。夜尿 1 次，容易便秘。

既往史：鼻腔分泌物倒流咽后壁，单纯疱疹，贫血，阑尾切除术。

舌象：见图 16-2-1。

【凭舌用药】

舌中线略偏左，提示肺实肝虚，用杏仁、枳实、厚朴降右。

舌尖平，色红，有上焦郁热，用柏子仁、酸枣仁、珍珠母、川芎、桑叶、菊花补肝血清上焦郁热。

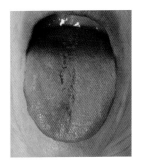

图 16-2-1

心区凹陷伴裂纹提示心气阴两虚，心气外散，用桂枝、炙甘草、党参、麦冬、五味子强心阳补心阴。

中焦凹陷裂纹伴薄白苔，阳虚湿盛，脾虚胃燥，用白术、山药、茯苓、生姜、陈皮、法半夏、黄芪健脾祛湿。

下焦凹陷伴黄腻苔及脱苔，肾阴阳两虚，用肉苁蓉、生地黄、熟地黄、火麻仁、桃仁滋阴补肾。

两侧舌边平直并隆起，肝郁气滞伴肝血虚，用当归补血，郁金疏肝解郁。

处方：杏仁、枳实、厚朴、柏子仁、川芎、桑叶、菊花、桂枝、炙甘草、党参、麦冬、五味子、白术、山药、茯苓、生姜、陈皮、法半夏、黄芪、生地黄、熟地黄、桃仁、当归、郁金各 1，酸枣仁 2，珍珠母、肉苁蓉、火麻仁各 3。按比例配 2 周的浓缩颗粒剂，每次 8g，每日 2 次。

二诊：患者感觉用药后头脑清晰很多，过去 1 周无任何头部不适，睡眠有所改善。舌象见图 16-2-2，上焦郁热明显减轻，心区裂纹减少。继服上方 1 周。

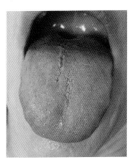

图 16-2-2

病例 2

患者女，36 岁。

主诉：眼睛干涩。

症状：因压力紧张焦虑多年，失眠。月经规律，经前紧张焦虑加重，不时服用加味逍遥丸帮助减缓紧张焦虑。因近期眼干涩来诊。

舌象：见图 16-2-3。

【凭舌用药】

上焦区偏红，舌两侧隆起。建议用菊花适量泡茶饮用。

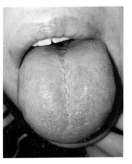

图 16-2-3

饮用菊花茶期间上焦区偏红象明显减轻，舌象见图16-2-4。患者回馈睡眠转好，眼干涩减轻。

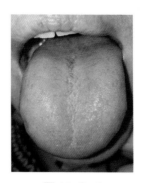

图16-2-4

（撰稿人：熊颖）

〇一七　柴　胡

柴胡味辛、苦，性微寒，归肝、胆经。本品散十二经痈疽血凝气聚(《本草备要》)，能平肝、胆、三焦、包络相火(《本草纲目》)，亦能宣畅血气(《药性论》)。治伤寒邪在少阳，常与黄芩同用，如小柴胡汤(《伤寒论》)；治肝失疏泄、气机郁阻，常与香附、川芎、白芍配伍，如柴胡疏肝散(《景岳全书》)；治气虚下陷，常与人参、黄芪、升麻等合用，如补中益气汤(《脾胃论》)。

一、药舌心鉴

（一）柴胡对应舌象

舌的两侧边缘微隆(见图17-1-1)；左舌大，或者左舌厚，舌质偏红(见图17-1-2)。左舌尖高凸时慎用。

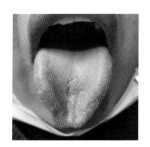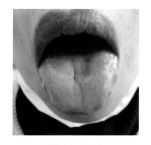

图 17-1-1　　　　　　　　　图 17-1-2

（二）应用心得

柴胡乃疏肝解郁之要剂，亦为升提阳气之妙品。举凡舌的两侧边缘微隆，或是左舌大或厚者，均可配伍选用。临床上用柴胡清热时量宜大，一般30g以上；疏肝解郁时用10～12g；用其升提之性，5～6g即可。

左舌尖高凸，为肝升太过或者气有余之象，此时不宜用柴胡助气升阳。又如舌红少苔、舌形瘦薄者，乃阴虚火动之象，此时亦不宜用柴胡升提劫阴，误用之，火愈上腾，而水愈下走。

柴胡为调和之药，用于郁证固宜，然郁开时，往往火炽，容易出现舌尖红、前部凹陷，常配伍白芍、山栀。气虚下陷，通常兼有气郁，除舌中凹陷外，常见左舌大或厚,当用参、芪、术以补气,用柴胡以疏肝。

殷老师指出,左舌尖高凸时,柴胡慎用,但非禁用,此时可配伍龙骨、牡蛎、天麻、钩藤等品,以平肝潜阳。

二、病案举例

病例1

患者男,12岁。2021年11月25日初诊。

主诉:咳嗽有痰数日。

症状:咳嗽有痰,难以咳出,鼻涕黄浓;平时易生口腔溃疡;大便调畅。

舌象:见图17-2-1。

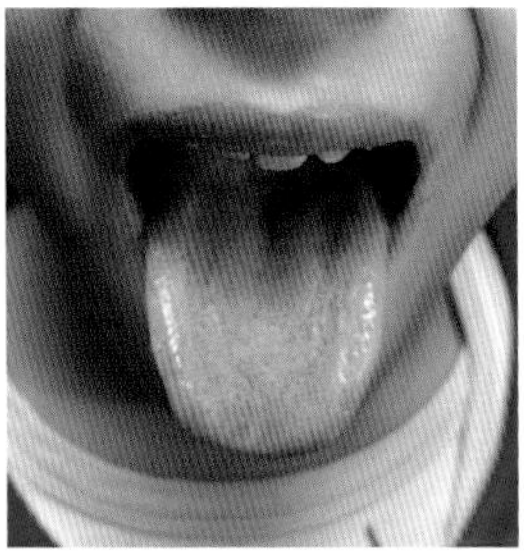

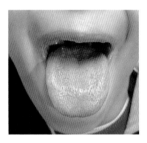

图17-2-1

【凭舌用药】

舌的两侧边缘微隆,提示肝气郁结,用柴胡疏肝解郁。

右舌边隆起,中线边缘隆起,提示右侧气机不降,用炒枳壳、杏仁降右。

舌质偏红,舌面不平,提示血热有瘀,用赤芍、山楂凉血散瘀。

舌尖略红,上焦有热,用薄荷、甘草以清上热。

舌红少津,提示肺热伤津,用前胡、北沙参化痰生津。

处方:柴胡6g,赤芍9g,炒枳壳5g,生甘草6g,桔梗6g,山楂9g,炒前胡6g,杏仁9g,薄荷6g(后下),山药15g,北沙参9g。5剂,水煎服,每日2次。

二诊:2021年12月1日。咳嗽已无,但有咽干,余无异常。舌象见图17-2-2,舌面较前平整,舌红减轻,舌面有少量红点,故处以四逆散、异功散加连翘、山楂以善后。

图17-2-2

病例2(来自殷鸿春老师)

患者男,2021年12月4日初诊。

主诉:发热3日。

症状:3天前感染新型冠状病毒,持续发热,体温39℃左右,头痛,眼睛酸涩,咽喉不适,咳嗽痰多,腹泻,心率最高为130次/min,血氧饱和度95%以上,自服连花清瘟胶囊、对乙酰氨基酚。

舌象：见图 17-2-3。

【凭舌用药】

舌的两侧边缘微隆，左舌大，用柴胡。

舌质前部偏红，用黄芩。

舌苔白腻、边有齿印，用干姜、羌活、茯苓。

舌中高凸，用苍术。

舌中局部略凹，质暗淡，用党参、炙甘草。

舌中线两侧略凸，苔白腻，用陈皮、半夏、紫菀。

处方：柴胡 3，炒白扁豆 2，黄芩、干姜、党参、半夏、炙甘草、羌活、茯苓、苍术、陈皮、紫菀各 1。按比例配浓缩颗粒剂，1 次 15g，日 2 次。

12 月 4 日 18：00 前服 1 次，5 日早晨服 1 次，体温降至 37℃左右，腹泻基本停止，舌色已不暗淡，舌苔腻亦明显改善（见图 17-2-4）。

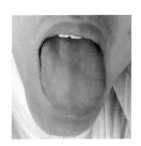 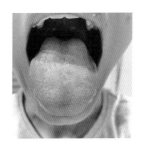

图 17-2-3　　　　　图 17-2-4

病例 3

患者女，57 岁。

主诉：左膝关节疼痛 10 余年，双侧髋关节及左侧腹股沟疼痛 1 年余。

症状：患者严重肥胖，经常会有大关节疼痛，使用各种减肥方法都很难降低体重。平日里经常会感觉鼻塞。每天晚上要坐着睡眠，夜尿最多 1 次，大便规律。

既往史：胆囊切除术，高脂血症，高血压。

舌象：见图 17-2-5。

【凭舌用药】

右侧舌尖高突，色红，有肝气上冲，上焦郁热，用丹参、黄芩、辛夷、钩藤解热降逆。

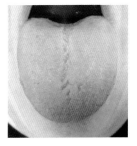

图 17-2-5

上焦心肺区凹陷伴裂纹,心肺气虚伴心气外散,用炙甘草、桂枝、党参、五味子温通心阳,收敛心气。

中焦凹陷伴裂纹,脾肾阳虚,用白术、茯苓、生姜、清半夏健脾祛湿。

下焦凹陷伴湿腻苔,阳气虚伴湿浊郁热,用生杜仲、大黄、威灵仙、续断、桃仁、泽泻、薏苡仁、制川乌强肾及清热祛湿。

两侧舌边隆起,左舌厚,肝郁气滞,用柴胡、白芍、乌梅、怀牛膝、枳实疏肝解郁,柔肝疏通气机。

处方:丹参、黄芩、辛夷、钩藤、炙甘草、桂枝、党参、五味子、白术、茯苓、生姜、清半夏、生杜仲、大黄、威灵仙、续断、桃仁、泽泻、制川乌、柴胡、白芍、乌梅、枳实各1,薏苡仁3,怀牛膝2。按比例配1个月的浓缩颗粒剂,每次8g,每日2次。

二诊:1个月后,患者疼痛明显减轻,可以轻松地走路,体重降低近4.5kg,鼻塞明显好转,夜里可以躺平睡觉。舌象如图17-2-6,舌质红活,肿胀减轻,腻苔减少,但下焦仍有少许。上方加陈皮,继续治疗1个月。

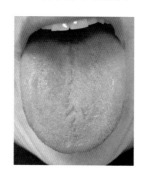

图 17-2-6

（撰稿人：王伟鹏）

○一八 升 麻

升麻首载于《神农本草经》，味辛、微甘，性微寒，归肺、脾、胃、大肠经。能发表透疹，清热解毒，升举阳气。《珍珠囊补遗药性赋》总结其用有四：引葱白散手阳明之风邪，引石膏止足阳明之齿痛，引诸药游行四经，升阳气于阴之下，因名之曰升麻。本品味辛能散，微寒清热，能疏散外表之风热，发痘瘄于隐秘之时、化斑毒于延绵之际（《本草汇言》），常用于风热表证，麻疹不透，阳毒发斑。入脾、胃经，善解阳明之热毒，升举脾虚下陷之清阳（《本草正义》）。善治阳热毒诸证及中气下陷诸疾。

一、药舌心鉴

（一）升麻对应舌象

右舌中部膨大及舌尖略微短缩（主要指右舌部，见图 18-1-1）。

（二）应用心得

发表，治疗风热感冒，温病初起，发热、头痛等症，可与桑叶、菊花、薄荷等同用。舌象可见舌上焦偏红，或伴苔薄黄。若风寒感冒，恶寒发热，无汗，头痛，咳嗽者，可与麻黄、紫苏叶、白芷等药配伍。舌象可见舌上焦区略隆

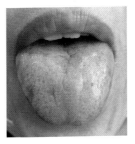

图 18-1-1

起，舌质淡红，苔薄白。若外感风热夹湿之阳明经头痛，额前作痛，呕逆，心烦痞满者，可与苍术、葛根、鲜荷叶等配伍，如清震汤（《症因脉治》）。舌象可见舌中上焦偏红，中焦隆起，舌苔薄黄腻。

透疹，用治麻疹初起，透发不畅，常与葛根、白芍、甘草等同用，如升麻葛根汤（《阎氏小儿方论》）。若麻疹欲出不出，身热无汗，咳嗽咽痛，烦渴尿赤者，常配伍葛根、薄荷、牛蒡子等药。舌象可见舌上焦偏红或见红点，苔白干或黄干。

本品甘寒，以清热解毒功效见长，为清热解毒之良药，可用治热毒证所致的多种病症。因其尤善清解阳明热毒，故胃火炽盛成毒的牙龈肿痛、口舌生疮、咽肿喉痛以及皮肤疮毒等尤为多用。治疗牙龈肿痛、口舌生疮，多与生石膏、黄连

等同用,如清胃散(《兰室秘藏》)。治疗风热疫毒上攻之大头瘟,头面红肿,咽喉肿痛,常与黄芩、玄参、板蓝根等药配伍,如普济消毒饮(《东垣试效方》)。治疗疖腮肿痛,可与黄连、连翘、牛蒡子等药配伍。用治阳毒发斑,常与生石膏、大青叶、紫草等同用。此时可见舌质红,苔薄黄或黄腻。

本品入脾胃经,善引脾胃清阳之气上升。故常用治中气不足,气虚下陷所致的脘腹重坠作胀,食少倦怠、久泻脱肛、子宫脱垂、肾下垂等脏器脱垂,多与黄芪、人参、柴胡等同用,以补气升阳,如补中益气汤(《脾胃论》);若胸中大气下陷,气短不足以息,又常以本品配柴胡、黄芪、桔梗等同用,如升陷汤(《医学衷中参西录》)。治疗气虚下陷,月经量多或崩漏者,则以本品配伍人参、黄芪、白术等补中益气药,如举元煎(《景岳全书》)。

临床用之治疗气虚下陷时需注意与柴胡升提作用的不同之处,柴胡从左而升气,故左舌尖低适用柴胡,升麻从右而提气,故右舌低适用,若气陷左右不明显,可二者同用。

麻疹已透、阴虚火旺及阴虚阳亢者均当忌用,故舌红少苔者忌用。煎服,3~10g。发表透疹、清热解毒宜生用,升阳举陷宜蜜炙用。殷老师经验,升阳举陷使用量不宜过大,5~6g即可。清热解毒的时候可以适当加大用量。

二、病案举例

患者女,79岁。

主诉:中上腹胀满半年。

症状:矢气多,饮食差,不知饥饿。反复肛门坠胀有便意,大便有时1天2~3次,有时隔2~3天方解。今日已解,头干后稀。小便黄,不起夜。睡眠差。口苦,口干不欲饮。3天前受凉后咳嗽,以夜间为主,伴打喷嚏、流清涕。晒太阳眼周红。

既往史:30余年前患过黄疸性肝炎。

脉象:双关大。

舌象:见图18-2-1(2021年3月3日)。

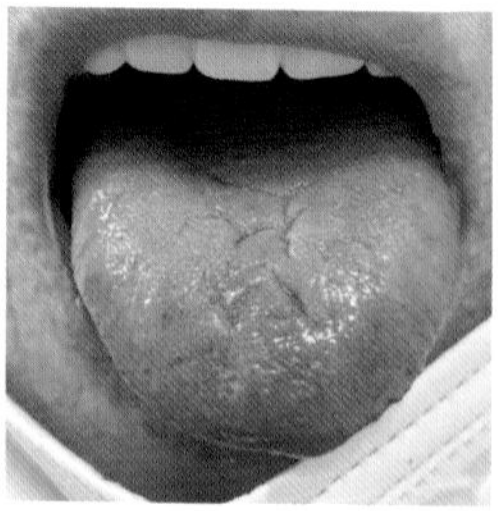

【凭舌用药】

舌质水嫩、厚、色暗淡偏黑,心肺脾区大裂纹,提示心脾肺三脏皆虚,气散寒凝血瘀。故选用人参、炙甘草、

图18-2-1

炒白术、山萸肉健脾益肺温阳。

舌中线略向右弯曲,左舌尖高凸,舌两侧肝胆区膨隆,提示肝气郁结、肝气上冲。故选柴胡、郁金疏肝解郁,白芍以平抑肝阳。

肝郁克脾犯胃,则见脾胃失和症状,如纳呆、腹胀。故选炒枳壳、佛手、陈皮理气宽中除胀,半夏消痞、黄芩燥湿,以调和脾胃。

右舌小、舌尖略微短缩,舌中凹陷,提示脾阳虚清阳不升,脾虚下陷,则见肛门坠胀。故用升麻升阳举陷,配合人参、炙甘草、炒白术、大枣以补中益气。

舌上少苔,胃气虚弱,用麦芽生苔,以健脾和胃、疏肝行气。

肝木侮肺金,肺气虚,则易受凉咳嗽,用蜜紫菀、生姜解表止咳。

处方:柴胡 12g,郁金 15g,炙甘草 9g,白芍 20g,佛手 15g,炒枳壳 12g,炒白术 30g,姜半夏 10g,黄芩(片)5g,大枣 10g,人参片 9g,陈皮 10g,升麻 5g,麦芽 20g,蜜紫菀 15g,山萸肉 15g。

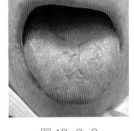

图 18-2-2

3 剂,每日 1 剂,加生姜 3 片水煎取 450ml,1 日 3 次,每次 150 ml,三餐后半小时温服。

二诊:腹胀、肛门坠胀明显缓解。服药期间大便稀。打喷嚏、流清涕好转,白天有点干咳,烧心、呃逆、反酸。双膝冷。双关大,左寸大。舌象见图 18-2-2(2021 年 3 月 8 日)。

【凭舌用药】

舌质变为淡红,舌体变薄,薄白苔,提示肝气郁结得以改善,阳气、胃气得以恢复。上方加生龙牡以平肝潜阳,佐肉桂以引火归原,白芍换为赤芍,加川牛膝以活血祛瘀,去黄芩、山萸肉,加盐益智仁以温脾开胃,加荔枝核以散寒理气和胃。

处方:柴胡 12g,炙甘草 9g,赤芍 15g,炒枳壳 10g,炒白术 20g,姜半夏 10g,人参片 9g,陈皮 10g,升麻 5g,麦芽 15g,盐益智仁 20g,生龙牡各 9g(先煎 1 小时),肉桂 10g,川牛膝 15g,盐荔枝核 15g,小茴香 15g。

3 剂,每日 1 剂,加生姜 3 片水煎取 450ml,1 日 3 次,每次 150 ml,三餐后半小时温服。

三诊:腹胀进一步缓解,晨起咳,夜间醒后打喷嚏,知饥,大便不稀,肛门坠胀、矢气多好转。未出现晒太阳眼周红。烧心、呃逆、反酸好转，双膝冷消失。余无不适。舌象见图 18-2-3（2021年 3 月 12 日）。

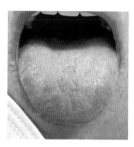

图 18-2-3

【凭舌用药】

舌象进一步红活，舌上暗黑的部分明显减少，大裂纹有减少，舌中线略向右弯曲得以改善，左舌尖略高凸及右舌略微短缩较前改善，舌中线基本居中。提示肝郁气滞、肝气上冲、脾虚的情况得以改善，脾虚中气下陷得以纠正，阳气进一步恢复。因仍有咳嗽，将炙甘草换为甘草。

处方：柴胡 12g，甘草（片）9g，赤芍 15g，炒枳壳 10g，炒白术 20g，姜半夏 10g，人参片 9g，陈皮 10g，升麻 5g，麦芽 15g，盐益智仁 20g，生龙牡各 9g（先煎 1 小时），肉桂 10g，川牛膝 15g，盐荔枝核 15g，小茴香 15g。

3 剂，每日 1 剂，加生姜 3 片水煎取 450ml，1 日 3 次，每次 150 ml，三餐后半小时温服。

三诊药后电话回访，诸症好转。

该病例结合舌脉症状，为典型肝郁脾虚证型，治疗以调和肝脾为主，方选半夏泻心汤加减。

（撰稿人：罗李）

〇一九 葛 根

葛根最早记载于《神农本草经》，本品甘、辛、凉，归肺、胃经。功用解肌退热，透疹，生津止渴，升阳止泻。《本草经集注》记载：主治消渴，身大热，呕吐，诸痹，起阴气，解诸毒。葛根能直接扩张血管而有明显降压作用，能较好缓解高血压患者的"项紧"症状，故临床常用治高血压病颈项强痛。风寒感冒，表实无汗，恶寒，项背强痛者，常与麻黄、桂枝等同用，如葛根汤（《伤寒论》）；用治热病津伤口渴，常与芦根、天花粉、知母等同用；治疗消渴证属阴津不足者，可与天花粉、鲜地黄、麦冬等清热养阴生津药配伍；亦可用治麻疹初起，表邪外束，疹出不畅，常与升麻、芍药、甘草等同用，如升麻葛根汤（《阎氏小儿方论》）；用治表证未解，邪热入里，常与黄芩、黄连、甘草同用，如葛根芩连汤（《伤寒论》）。

一、药舌心鉴

（一）葛根对应舌象

舌颈椎区条状隆起或裂纹，舌尖部舌质常偏红（见图 19-1-1）。

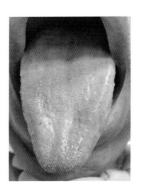

图 19-1-1

（二）应用心得

葛根有"解肌"之功效，用于治疗"项背强几几"，即风邪束表，郁滞经络导致的项背不舒，常用于治疗颈椎病，亦对高血压头疼和冠心病心绞痛有良效。凡舌颈椎区条状隆起或裂纹，颜色常略显红，殷老师称"葛根象"，可用葛根治疗。殷老师常用葛根治颈椎疾患,通常用大剂量如生药 30～50g,浓缩药粉 3g。太阳阳明合病用葛根。生葛根偏于发表解肌,解热生津,透发麻疹,适用于外感发热头痛、项背强痛、麻疹初期发热畏寒、疹出不畅,以及热病口渴或消渴证等;煨葛根则善升发清阳,鼓舞脾胃阳气上升,而有止泻作用,适用于脾虚泄泻和湿热泻痢。

葛根因有解表利便之功能,孕妇当忌服。血痢温疟,肠风痘疹,凡斑疹已见红点,不可再服。上盛下虚之人须斟酌用之。

二、病案举例

患者女,30 岁。

主诉:多次人工授精未孕。

症状:从事护士工作长期加班,压力大、肩颈紧张,试孕 1 年,做过 3 次人工授精,均失败。颈椎不适,情绪紧张。

脉象:脉关部左弦右濡,双侧尺脉沉。

舌象:见图 19-2-1。

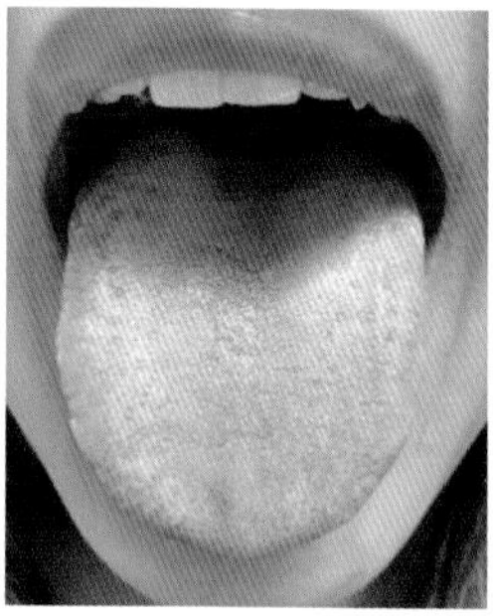

图 19-2-1

【凭舌用药】

舌质淡红,舌边平直,舌尖有红色瘀点,提示心肝血虚和血瘀,故用当归、熟地黄补肝血,用赤芍、桃仁活血化瘀。

舌中凹陷、白腻苔,提示脾阳虚,用白术、党参、半夏、陈皮健脾除湿。

舌根两侧隆起、中间凹陷,白腻苔,提示肾阳虚、下焦寒凝郁滞,故用薏苡仁、熟地黄、菟丝子。

左舌隆起,肝郁气滞,提示肝郁气滞,故选用郁金、香附。

舌前部中线颈椎显形,用葛根。

处方:牡蛎、郁金、香附、当归、赤芍、桃仁、白术、党参、半夏、陈皮、菟丝子各 1,葛根、熟地黄各 2,薏苡仁 3。按比例配 2 周浓缩颗粒剂,每次 5g,每日 2 次。

二诊:1 周后,自我感觉情绪较放松。舌象见图 19-2-2,舌质淡红,舌体平直,舌边隆起均好转,颈椎显形消失。舌根两侧隆起改善、白腻苔减轻。效不更方,浓缩颗粒剂继服半个月。

三诊:2 周后,前述症状均有好转,舌根中间凹陷进一步改善,颈椎显形未出现(见图 19-2-3),继续来治不孕。

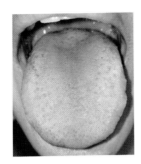

图 19-2-2

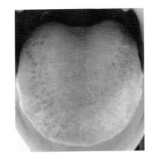

图 19-2-3

（撰稿人：何巧莎）

〇二〇 防 风

防风最早收载于《神农本草经》,味辛、甘,其性微温,归肝、脾、膀胱经。具有祛风解表,胜湿,止痛,解痉的作用。通治一切风邪(《本草正义》)。防风解表以祛风为长,既能散风寒,又能散风热,与荆芥作用相仿,故两药往往配合应用。防风能祛风湿而止痛,常配合羌活、防己等治疗风湿痹痛等症。对于外感风寒湿邪,内有蕴热证,恶寒发热,无汗,头痛项强,肢体酸楚疼痛,常配伍羌活、白芷、川芎等药,如九味羌活汤(《治疹全书》)。防风配伍陈皮、白芍等药,用治腹痛、泄泻等症,如痛泻要方(《丹溪心法》)。对于治血虚风燥而致的皮肤瘙痒症,常与当归、蝉蜕等合用。防风还可用于除湿敛汗,因其气味俱轻,所以散风邪,常常与祛湿药配伍,可达风吹湿散的奇效。

一、药舌心鉴

(一)防风对应舌象

舌中线弯曲;舌尖歪向一侧;白湿腻苔(见图 20-1-1)。见舌红少津,少苔时慎用。

(二)应用心得

防风通治一切风邪,具有祛风解表、胜湿、止痛、解痉的作用。凡舌象见中线弯曲,或舌尖歪向一侧,或湿腻苔,无论白腻或黄腻,即可配伍薏苡仁、半夏、陈皮等健脾祛湿药,因加入防风可使湿邪尽快散去。常用于外感

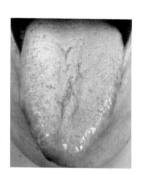

图 20-1-1

病、风寒湿痹疼痛及皮肤病的治疗。《得配本草》言:元气虚,病不因风湿者禁用。

殷老师强调本品燥湿伤阴,故血虚痉挛或头痛不因风邪所致者忌服。阴虚火旺者慎服。见舌红少苔,舌面虽白但干而少津时均要慎用。

殷老师常常配伍生龙骨、生牡蛎或钩藤、夏枯草等平肝潜阳之品对应舌苔湿腻,舌尖歪向一侧有中风倾向的舌象。另外,常配伍荆芥用于皮肤病的治疗。当舌尖歪向一侧或者舌中线弯曲时,配伍祛风通络药如羌活、独活可达到祛风止痛的目的。

二、病案举例

病例1（殷鸿春病案）

主诉：头晕。

脉象：脉沉细。

舌象：见图20-2-1。

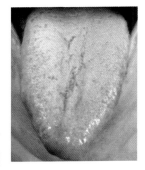

图20-2-1

【凭舌用药】

查舌见颈椎区显形，左舌明显上凸，胃区裂纹。舌体两侧不饱满平直，为伴有肝血虚。如果舌质较红，则说明已经出现阴虚内热，本例舌象未见阴虚象。

左舌尖高突，舌尖略红：提示肝阳上冲，肝火上炎，以生龙骨、生牡蛎、钩藤、菊花平肝潜阳，清肝火。

舌上颈椎显形，用葛根疏利颈部经络气血。

左舌略大，用香附疏肝解郁。

舌中凹陷，裂纹，白腻苔，说明脾虚湿胜，以白术、陈皮、半夏、茯苓、干姜温中健脾祛湿。

舌心区凹陷，裂纹，显示心气外散，以党参、麦冬、五味子补益心气。

舌体瘦小，边平直，提示肝肾精血不足，以酸枣仁养肝血。

舌根苔白腻罩黄表明有湿邪化热之势，以制大黄、黄芩、竹茹清利下焦及肝胆湿热。

舌根满布黄厚腻苔示下焦湿邪瘀滞，用薏苡仁清热除湿，配伍防风散风加强除湿之力，使风吹湿散。

整个舌象呆滞，湿邪阻滞气血运行，用桃仁配合香附活血化瘀、理气开滞。

诸药配合，共奏平肝潜阳、健脾补肾除湿、疏肝理气、活血化瘀之功。

处方：生龙牡、葛根、酸枣仁、生薏苡仁各3，菊花、香附、钩藤、白术、党参、麦冬、五味子、陈皮、法半夏、茯苓、防风、黄芩、桃仁、干姜各1，竹茹2，制大黄0.5。按比例配1周浓缩颗粒剂，每次6g，每日2次，开水冲服。

二诊：1周后复诊，患者自述服药后头晕消失，舌象明显好转，如图20-2-2，黄腻苔明显减轻。上方再用3周。

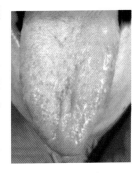

图20-2-2

病例2

患者女,34岁。

主诉:不孕。

症状:试孕3年无果,丈夫精子数略低,自己验血结果正常。平时畏寒重,夜间睡眠好,大便1～2次每天,精神易紧张焦虑,紧张时腹泻,口渴。排卵前乳胀,排卵期第二天开始有阴道分泌物,色黄、绿交替,质黏,阴痒。右小腹有压痛,分泌物多,一直持续到下次月经。过去3个月经周期在28～33天不等,经前期综合征,月经前腹胀,每次月经第一天有恶心呕吐,腹泻,仅持续一天。月经量少,有血块,持续4天。情绪易激惹。家庭医生诊为念珠菌性阴道炎,予口服药,患者未服,希望中药帮助调理。乏力明显,排尿时偶有烧灼感。

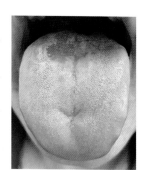

图 20-2-3

脉象:左关脉弦,双尺沉。

舌象:见图20-2-3。

【凭舌用药】

心区凹陷,患者平时紧张焦虑,睡眠差,予浮小麦养心安神益气。

舌边两侧略厚,左舌尖略高凸,予郁金、柴胡疏肝理气。

中焦凹陷,苔白腻,中焦脾虚失于运化,湿浊内生,予人参、白术、大枣健脾益气祛湿。

舌两侧边平直,肝血不足,予当归、川芎、白芍养血活血。

心区凹陷,裂纹,予桂枝、五味子、炙甘草补益心气。

舌中线略弯,白腻苔,予防风助健脾化湿。

舌边三焦显形,湿邪阻于三焦,予茯苓通利三焦祛湿。

舌根高凸,苔花剥,予桃仁、薏苡仁、败酱草、泽泻利湿排脓、逐瘀消肿。

舌根淡,苔白腻,下焦寒湿,蛇床子、附子祛湿止痒,温暖下焦,同时兼顾平衡苦寒清热药之寒凉之性。

右舌边隆,予枳壳降右。

处方:桂枝、五味子、炙甘草、柴胡、郁金、人参、白术、大枣、当归、川芎、白芍、炮附子、桃仁、败酱草、泽泻、防风、茯苓、枳壳、蛇床子各1,淮小麦2,生薏苡仁3。按比例配1周浓缩颗粒剂,每次6g,每日2次。

蛇床子洗剂外洗。

二诊：服药 1 周后，阴道分泌物减少，阴痒明显减轻。排尿烧灼感消失，精力较前增加。此次未见经前期综合征表现，月经腹痛减，无恶心，月经量少，持续约 5 天，前 3 天持续，停 1 天后又有少量褐色分泌物。大便如前。仍感畏寒。舌根白腻苔基本消失，左舌尖高突减轻，如图 20-2-4。原方浓缩颗粒剂继服 2 周。

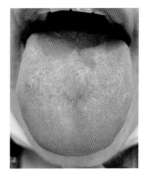

图 20-2-4

病例 3

患者男，37 岁。

主诉：银屑病。

症状：银屑病多年，最近半年加重。皮疹遍布前胸后背、双腿，皮疹色红无痒、脱屑（见图 20-2-5、图 20-2-6）。平时紧张焦虑，抑郁，夜眠差，大便干，每 2 天 1 次，乏力。以前畏寒，现在畏热。

脉象：左关脉弦，双尺沉。

舌象：见图 20-2-7。

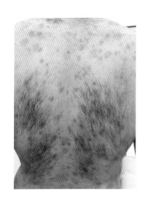
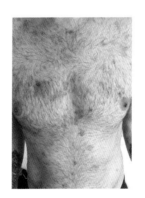
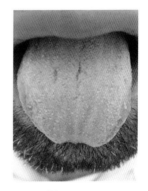

图 20-2-5   图 20-2-6   图 20-2-7

【凭舌用药】

左舌尖略突，肝气上冲，患者平时紧张焦虑，睡眠差，予薄荷、甘草、柏子仁、首乌藤平肝潜阳，镇静安神。

左舌膨出，略厚，舌边、尖红，予郁金、柴胡、黄芩疏肝理气、清肝热。

中焦略高突，苔白腻，中焦脾虚胃燥湿阻，予苍术、半夏、陈皮、厚朴健脾燥湿。

舌两侧边平直，肝血不足，予丹参、鸡血藤、赤芍养血活血。

舌面略偏干,舌根有点状缺苔,阴虚津液被伤,予生麦芽、生地黄养阴生津生苔。

舌中线略弯,白腻苔,风湿郁阻肌表,荆芥、防风疏风解肌祛湿。

舌边三焦显形,湿邪阻于三焦,予茯苓通利三焦祛湿。

皮肤干,痒重,色红,予白鲜皮、地肤子清热利湿止痒。

舌根淡,苔白腻,下焦寒湿,予蛇床子温暖下焦,同时兼顾平衡苦寒清热药之寒凉之性。

右舌大,便秘,肺气不降,大肠腑气不通,予薏苡仁、竹茹、枳实降肺通腑。

处方: 柏子仁、生地黄、白鲜皮、薏苡仁各 2,首乌藤、薄荷、柴胡、黄芩、半夏、陈皮、厚朴、丹参、鸡血藤、苍术、甘草、郁金、荆芥、防风、茯苓、竹茹、地肤子、蛇床子、枳实、赤芍各 1,生麦芽 0.5。按比例配 1 周浓缩颗粒剂,每次 6g,每日 2 次。

二诊:服药 1 周后,周身皮疹红色明显减少(见图 20-2-8、图 20-2-9),自觉紧张焦虑明显减轻,夜眠好转,仍觉乏力。大便日 1 次,身体热感减轻。舌面白腻苔基本消失,左舌尖高突减轻,见图 20-2-10。

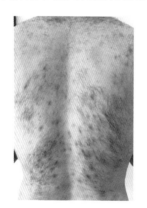
图 20-2-8

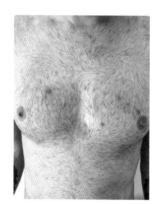
图 20-2-9

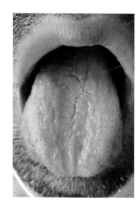
图 20-2-10

患者大便已经恢复正常,原方改枳实为枳壳,减竹茹。浓缩颗粒剂继服 2 周。皮疹基本全消,仅遗留少量色斑。

(撰稿人:靳宇)

〇二一　连翘

本品首载于《神农本草经》：味苦，平，治寒热，鼠瘘瘰疬，痈肿，恶疮，瘿瘤，结热，蛊毒。《名医别录》：去白虫。《药性论》：主通利五淋，小便不通，除心家客热。本品苦寒，既有清热之功，又有散结之妙（《本草约言》）；凡病结核，诸疮痈肿，热毒炽盛，未溃可散，已溃解毒（《本草汇言》）；有"疮家圣药"（《本经逢原》）之称。无论外疡内痈、热毒壅盛皆可运用，尤以治外痈擅长。因其轻清凉散，能疏散风热、透营达表，适用于风热表证，温病初起及热邪初入营分之证。

一、药舌心鉴

（一）连翘对应舌象

舌上焦超过 1/3 红，甚或上中焦均红（见图 21-1-1）。

（二）应用心得

连翘与金银花均有清热解毒、疏散风热作用，既能透热达表，又能清里热而解毒。对热毒疮疡、风热感冒、温热病等，常相须为用。不同之处在于，连翘清心解毒之力强，用于热入心包之高热神昏及热淋尿闭；而金银花疏散表热之效优，且炒炭后善于凉血止痢，用治热毒血痢。金银花适宜上焦红偏于舌尖，连翘适宜上焦超过 1/3 红甚至上中焦均红，即连翘能清上中焦之热。殷老师凡见舌

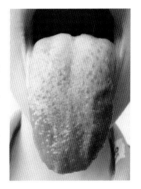

图 21-1-1

上焦区红而中下焦不是淡白，一般均加连翘。银翘散主上焦疴，此之谓也。

二、病案举例

患儿女，8 岁。远程诊疗。

主诉：咳嗽 3 周。

症状：1 个月前外出游玩返家后开始发热，家长自行给予解热镇痛西药，服后体温降至正常，但遗留咳嗽不愈。现咳嗽频繁，伴咳痰，色黄质稠，口干，偶有鼻塞，流清涕，常喊脐周痛，大便不畅，2～3 日一行，呈羊粪球状。

舌象：见图 21-2-1。

【凭舌用药】

舌中上焦区域及两侧偏红，提示太阳、少阳郁热，故用柴胡桂枝汤合连翘加减，以太、少合治兼顾清热解毒。

舌中后部苔白稍厚，提示太阴湿盛，故用清半夏、生姜、陈皮、白术以健脾化湿。

舌中线左移，右舌偏大，提示肺、大肠气机失降，故加用枳壳、莱菔子以增强右降之力。

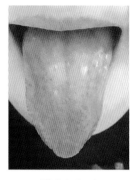

图 21-2-1

处方：柴胡 10g，桂枝 8g，黄芩 6g，连翘 6g，赤芍 8g，清半夏 10g，生姜 5g，枳壳 10g，炒莱菔子 15g，陈皮 10g，生白术 10g，当归 6g，炙甘草 6g。5 剂，每日 1 剂，水煎 2 次，早晚分服。

二诊：大便通畅，腹痛消失；咳嗽减轻，痰色变白略带黄，质黏难咳，鼻塞，口干。舌象见图 21-2-2，舌红、白苔、中线左移均减轻。

处方：辛夷 10g，炒白术 10g，连翘 10g，紫菀 10g，柴胡 10g，杏仁 10g，炙甘草 10g，陈皮 10g，清半夏 10g，桑叶 10g。

继服 5 剂后痊愈。

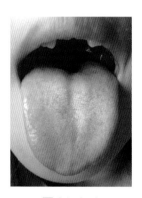

图 21-2-2

（撰稿人：陈晟）

○二二　金银花

本品首载于《名医别录》，主治寒热、身肿。《本草拾遗》：主热毒，血痢，水痢，浓煎服之。《药性论》：可单用，味辛，主治腹胀，能止气下澼。治疮痈初起，红肿热痛者，可单用煎服，并用药渣外敷患处；亦可与当归、赤芍、白芷等配伍，如仙方活命饮（《校注妇人良方》）；治疗疮肿毒，坚硬根深者，常与野菊花、蒲公英等同用，如五味消毒饮（《医宗金鉴》）；治肠痈腹痛，常与大血藤、败酱草、当归等配伍；治肺痈咳吐脓血，常与鱼腥草、芦根、薏苡仁等药配伍。本品归肺、心、胃经，质轻芳香疏透，既能清热解毒，又能疏散风热，适用于痈肿疔疮，喉痹，丹毒，热毒血痢，风热感冒，温病发热。

一、药舌心鉴

（一）金银花对应舌象

舌上焦区超过 1/3 红（见图 22-1-1）。

（二）应用心得

金银花善解热毒，疗诸疮，为"外科治毒通行要剂"。凡舌象见舌上焦区超过 1/3 红或伴有红点、芒刺，即可配伍选用，故在内外各科疾病中都有广泛应用。适用于热毒疮疡，无论内痈或外痈皆宜，尤以治外痈为佳。本品甘寒质轻，长于疏散肺经之风热，为治风热表证及温病初起之良药。又能透热转气，使初入营分之热邪从气分转出而解，适用于邪热初入营分、身热夜甚、心烦少寐等。

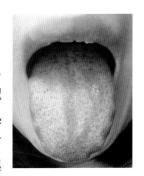

图 22-1-1

二、病案举例

患者女，48 岁。远程诊疗。

主诉：发热伴咳嗽 20 余天。

症状：20 余天前开始出现发热，体温在 37.5～38.5℃波动，伴有咳嗽咳痰、周身痛，自行服用解热镇痛药物，症状暂时缓解，过后体温又复如前。现恶风畏寒，咳嗽，痰少质黏难咳，偶有憋气。头闷痛，身重乏力，腹胀纳差。眠差，入睡困难，大便不成形。

舌象：见图 22-2-1。

【凭舌用药】

舌上焦区超过 1/3 区域偏红，提示上焦邪毒壅肺，故用金银花、蝉蜕清热解毒。

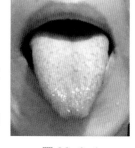

图 22-2-1

中后部凹陷伴白厚腻苔，提示阳虚寒湿郁闭。故用三仁汤、桂枝汤、附子理中汤等加减温阳祛寒湿。

处方：金银花 10g，蝉蜕 10g，杏仁 10g，白蔻仁 10g，厚朴 10g，炒薏苡仁 15g，干姜 15g，生姜 10g，苍术 10g，炒白术 20g，党参 10g，制附子 6g，桂枝 10g，赤芍 6g，茯苓 20g，熟大黄 4g，炙甘草 10g。3 剂，每日 1 剂，水煎 2 次，早晚分服。

二诊：患者诉喝完第 1 剂药的一半，症状就已减轻了 90%，连续 3 天感觉都很好，复诊当日早上没药喝，就感觉有些低热，自测 37.5℃，畏寒、疲劳，余无不适。舌象见图 22-2-2，舌前部色红、白厚腻苔均减轻。上方去厚朴、制附子，干姜、生姜均改为 6g，赤芍用 10g，加淡豆豉、生地各 6g，五味子、柴胡、川牛膝、枳壳各 10g，继服 5 剂后痊愈。

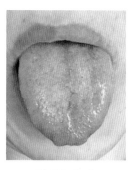

图 22-2-2

（撰稿人：陈晟）

○二三　白头翁

　　白头翁苦寒降泄，清热解毒，凉血止痢，尤善于清胃肠湿热及血分热毒，故为治热毒血痢之良药。用治热痢腹痛，里急后重，下痢脓血，可单用，或配伍黄连、黄柏、秦皮同用，如白头翁汤。本品苦寒，主入阳明，有解毒凉血消肿之功，可与蒲公英、连翘等清热解毒、消痈散结药同用，以治疗疗腮、瘰疬、疮痈肿痛等症；又具清热燥湿之效，亦可用治下焦湿热所致之阴痒、带下，常与苦参、白鲜皮、秦皮等配伍，煎汤外洗。

一、药舌心鉴

（一）白头翁对应舌象

　　上、中、下焦舌质红或红点，或者舌苔黄腻（见图 23-1-1）。见淡白苔、舌中凹陷时慎用。

（二）应用心得

　　虽然热毒血痢、湿热下痢等症临床上已不常见，但是白头翁还可用于各种疮痈肿痛，见到上、中、下焦舌质红或红点，或者舌苔黄腻时，可以配合蒲公英、连翘等清热解毒散结。殷老师说，见到粉刺时，蒲公英与白头翁是很好的搭档，尤其是白头粉刺。白头翁大苦大寒，又可发散祛湿，临床见舌淡苔白、中焦凹陷之脾胃虚寒时慎用，或者配伍白术、干姜等顾护中阳。

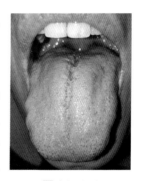

图 23-1-1

二、病案举例

患者女，41 岁。

主诉：后颈部巨大痤疮。

症状：反复发作后颈部巨大白头粉刺近 10 年，曾服抗生素半年，停药后症状同前。平素大便偏干。

脉象：弦滑。

舌象：见图23-2-1。

【凭舌用药】

舌质偏红，满布红点，舌苔黄厚腻，提示热盛湿阻，故选用白头翁、黄柏、蒲公英、连翘清热祛湿。

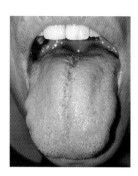

图23-2-1

中线巨大裂纹，为脾肾两虚，加白术、白扁豆、杜仲健脾补肾。

中焦隆起，苔黄厚腻，为中焦郁滞、湿郁化热之象，用苍术、厚朴、薏苡仁、黄连理气祛湿清热。

左边瘦瘪，为肝血虚，用黄精养精血而不助热。

舌前部平坦，红点密集，为上焦郁热，心神失养，用赤芍、柏子仁凉血养心。

处方：白头翁、蒲公英各2，黄柏、连翘、白术、白扁豆、杜仲、薏苡仁、苍术、厚朴、黄连、黄精、赤芍、柏子仁各1。按比例配1个月的浓缩颗粒剂，每次6g，每日2次。

二诊：患者自觉体力好转，大便正常，粉刺明显好转。舌象见图23-2-2，舌质红、红点、黄腻苔、裂纹均好转，下焦仍有少许黄腻苔。上方加生大黄1，浓缩颗粒剂继服1个月。

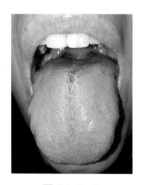

图23-2-2

（撰稿人：孙云、张宏易）

〇二四　生甘草

生甘草最早见于《神农本草经》。补中益气常与人参、黄芪、升麻、茯苓、白术等配伍，如四君子汤（《太平惠民和剂局方》）、补中益气汤（《脾胃论》）。泻火解毒常与生地黄、竹叶等配伍，如导赤散（《小儿药证直诀》）。润肺祛痰常与桔梗、荆芥、紫菀、百部等配伍，如止嗽散（《医学心悟》）。缓急止痛常与白芍配伍，如芍药甘草汤（《伤寒论》）。并且用于多种处方中，以缓和药性。

一、药舌心鉴

（一）生甘草对应舌象

舌尖红色，中上焦区略凹或者平（见图 24-1-1）。

（二）应用心得

生甘草甘、平，归心、肺、脾、胃经，有补脾益气、润肺止咳、缓急止痛、缓和药性的作用，还有清热解毒的功效。中上焦区舌象略凹或者平时，殷老师习惯在舌尖偏红时用生甘草，舌尖偏淡时用炙甘草。

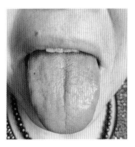

图 24-1-1

二、病案举例

病例 1

患者女，67 岁。

主诉：颈肩疼痛 4 年。

症状：颈肩疼痛，右侧为重，感觉颈部无力，疼痛放射至右侧肩膀及右臂。腰部疼痛 5 年，有时放射至右侧大腿前部。双侧足跟痛 1 年。患者自从 13 年前乳腺癌用过激素替代治疗后就出现潮热盗汗。眠差，便秘多年。

既往史：左侧颞下颌关节炎，乳腺癌，子宫切除、扁桃体切除、阑尾切除，抑郁症，心脏消融术后。

舌象：见图 24-2-1。

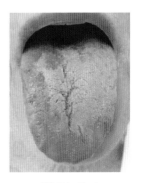

图 24-2-1

【凭舌用药】

舌中线偏右，左舌大，提示肝实肺虚，用桑寄生、郁金解肝郁。

舌尖暗红，颈椎显形，心肝血虚，心火上炎，用生甘草、生龙牡、葛根、鸡血藤、牡丹皮平肝潜阳，舒筋活络。

上焦心区凹陷，伴裂纹，上焦舌两边凸起，心气阴两虚，用人参、麦冬、五味子、姜黄养血补气。

中焦凹陷，有裂纹，提示胃燥脾虚，加用白术、独活、羌活。

下焦凹陷，色红，脱苔，提示脾肾阳虚，湿郁化热，用生杜仲、生薏苡仁、大黄、山茱萸、乳香、没药祛湿祛热。

两侧舌边红，平直隆起，提示肝血虚，气滞血瘀，药用当归、白芍、川牛膝、络石藤、徐长卿。

处方：生甘草、郁金、牡丹皮、人参、麦冬、五味子、姜黄、白术、羌活、独活、生薏苡仁、大黄、乳香、没药、当归、白芍、络石藤、徐长卿各1，桑寄生、生龙牡、生杜仲、川牛膝各2，山茱萸、葛根、鸡血藤各3。按比例配1个月的浓缩颗粒剂，每次8g，每日2次。

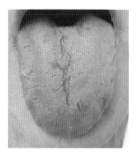

图 24-2-2

二诊：患者颈肩疼痛明显好转，腰部及足跟疼痛好转，潮热盗汗症状减轻，舌象见图 24-2-2。上方继服1个月巩固治疗。

病例2

患者女，27岁。

主诉：不孕。

症状：不孕，平日纳差乏力，眠差，易便秘，小便调。闭经半年，焦虑。医院诊断多囊卵巢综合征。

舌象：见图 24-2-3。

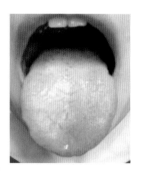

图 24-2-3

【凭舌用药】

舌尖凸出，上焦色红：肝气上冲，上焦郁热，药用生甘草、丹参、生龙牡、薄荷。

上中焦凹陷，有裂纹：心肺脾气外散，药用太子参、百合、五味子、白术。

中下焦苔白腻略黄：湿郁化热，用竹茹、茯苓。

舌两侧膨隆:肝胆郁滞,药用厚朴、郁金、川牛膝、枳壳。

下焦舌体瘦,舌面略凸,苔白腻有红点:下焦寒湿,肾气亏虚,气滞血瘀,药用生地黄、桑寄生、肉桂、桃仁。

处方:生甘草 6g,生龙牡各 21g,薄荷 6g,丹参 9g,枳壳 6g,厚朴 6g,郁金 6g,川牛膝 5g,太子参 12g,百合 6g,五味子 6g,生白术 9g,竹茹 6g,桑寄生 6g,生地黄 9g,肉桂 3g,桃仁 9g,茯苓 9g,黄芪 12g。水煎服,日 1 剂,分 2 次服。

二诊:服药 4 天后来月经,行经 4 天,量少,舌象见图 24-2-4。上方加减治疗 3 个月后怀孕。

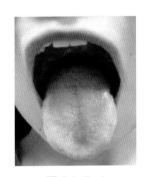

图 24-2-4

（撰稿人:陈华）

〇二五　赤芍

早时芍药多不分赤白,相关记载最早见于《神农本草经》:味苦,平,主邪气腹痛,除血痹,破坚积,寒热,疝瘕,止痛,利小便,益气。《本草图经》言:仲景治伤寒多用芍药,以其主寒热、利小便故也。对赤、白芍二者之不同,《日华子本草》指出:赤色者多补气,白者治血;《汤液本草》言:赤者利小便下气,白者止痛散气血;《本草求真》曰:白则能于土中泻木,赤则能于血中活滞。赤芍气平,味苦,性微寒,主归肝经,"气薄于味,敛降多而升散少……性沉阴,故入血分,补血热之虚,泻肝火之实"(《景岳全书》),如治疗温病热入营血、迫血妄行之吐血衄血、斑疹紫暗的犀角地黄汤。用于治疗肝经风热目赤肿痛、羞明多眵,为"主火盛眼疼要药"(《本草蒙筌》)。赤芍清热凉血、散瘀消肿,如《校注妇人良方》中的仙方活命饮、《伤寒全生集》之连翘败毒散等。赤芍主邪气腹痛,除血痹,破坚积,如《医林改错》中少腹逐瘀汤。现代药理研究表明,赤芍能改善过敏炎症反应、解热镇痛镇静,还具有保肝护肝、抗胃溃疡、调节免疫、抗氧化、抗肿瘤、抗抑郁、抗血栓形成、抗血小板聚集、保护神经细胞、改善学习记忆等作用。

一、药舌心鉴

(一)赤芍对应舌象

舌尖部两侧红赤高凸,或舌边尤其是舌前部两侧瘀点瘀斑(见图 25-1-1、图 25-1-2)。

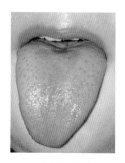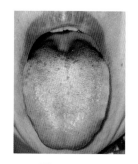

图 25-1-1　　　　　图 25-1-2

（二）应用心得

赤芍主入肝经，善于清热凉血、祛瘀止痛，用于治疗肝热、肝瘀所致诸疾，凡舌象见舌尖部两侧肝胆区域红赤高凸者，即可酌情选用，在各科疾病中均属常用。殷老师强调本品为肝家血分要药，如系舌边两侧肝胆区域瘀点瘀斑明显，虽苦寒，也可以不拘于热证，虚证、寒证亦可随证加减，酌加温阳散寒之品即可。

注意，血虚无瘀之证慎用。

二、病案举例

病例 1

患者女，47 岁。

主诉：左侧鼻梁中段、左侧面颊部木感 2 天。

症状：受凉后出现鼻部症状，无黄涕、黏涕、嗅觉障碍，鼻通气好，不伴发热。检查见左侧中鼻甲肿胀充血，各鼻道干净。

既往：真菌性鼻窦炎、白细胞偏低、红斑狼疮、狼疮性肝病病史。

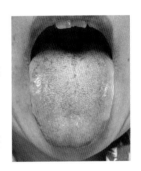

图 25-2-1

脉象：脉沉细涩，尺数。

舌象：见图 25-2-1。

【凭舌用药】

舌根偏腻，尺脉数，提示下焦有湿热，以五苓散、葛根芩连汤清热利湿。

舌质整体偏红，局部舌淡，舌边瘀斑瘀点明显，提示寒热并存、热瘀互结、正虚邪滞，以柴胡、当归、赤芍、栀子、丝瓜络等入肝经、清热化瘀通窍。

舌边略淡，少许齿痕，黄芪、菟丝子温阳气以助扶正祛邪。

处方：茯苓 20g，猪苓 10g，泽泻 12g，白术 10g，桂枝 6g，葛根 20g，黄连 6g，黄芩 10g，柴胡 10g，当归 10g，赤芍 10g，栀子 10g，连翘 10g，苍耳子 10g，白茅根 20g，败酱草 20g，菟丝子 10g，丝瓜络 10g，黄芪 20g，大枣 10 个。5 剂，水煎服，日 1 剂，分 2 次服。

二诊：服药 5 剂后鼻部症状消失，停药 2 天后症状反复，以咽痒咳嗽、面颊部胀感为主，少许清涕、黄涕，嗅觉恢复正常。舌象如图 25-2-2，舌边瘀斑瘀点、舌质不

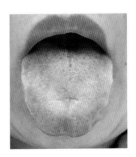

图 25-2-2

均等均明显改善，下焦仍有腻苔微黄。上方去白茅根，加淡豆豉 10g、干姜 6g、细辛 3g。7 剂，水煎服，日 1 剂，分 2 次服。

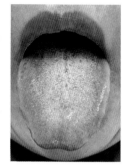

三诊：鼻部症状基本消失，早晨 5 点到 6 点时有头汗，面色黧黑明显改善。鼻窦 CT 显示鼻窦大致正常。舌象见图 25-2-3，舌色、舌质继续改善，舌苔中下焦略黄微腻。上方加附子 6g、北沙参 20g。14 剂，水煎服，日 1 剂，分 2 次服。

图 25-2-3

病例 2

患者女，45 岁。

主诉：鼻痒、喷嚏、清涕反复发作 40 天。

症状：严重时伴有眼痒，不伴咳嗽气短等。目前为持续性有症状，夜间无加重，偶尔服用鼻炎康片。检查见鼻黏膜充血明显，下鼻甲肿大。

既往：过敏性鼻炎病史 10 余年，常年发作，春秋加重。

脉象：脉沉细，尺数。

舌象：见图 25-2-4。

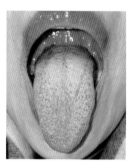

图 25-2-4

【凭舌用药】

舌质红，舌尖及舌边赤且有红点，舌体瘦小，舌根略收，中下焦舌苔黄腻，提示肝肾亏虚，且有湿热，故以知柏地黄汤加赤芍补泻双收。

中下焦舌苔厚腻，提示湿热，故以车前草、败酱草以清利湿热。

舌尖、两边、舌上焦可见红点，提示有风热，予以连翘、苍耳子、薄荷以疏风清热，治疗鼻炎。

舌根部略高，舌边中下部边缘略有凹陷，提示仍存阳气不足、肝血亏虚之象，故以附子、当归以温肾补肝，同时也制约上药之寒凉。

处方：黄柏 10g，知母 10g，熟地黄 15g，山药 15g，山茱萸 10g，茯苓 20g，牡丹皮 15g，泽泻 15g，败酱草 15g，车前草 20g，连翘 10g，苍耳子 10g，薄荷 6g，附片 6g，当归 10g，赤芍 10g，生姜 10g，大枣 10 个。7 剂，水煎服，日 1 剂，分 2 次服。

二诊：1周后复诊，患者鼻部症状明显改善。脉沉微弦。舌象如图 25-2-5，舌中下焦厚腻舌苔明显改善，边缘凹陷、舌体瘦小均改善，舌质仍偏红。提示有阴虚、肝气上冲之象。上方加龙骨 30g、牡蛎 30g、北沙参 20g。7 剂，水煎服，日 1 剂，分 2 次服。

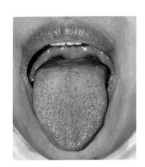

图 25-2-5

（撰稿人：刘静）

〇二六　牡丹皮

　　牡丹皮文献记载始见于《神农本草经》,味苦、辛,性微寒,归心、肝、肾经。《药性解》称此剂苦能泻阴火,辛能疏结气,故为血分要药。《本草求真》:牡丹皮赤色象离,能泻阴中之火,使火退而阴生,与《本草经疏》所言"血中伏火非此不除"异曲同工。牡丹皮"入滋肾药,使精神互藏其宅"(《得配本草》),"后人乃专以黄柏治相火,不知牡丹之功更胜"(《本草纲目》);牡丹皮入血分而善于清透阴分伏热,治温病后期、邪伏阴分之夜热早凉、热退无汗者,如青蒿鳖甲汤(《温病条辨》)。牡丹皮寒可清热,辛可散结,所以入小肠而降瘕(《本草经解》);能活血化瘀,桂枝茯苓丸、温经汤为治疗癥瘕瘀血等的代表方剂。牡丹皮为治肠胃积血及衄血、吐血之要药(《本草衍义补遗》),而用于治疗温病热入营血,迫血妄行所致发斑、吐血、衄血,如犀角地黄汤(《备急千金要方》)。此外,牡丹皮清热凉血之中,善于散瘀消痈,"凡火结不行者,牡丹能开降之"(《经草疏证》),而"痈疮皆属心火,心火除而痈疮可疗"(《神农本草经读》),故配大黄、桃仁、芒硝等药,可治瘀热互结之肠痈初起,如大黄牡丹汤(《金匮要略》);配大黄、白芷、甘草等药,可治热毒痈肿疮毒。

一、药舌心鉴

（一）牡丹皮对应舌象

　　舌尖部红而高凸,或同时伴有舌两侧红而高凸,或伴有舌底络脉瘀滞色红(见图 26-1-1、图 26-1-2)。

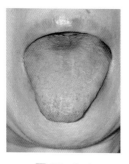
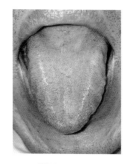

图 26-1-1　　　　图 26-1-2

（二）应用心得

牡丹皮清热凉血、活血散瘀，善治血分瘀滞诸症，凡舌象见舌尖部红而高凸者均可使用，同时因入肝经，伴有舌两侧红而高凸者亦可使用。在内、外、妇、儿各科疾病中都有广泛应用，且常与赤芍相须为用。

殷老师强调本品微寒，且有辛味，具有一定发散之力，故还有从血分转出之效。对于心、肝经瘀滞，热象不明显者，亦可配伍应用，不必拘泥于热证，酌情配伍温热药即可。

二、病案举例

病例 1

患者女，44 岁。

主诉：头痛、足跟痛反复发作数年。

症状：右侧颞部间歇性头痛，晨起足跟痛明显，夜间盗汗，失眠，入睡困难，易醒。焦虑烦躁，时有心悸。有过敏性鼻炎、湿疹病史。

脉象：脉沉细，尺寸沉微。

舌象：见图 26-2-1。

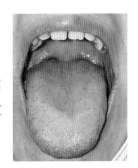

图 26-2-1

【凭舌用药】

舌尖高凸，瘀点遍布，且上焦两侧舌边隆起，提示心经、肝经瘀滞，予以牡丹皮、赤芍、川芎、当归活血祛瘀、温经散寒。

舌中下焦凹陷，提示肝脾肾不足，以六味地黄汤三补三泻。

舌质整体偏淡，脉沉微，法取乌梅丸之意，以乌梅、桂枝、肉桂加强温经散寒之功，以助散瘀。

中焦凹陷，上焦瘀滞，且右舌瘀滞略重，提示阳明不降，中焦不足，以旋覆花、党参、法半夏恢复气机升降。

处方：熟地黄 15g，山萸肉 15g，山药 20g，茯苓 20g，牡丹皮 15g，泽泻 15g，桃仁 10g，红花 10g，川芎 10g，当归 20g，赤芍 15g，乌梅 20g，桂枝 10g，肉桂 6g，旋覆花 10g，法半夏 6g，党参 20g，大枣 10 个。14 剂，水煎服，日 1 剂，分 2 次服。

二诊：服药后症状明显改善，停药 2 周，近期因家事焦虑明显，失眠，时有头痛,时悲伤欲哭。舌象如图26-2-2,舌质略偏红,舌尖部瘀点明显改善。舌中凹陷、上焦隆起等均有明显改善。脉沉细涩。舌边、舌质均有瘀点,舌根略有凹陷,根部舌苔偏白,考虑仍以瘀滞为主要病机,病位在肝、心、肾。

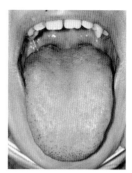

图 26-2-2

处方:桃仁 10g,红花 10g,赤芍 10g,川芎 10g,当归 10g,柴胡 10g,白芍 10g,山萸肉 10g,淫羊藿 6g,肉桂 6g,黄芪 40g,石菖蒲 10g,败酱草 15g,葛根 6g,薄荷 6g,百合 20g,熟地黄 15g,生地黄 15g,大枣 10 个。7 剂,水煎服,日 1 剂,分 2 次服。

本例患者精神情志因素非常明显,病久入络,瘀滞明显,瘀及情志致病是牡丹皮、赤芍的最佳适应证之一。

病例 2

患者女,65 岁。

主诉:头晕反复发作 8 天。

症状:卧床时突发旋转性头晕,伴耳鸣,经西医治疗后略有好转,但不稳定,时有反复。头晕时伴头痛、颈部不适、耳部不适,着急后明显。偶有咳嗽、少许绿痰。眠差,入睡困难。

脉象:双关脉滑,双侧迟脉。

舌象:见图26-2-3。

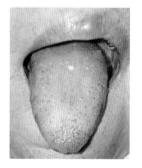

图 26-2-3

【凭舌用药】

舌质淡红,舌苔薄白,舌中凹陷,有裂纹,提示脾肾阳虚,加党参、干姜、小茴香健脾温肾。

下焦白腻苔,提示下焦湿滞,加陈皮、薏苡仁。

心区凹陷,有小裂纹,提示心阳不足,心气外散,故患者会有心慌,加桂枝、炙甘草。

右舌增厚隆起,提示肺气不降,肺与大肠相表里,故有大便不畅,用杏仁、枳壳降右。

舌边色红隆起,特别是舌尖满布红点,是肝郁气滞、郁而化热之象,加牡丹皮、佛手疏肝理气清郁热。

处方:党参 10g,干姜 10g,小茴香 6g,陈皮 10g,薏苡仁 30g,桂枝 10g,

炙甘草 10g，杏仁 10g，枳壳 10g，牡丹皮 15g，佛手 10g。7 剂，水煎服，每次 100ml，每日 2 次。

　　二诊：1 周后复诊，患者症状明显减轻，头晕未发作，头痛消失，服药平妥。偶有咽痒，不咳嗽。脉弦细。上方加夏枯草 10g、北沙参 10g、醋五味子 6g。14 剂，水煎服，每次 100ml，每日 2 次。

（撰稿人：刘静）

〇二七　生地黄

生地黄，即干地黄，最早记载于《神农本草经》，味甘，性寒，主折跌绝筋，伤中，逐血痹，填骨髓，长肌肉，做汤除寒热积聚，除痹，生者尤良。久服轻身不老，又名地髓。《本草经疏》云其乃补肾家之要药，益阴血之品。《本经逢原》云其内专凉血滋阴，外润皮肤荣泽，病人虚而有热者宜加用之。《药征》云其主治血症及水病也。张仲景在《伤寒杂病论》中用到地黄的共有8个方剂，生地黄共计3个方剂，干地黄共计5个方剂。其中生地黄就是今人所称的鲜地黄，而干地黄则是今人所称的生地黄。《伤寒论》中鲜地黄用量都是一斤起，如炙甘草汤，生地黄一斤；防己地黄汤，生地黄二斤；百合地黄汤，生地黄汁一升。干地黄的用量也是相当大，如肾气丸中干地黄八两，薯蓣丸中干地黄十分，大黄䗪虫丸中干地黄八两等。仲景在用地黄时皆与酒同用，取酒能通经络，中和地黄之寒性，并有利于地黄的有效成分析出之意。生地黄味甘入脾，可补骨髓长肌肉，性寒，可清热凉血，养阴生津，滋阴养血，滋补肝肾，润燥。生地黄逐血痹，通血脉，还可以降血糖。一般与酒同用。此药大寒，宜斟酌用之，用之不当恐损胃气。

一、药舌心鉴

（一）生地黄对应舌象

舌质红，根部凹陷，舌苔薄黄，或薄白干，或少苔（见图27-1-1）。

（二）应用心得

生地黄善清热凉血，养阴生津，逐血痹，通血脉，凡舌质红，舌苔薄黄、薄白或者少苔，均可以配伍使用。在舌质红、舌苔少的时候，我们常常用到生地黄。在缺苔的时候常常用生地黄、生麦芽、党参、麦冬来养阴生苔。生

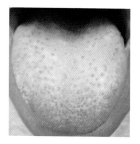

图 27-1-1

地黄清热凉血，适用于血分有热的情况。殷老师常常在心动过速大量使用温阳药的时候，以生地黄为佐，一为监制过温，二为通血脉养心阴。

久病入络，痼病必瘀，一般对病程较长的患者，要考虑有没有瘀血的存在，可以用生地黄来通络脉，通血痹；对于心脏病患者，如果心血瘀阻明显，不管什么样的舌象，我们都可以用到生地黄。比如著名的炙甘草汤，针对脉结代、心动悸，就用了大量的生地黄。但如果舌体胖大齿痕舌，需要用到温阳药（比如黄芪）相佐，这时候黄芪的量一定是要大于生地黄的量的。对于风寒湿痹，殷老师通常把川乌和生地黄搭配使用；痹证需要加大生地黄的用量，不能低于30g，搭配黄芪的话，黄芪的量要大，比如生地黄的2倍。

二、病案举例

患者女，28岁。（殷鸿春病案）

主诉：发热5天，胃痛、咽喉痛。

症状：发热，胃痛，咽喉痛，西医诊断为扁桃体炎。头痛，大便日行1～4次。

舌象：见图27-2-1。

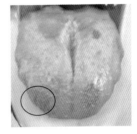

图 27-2-1

【凭舌用药】

整体舌象：舌质红，右侧扁桃体区域明显色红且无苔，舌中有大裂纹伴黄腻苔，上焦风热，伴中焦脾虚，胃中燥热。

舌边肝胆区隆起，提示肝胆郁滞，选用柴胡疏肝解郁。

舌边肝虚沟，提示肝血不足，选用白芍柔肝养血。

舌尖红，提示上焦风热，选用连翘、金银花、牛蒡子、薄荷疏散风热，宣肺利咽。

舌上凹凸不平，提示瘀血存在，选用桃仁活血化瘀。

舌红部分缺苔，提示阴伤，选用生地黄、生麦芽养阴生苔。

舌中裂纹处黄腻苔，提示胃燥痰热，选用竹茹去黄腻苔。

舌心区略凹有裂纹，选用桂枝、炙甘草强心阳。

舌肺区隆起，右舌略大，提示肺气不降，选用杏仁降肺。

处方：柴胡、白芍、桂枝、连翘、金银花、牛蒡子、生地黄、生麦芽、桃仁、竹茹、薄荷、炙甘草、杏仁各1。按比例配浓缩颗粒剂100g，每次6g，日2次，开水冲服。

二诊：10日后复诊，患者发热及咽喉疼痛均消失。下腹胀，上腹不适。舌象见图 27-2-2，舌中大裂纹伴黄腻苔，提示胃燥脾虚，用党参、白术健脾。上方去金银花、连翘、牛蒡子、生地黄，加白术 2、党参 1。按比例配浓缩颗粒剂 100g，每次 6g，日 2 次，开水冲服。药后腹部不适消失。

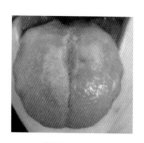

图 27-2-2

（撰稿人：舒裙婷）

〇二八　生石膏

石膏最早记载于《神农本草经》，主中风寒热，心下逆气惊喘，口干，苦焦，不能息，腹中坚痛，除邪鬼，产乳，金创。《名医别录》云：除时气头痛身热，三焦大热，皮肤热，肠胃中膈热，解肌发汗，止消渴烦逆，腹胀暴气喘息，咽热。《医学衷中参西录》曰其：凉而能散，有透表解肌之力，外感有实热者，放胆用之，直胜金丹。

生石膏，性味辛甘寒，归肺、胃经，可清热泻火，除烦止渴。生石膏是清气分热的要药，可清阳明之热。其质重气清，质重可以逐热下行，气清可以逐热上出（张锡纯）。石膏清热泻火，如生石膏在白虎汤中的使用，治疗气分热盛，乃阳明经证的主方。石膏不只清阳明热，还能入肺经，清肺热，如生石膏在麻杏石甘汤中的使用。生石膏除烦止渴，如白虎汤、白虎加人参汤中生石膏的使用。生石膏常用配伍有：配麻黄，麻黄辛温解表以开卫气之闭，石膏清热解肌以清泻肺热，解肌透表，可用于肺热壅盛又外感风邪之外寒内热证，代表方如大青龙汤、小青龙加石膏汤，还有治疗风水一身悉肿的越婢汤；配知母，如白虎汤，石膏辛寒解肌清热，知母苦寒泻肺胃之火，两者相须使用，共同清阳明之火；配人参，代表方如白虎加人参汤，治大烦渴不解，气阴两伤。

一、药舌心鉴

（一）生石膏对应舌象

舌质红，苔白而干，或者薄黄干；或者舌阳明经（指舌中线两边的宽带区域）区域红干而少苔或见裂纹（见图 28-1-1）。

（二）应用心得

生石膏是清阳明热邪的要药，也是清气分热的要药。阳明郁热伤津后，舌红，口干，少津，就是生石膏的象。《本经》中对石膏的描述（口干苦焦）直接给出了生石膏的应用舌象，就是口干舌燥的一个象。这个舌燥指苔干，

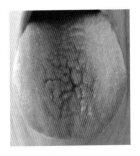

图 28-1-1

可以是薄白苔，也可以是黄腻苔。生石膏在临床上用量要大，特别是原药的使用，因为其是金石类的药，要打碎包煎，析出的有效成分比其他中药要少，所以一定要大量。

二、病案举例

患者女，94岁。（殷鸿春病案）

主诉：感冒发热。

症状：患者1周前感冒发热，用过3天抗生素，感冒其他症状已减轻，但发热不退。早晨轻，下午重，已近1周。同时伴有咳嗽，便秘，口干。

舌象：见图28-2-1。

【凭舌用药】

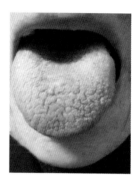

图 28-2-1

舌质红，干燥有裂纹，同时伴有便秘，提示阳明经和阳明腑均有热，故选用生石膏、大黄来退阳明热。

舌上焦区红，提示上焦郁热，故选用金银花、薄荷、连翘、生甘草来清上焦热。

舌有剥苔，故选用生麦芽生苔，顾护胃气。

右舌偏大，右舌尖凸起，肺气不降，且舌干红，故选用浙贝、炙枇杷叶、枳壳、桑叶来清热化痰，宣肺止咳。

舌上黄腻苔，痰湿化热，选用竹茹涤痰去黄腻苔。

中焦稍凹陷，提示脾气亏虚，故选用白术健脾益气，同时大量生白术有助于缓解老人的虚性便秘。

下焦凹陷，提示肾阴阳两虚，选用平和的炒杜仲来顾其阳气。

舌左边隆起，故选用川牛膝来疏解左路的郁滞。

舌面凹凸不平，提示瘀血的存在，故选用了桃仁活血化瘀。

处方：金银花10g，薄荷10g，连翘10g，生麦芽30g，枳壳10g，川牛膝10g，白术30g，竹茹10g，桃仁10g，生大黄10g，生石膏10g，甘草10g，浙贝母10g，炙杷叶10g，桑叶10g，炒杜仲10g。水煎服，日1剂，早晚分2次服。

患者服药2天，热退神清。舌象见图28-2-2。

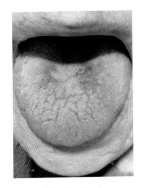

图 28-2-2

（撰稿人：舒裙婷）

〇二九　栀　子

栀子最早记载于《神农本草经》，味苦性寒，归心、肺、肾、三焦经，能清心、肾二经之热，泻三焦之火邪，有泻火除烦、凉血解毒作用。治热病烦闷，血热吐衄，尿血、便血等症。《开宝本草》：疗目热赤痛，胸中心、大小肠大热，心中烦闷，胃中热气。《本草纲目》：治吐血、衄血、血痢、下血、血淋，损伤瘀血，伤寒劳复，热厥头痛，疝气，汤火伤。与淡豆豉合用以宣泄邪热，解郁除烦，治心烦懊憹，虚烦不得眠，即栀子豉汤（《伤寒论》）；治火毒炽盛、高热烦躁、神昏谵语等温热病，常配伍黄连、黄芩、连翘、生石膏等，如清瘟败毒饮（《疫疹一得》）。此外，本品还能清热利湿，消肿止痛，用于湿热黄疸，小便黄赤，痈肿疮毒，跌打损伤。如与茵陈、大黄合用，治湿热黄疸，即茵陈蒿汤（《伤寒论》）。凡脾胃虚寒者忌之，血虚发热者忌之（《本草经疏》）。

一、药舌心鉴

（一）栀子对应舌象

舌质红或者舌上焦红，或者中线两侧红带一条，苔薄黄或者白干（见图29-1-1）。

（二）应用心得

栀子为大苦大寒之品，性能"屈曲下降"，兼治"疱块中火邪"。本品既可清热又可利湿，故为湿热充斥三焦证之首选。栀子的效用特点有二：一是清热范围宽，根据实际用药经验，黄芩偏于清上焦，黄连偏于清中焦，黄柏偏于清下焦，栀子则能清泻上、中、下三焦火热，所以对目

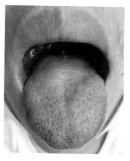

图 29-1-1

赤肿痛、口舌生疮、烦躁不安、湿热黄疸、热淋血淋等多种热证均有治疗作用，故可用于全舌质红；二是凉血止血作用明显，特别对血热妄行的衄血、咯血效果好。另外，栀子既有清热之功，又能引热下行，可引导心气很快下降，故可用于舌上焦红。但苦寒之性易伤脾胃，故凡脾胃虚寒，食少便溏，舌质淡，舌中焦凹陷明显者不宜服用。

二、病案举例

患者女，32岁。

主诉：不寐。

症状：患者睡眠欠安2年，夜间12点以后方能入寐，易惊醒，醒后较长时间才能重新入睡，中午难以入睡，生气后症状加重。平素烦躁易怒，偶尔服安眠药，未服中药治疗，纳可，大便日2～3次，无便溏。月经先期3～4天，行经3～5天，量偏少，无痛经，经前7～10天乳房胀痛。

脉象：脉弦细。

舌象：见图29-2-1。

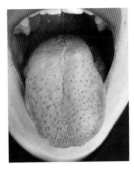

图29-2-1

【凭舌用药】

舌两边膨隆，左舌偏大，提示肝气郁结，故选用柴胡、郁金、薄荷、白芍、枳壳、川牛膝疏肝解郁，柔肝止痛。

舌中上焦色红，满布红点，为肝郁化火，也是典型的桑寄生舌象，故加栀子、牡丹皮、薄荷、桑寄生清肝泻火。

舌中焦凹陷，为脾气虚，加炒白术、炒山药健脾。

舌边中下段内凹，舌尖微凹陷，为肝血不足，加当归、炒酸枣仁养肝血安神。

舌中下焦黄腻苔，用薏苡仁、冬瓜仁清湿热。

甘草针对舌上焦红，调和诸药。

处方：柴胡10g，郁金10g，薄荷10g，白芍15g，枳壳10g，川牛膝5g，栀子10g，牡丹皮15g，桑寄生15g，炒白术15g，炒山药15g，当归10g，炒酸枣仁30g，薏苡仁30g，冬瓜仁15g，甘草6g。7剂，水煎服，日1剂，分2次服。（本方乃丹栀逍遥散加减）

7天之后二诊，诉药后诸症减轻，睡眠改善，夜间11点之前能入寐，仍易醒，纳可，大便日2次。舌象见图29-2-2，舌红减轻，舌上红点颜色变淡，数量减少，中下焦黄腻苔减少。上方去冬瓜仁，加赤芍15g、草果6g、生姜5片。7剂，用法同前。

7天后三诊，诉睡眠明显改善，夜间能醒1次，中午能睡一小会儿，已无心烦，大便日一次。舌象见图29-2-3，舌红明显减轻，舌上红点儿变淡，两侧舌基本等大，中焦舌苔消失，凹陷减轻，舌尖凹陷消失，下焦仍有黄腻苔。上方去栀子、牡丹皮、炒酸枣仁、草果，加丹参 15g、合欢皮 15g、冬瓜仁 20g、桃仁 10g，7剂，水煎服。之后患者未复诊。

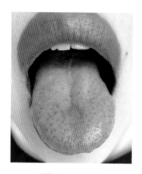

图 29-2-2

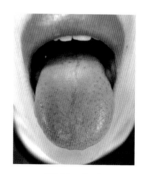
图 29-2-3

（撰稿人：张方钰）

〇三〇 黄 连

黄连最早记载于《神农本草经》，本品苦寒而燥，清热泻火力强，广泛用于湿热诸症。黄连大苦大寒，用之降火燥湿，中病即当止（《本草纲目》），常用于湿热痞满，呕吐，泻痢。治湿热蕴结脾胃，胸腹痞满，呕吐泄泻，常与厚朴、石菖蒲、半夏等燥湿行气药同用，如连朴饮（《霍乱论》）；或与黄芩、半夏、干姜等同用，如半夏泻心汤（《伤寒论》）。本品可用于各脏腑的火热病证，尤以清心、胃之火见长，尤善清泻心经实火，可用治心火亢盛所致神昏、烦躁，如黄连阿胶汤（《伤寒论》）；治胃火炽盛，消谷善饥之消渴证，常配麦冬用，如治消渴丸（《普济方》）。黄连泻火解毒，为治湿热泻痢之要药，并善疗痈肿疔疮，外用可治湿疹、湿疮、耳道流脓。

一、药舌心鉴

（一）黄连对应舌象

舌质或者舌尖边红，中焦苔黄腻（见图30-1-1）。见舌质淡时慎用。

（二）应用心得

黄连性寒味苦，气薄味厚，降多升少，入手少阴、厥阴。苦入心，寒胜热，凡见舌质或者舌边红，中焦苔黄腻，即可配伍选用。殷老师强调本品大苦大寒，易伤脾胃，脾胃虚寒，舌质淡、苔薄白者不宜使用。苦燥易伤阴津，阴虚津伤、舌干少津者亦应慎用。

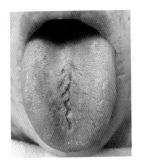

图 30-1-1

舌苔黄腻，特别是舌质偏红或者舌边偏红的时候就可以考虑黄连的使用。但是在舌苔白腻的时候，尤其是糖尿病的患者，仍然可以使用，这个时候要注意加入干姜来避免伤及真阳。黄腻苔加上舌质红，黄连的用量一定要大，黄连和干姜的比例可以是3:1；如果仅仅是一个薄黄腻苔，而舌质并不红，可以配上等量的干姜；如果仅仅是想除腻苔，就必须配大量的干姜来避免伤及中阳，也可以用白术、砂仁、白豆蔻之类的来协同去除白腻苔。黄连常用于泻心汤类方，泻心即泻胃，心下即为胃，心胃同治，故中上焦交界处的问题可首选黄连。

二、病案举例

患者女，70岁。

主诉：纤维肌痛综合征15年。

症状：患者有过 Epstein-barr 病毒感染，加上从小父母都酗酒未感受过亲情，一直有疲劳感。15年前做过右侧股骨良性肿瘤手术，乙状结肠切除术并发感染后又多次手术，后出现纤维肌痛。时有腹泻。

既往史：鼻窦滴漏综合征，偏头疼，腹泻为主的肠易激综合征，支气管炎，抑郁症，高脂血症，低血压，长期胃酸反流，多动症。

舌象：见图30-2-1。

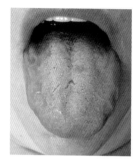

图 30-2-1

【凭舌用药】

舌质红，舌体略胖，略有齿痕，舌中线两侧隆起，提示脾阳不足，胃燥脾湿，黄腻苔，提示湿浊化热之象，故选用山药、炙甘草、茯苓、陈皮、厚朴、制半夏、薏苡仁、黄芪健脾理气，黄芩、黄连祛湿清热。

左舌大，为肝郁气滞，郁金、柴胡疏肝解郁。

舌边平直，色红，伴有肝血沟，用白芍、黄精。

舌尖平，两边红赤高突，为上焦郁滞，用赤芍、首乌藤。

舌根右侧隆起，伴黄腻厚苔，加补骨脂、槟榔、桃仁。

处方：郁金、柴胡、白芍、黄精、赤芍、炙甘草、黄连、黄芩、厚朴、山药、茯苓、陈皮、制半夏、补骨脂、槟榔、桃仁、当归各1，黄芪2，首乌藤、薏苡仁各3。按比例配1个月的浓缩颗粒剂，每次8g，每日2次。

二诊：患者自觉体力好转，情绪稳定，未再有偏头痛及腹泻。舌象如图30-2-2，黄腻苔、舌体胖、左舌大、舌中线两侧隆起均好转，下焦仍有黄腻苔。上方浓缩颗粒剂继服1个月。

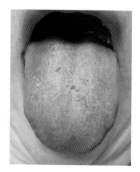

图 30-2-2

（撰稿人：路亚妮）

○三一 黄芩

　　黄芩最早记载于《神农本草经》，味苦，平，无毒。治诸热，黄疸，肠澼，泄利，逐水，下血闭，恶疮，疽蚀，火疡。唐容川《本草问答》曰：黄芩味苦，中多虚空有孔道，人身惟三焦是行水气之孔道，主相火，黄芩中空有孔，入三焦而味又苦，故主清相火。《药征》云：治心下痞也，旁治胸胁满、呕吐、下利也。《名医别录》云：疗痰热胃中热，小腹绞痛，消谷，利小肠，女子血闭，淋露下血，小儿腹痛。本品性味苦寒，为清热之要药，可清热燥湿，泻火解毒，止血安胎，善清心肺、大小肠、肝胆诸经之热，尤善清中上焦之湿热。《丹溪心法》曰其主入肺经，善清泻肺火及上焦实热。虽说主入肺经，但仲景在《伤寒杂病论》中用不同的引经药，协其清上中下三焦之热。在小柴胡汤中，用柴胡引黄芩入少阳清少阳郁热；在黄芩汤中，用芍药引黄芩入下焦，清下焦的虚热下利；在泻心汤中，黄连、黄芩清中上焦之湿热。黄芩配白术，亦可养胎清胎热。

一、药舌心鉴

（一）黄芩对应舌象
舌质红，中上焦苔薄黄腻（见图31-1-1）。

（二）应用心得
　　黄芩是清热的一味要药，善清心肺胃、肝胆、大小肠等诸经之热。凡舌质红，中上焦薄黄腻苔，均可配伍选用。本品性苦寒，所以脾胃虚弱，常常下利的人要慎用。

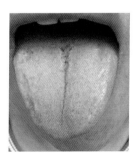

图31-1-1

　　一般来说，薄黄腻苔可以用黄芩，也可以用竹茹，如黄腻苔比较厚，一般可以将竹茹和黄芩搭配使用来清热降右。如果舌两边舌质发红，通常也是少阳郁热的标志，仲景常常用柴胡搭配黄芩来清少阳郁热，也就是小柴胡汤的主要成分；如果中焦舌苔黄厚腻，通常要黄连、黄芩同用来清热燥湿，除痞降右，如半夏泻心汤；如果舌苔黄腻但湿润，要考虑湿邪化热。在用黄连、黄芩的同时，殷老师常常搭配干姜来保护脾胃，以中和黄连、黄芩的寒性，具体三药的比例需要根据舌苔的寒热多少来决定，如果寒象多，就要多搭配一些干姜。如果舌质红，加薄黄腻苔，又腹痛下利的话，可以用黄芩搭配白芍使用，白芍缓急止腹痛，黄芩清热止痢，如万世治利之祖方黄芩汤。又如孕妇胎动不安，若舌红苔薄黄，则可以用白术、黄芩搭配，即良方白术散，取黄芩清热安胎，白术健脾统血，两者同用，一温一寒，一补一泻，善治孕妇妊娠恶阻，胎动不安。

二、病案举例

病例 1

患者女，67 岁。

主诉：失眠。

症状：近 1 周来每晚睡到凌晨 2：40 就不能再睡，白天躺下能睡着。无心烦。大便极不成形，呈土色。小便可。有汗，恶寒，腿脚不出汗，不敢吹空调，晚上睡觉时感觉脚趾进风。下肢凉，下雨天加重。

脉象：脉弱无力。

舌象：见图 31-2-1。

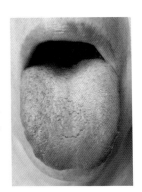

图 31-2-1

【凭舌用药】

总体舌象，舌质红，三焦及肝胆区郁热，下焦凹陷，苔白黄腻。

舌质红绛，中上下焦以及舌边红绛，提示中上下三焦及肝胆区郁热，故选用黄连、黄芩及制大黄。

中线中下焦区白黄腻苔，大便极不成形，提示太阴湿盛，故选用干姜。

舌根凹陷，苔白黄腻，加之下肢凉，恶风，大便不成形，提示下焦伴肾阳不足，湿盛，故选用炮附子、生薏苡仁。

舌中线心胃段细微裂纹，提示心气不足，选用炙甘草强心，并中和诸药的寒性。

处方：炮附子 10g，干姜 10g，炙甘草 5g，生薏苡仁 30g，制大黄 5g，黄连 5g，黄芩 5g。

煎服方法：炮附子、干姜、炙甘草、生薏苡仁先煎 1 个小时，用煮沸的药汁冲泡制大黄、黄芩、黄连，2 分钟后，去渣服用，日 1 剂，日 2 次。

3 日后复诊，患者反馈第 2 天喝药后腹痛大便 2 次；第 3 天无腹痛，自觉非常困，可以入眠。大便仍不成形，但比吃药前好。随访 1 个月，患者睡眠可，"感觉上下通了，天气热，腿也开始出汗了。"舌象见图 31-2-2。

病例2

患者女,26岁。远程诊疗。

主诉:新型冠状病毒核酸阳性。

症状:寒热往来,鼻塞清涕,全身酸疼沉重,并伴有汗出,头顶痛,疲惫无力,不欲饮食,伴有嗅觉、味觉部分丧失,口干,干咳,夜晚加重。素有肩颈痛。

脉象:脉浮,沉取无力。

舌象:见图31-2-3。

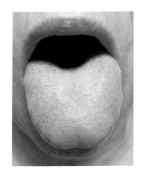 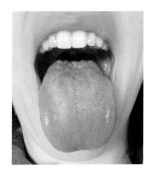

图 31-2-2　　　　　图 31-2-3

【凭舌用药】

总体舌象,舌质淡红,舌边舌尖发红,中下焦薄白腻苔。

舌边舌尖红,提示肝胆郁热,加之寒热往来,口干,不欲饮食,选用柴胡、黄芩和解少阳。

舌中线左移,左舌小,使用桂枝、炙甘草强心阳;右舌大,提示肺降不足,选用厚朴、杏仁降右。

中焦薄白苔,使用人参、半夏、生姜、大枣来扶正和胃气,与柴胡、黄芩共同组成小柴胡汤。

舌边肝虚沟明显,提示肝血亏虚,选用白芍、当归柔肝养血。

患者平素有肩颈痛,故选用葛根来引药到达颈部。

患者鼻塞鼻窍不通,使用苍术、辛夷、石菖蒲来通鼻窍,苍术除了健脾燥湿,还可以加强祛风散寒之力。

处方:柴胡、葛根各2,黄芩、半夏、炙甘草、生姜、大枣、人参、桂枝、白芍、当归、厚朴、杏仁、苍术、辛夷、石菖蒲各1。浓缩颗粒剂,1次9g,1天2次。

嘱患者前2天服用中药粉后,喝热水温覆得微汗,后几天服用不需要温覆取汗。

7 日后复诊,患者反馈诸症皆消,并连续 2 次分别测试新型冠状病毒核酸阴性。舌象如图 31-2-4 所示。

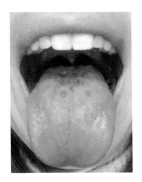

图 31-2-4

（撰稿人：舒裙婷）

〇三二 苦参

苦参作为药用植物首载于《神农本草经》,"主心腹结气,癥瘕积聚,黄疸,溺有余沥,逐水,除痈肿,补中,明目止泪",大致概括了苦参清热燥湿、利尿祛风等功效。《本草经集注》在此基础上补充道:患疥者一两服亦除,因其"能杀虫",明确提出苦参具杀虫之功。此后的本草著作中对这一功效的适应范围有了更详细的介绍,如《药性论》中写道:治热毒风,皮肤烦躁生疮,赤癞眉脱。从中不难看出,苦参杀虫之功与清热、利湿、祛风功效相关,故可用于风热湿毒所致的皮肤病诸症。后世本草在临床实践中不断扩大了其杀虫功效的应用范围,如《日华子本草》认为苦参能"杀疳虫"。苦参所具有的苦泄寒清的药性,使其除用于湿热诸证外,《滇南本草》还认为其能"凉血,解热毒",故有本草记载苦参"炒存性,米饮服,治肠风泻血并热痢"。经过数千年的临床实践,苦参的功效得到了逐步归纳,即清热燥湿、利尿杀虫。关于苦参的现代研究亦非常深入,除验证了与苦参传统功效相符的成分、药理作用外,还发现了苦参所含成分的新功效,诸如抗心律失常、抗冠状动脉缺血等。

一、药舌心鉴

(一)苦参对应舌象

舌质红,苔薄黄或者黄腻(见图32-1-1)。

(二)应用心得

苦参味甚苦,性甚寒,其清热泻火、燥湿利尿的作用颇强,用途也广。《本草正义》:苦参大苦大寒,退热降泄,荡涤湿火,其功效与黄芩、黄连、龙胆皆相近,而苦参之苦愈甚,奇燥尤烈,故能杀湿热所生之虫,较之芩、连力量益烈。

殷老师在临床上凡见舌红,苔薄黄或黄腻,即可配伍选用。苦参还可用于热证的心律失常。

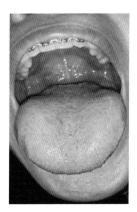

图 32-1-1

二、病案举例

患者女，45岁。

主诉：心慌、气短2个月。

症状：2个月前劳累后出现心慌、气短，少言寡语，晚上加重，伴口渴，目视昏花，眼干涩，西医心电图检查示心律不齐。

脉象：脉滑数。

舌象：见图32-2-1。

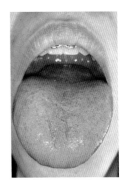

图32-2-1

【凭舌用药】

此舌为布袋舌，是肾气亏虚的舌象，舌质红，舌根凹陷，舌根窄，用生地黄清热凉血，养阴生津，补肾。

舌心肺区有多条纵向裂纹，为心肺之气外泄，心气阴两虚，故心慌气短，用麦冬、五味子收敛心肺之气，养阴润肺，清心除烦。

舌两边膨隆，中间凹陷，为肝郁脾虚，用柴胡疏肝解郁。

舌中及舌前部凹陷，为元气亏虚，用人参、桂枝、炙甘草补益心气，益气复脉。

舌质红，舌根苔厚腻微黄，用苦参清热泻火，抗心律失常。

处方：苦参、柴胡、人参、五味子、生地黄、桂枝、炙甘草各1，麦冬、黄芪各3。按比例配2周的浓缩颗粒剂，每次7g，每日2次。

二诊：治疗2周后，患者心慌气短明显减轻，舌心肺区裂痕、舌两边膨隆及舌中凹陷明显减轻。舌象见图32-2-2。

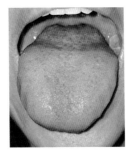

图32-2-2

（撰稿人：王宁）

○三三 龙 胆

龙胆最早记载于《神农本草经》，本品苦寒，主入肝胆经，清热燥湿力强，可用于多种湿热病症。其性沉降，"善清下焦湿热"（《药品化义》），治湿热黄疸，常与苦参同用，如苦参丸（《杂病源流犀烛》）；或与栀子、大黄、白茅根等药同用；若治湿热下注，带下黄臭、阴肿阴痒、湿疹瘙痒，常配泽泻、木通、车前子等药，如龙胆泻肝汤（《兰室秘藏》）。人身惟肝火最横，能下挟肾中之游火，上引包络之相火，相持为害，肝火清，则诸火渐息，而百体清宁矣。治肝火头痛，目赤肿痛，耳鸣耳聋，强中，胁痛口苦，常配伍柴胡、黄芩、栀子等药，如龙胆泻肝汤（《兰室秘藏》）；治肝经热盛，热极生风所致之高热惊风抽搐，常配伍牛黄、黄连、钩藤等药，如凉惊丸（《小儿药性直诀》），或与大黄、芦荟、青黛等药同用，如当归龙荟丸（《宣明论方》）。

一、药舌心鉴

（一）龙胆对应舌象

舌苔黄腻或薄黄腻，舌质偏红，舌两侧边缘或略隆起（见图33-1-1）。舌淡苔白、舌中凹陷者慎用。

（二）应用心得

龙胆禀天地纯阴之气以生，故其味苦寒，可用于多种湿热病症，尤其擅清肝胆湿热。但对于脾胃虚弱者，虽有湿热，不宜使用。特别是舌质淡，舌苔湿腻或者白腻等阳虚之象，均要慎用。常用于各种肝胆湿热性质的皮肤病。

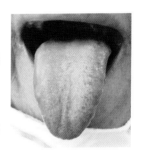

图 33-1-1

二、病案举例

病例1

患者男，远程诊疗。

主诉：中耳炎3天。

舌象：见图33-2-1。

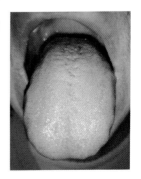

图 33-2-1

【凭舌用药】

舌中线左移，右舌大，提示左路不升、右路不降，选用柴胡疏肝理气，厚朴降右。

中焦脾虚胃热，伴白腻苔，选用苍术、生姜、白术、山药、甘草。

下焦黄腻苔，湿浊郁热，选用车前子、泽泻。

三焦经显形，加茯苓。

舌边红，舌苔薄黄腻，用龙胆、炒栀子去除湿热。

处方：柴胡 12g，炒栀子 9g，厚朴 9g，苍术 12g，生姜 15g，车前子 12g，泽泻 12g，茯苓 12g，白术 9g，山药 9g，甘草 9g，龙胆 9g。3 剂，日 1 剂。

3 天后，患者诉中耳炎已愈。

病例 2

患者女，64 岁。

主诉：左足旧伤致足踝反复肿胀疼痛。

症状：患者 25 岁时左脚跟外伤后手术，之后又 2 次伤及左脚，导致左足踝反复肿胀，左脚无法承重。体胖，希望减肥后脚的承重减轻。严重酗酒 15 年，吸烟、哮喘 30 年，经常咳嗽，偶有黏痰。睡眠可，夜尿 1 次，大便规律，日 2 次。

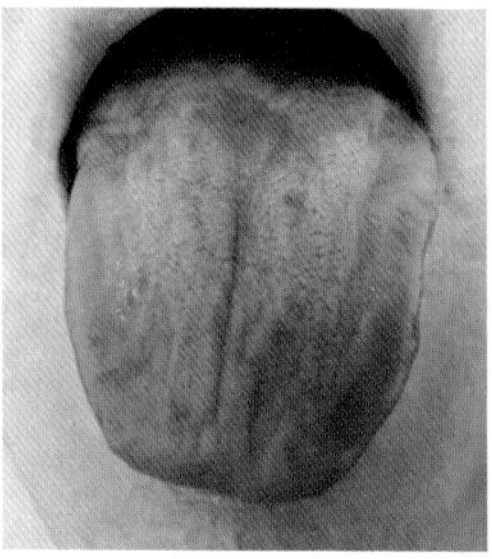

既往史：子宫内膜异位症，贫血，高血压。

舌象：见图 33-2-2。（就诊当日刷过舌头）

图 33-2-2

【凭舌用药】

舌中线偏右，左舌略大，提示肝实肺虚，用郁金、桑寄生、白蒺藜、川牛膝疏肝解郁。

舌尖色暗，有上焦郁热，用连翘、黄芩、黄连、栀子清上焦热，用紫菀、浙贝母、石菖蒲疏通肺部气机。

心区凹陷色暗提示心气虚，用炙甘草强心阳。

中焦凹陷色暗伴黄湿苔，肝胆湿热，胃燥脾虚，选用厚朴、龙胆、茯苓、陈皮、法半夏、白扁豆清热降胃。

两侧舌边隆起无苔，提示肝郁伴肝血虚，加当归、白芍、葛花补血养肝。

舌根凹陷伴脱苔提示肾阴阳两虚，用五味子、熟地黄、生地黄滋阴补肾。

舌色暗紫，提示严重的气滞血瘀，用桃仁、乳香、没药活血化瘀。

处方： 郁金、桑寄生、白蒺藜、连翘、黄芩、黄连、栀子、炙甘草、厚朴、龙胆、茯苓、陈皮、法半夏、葛花、当归、白芍、五味子、熟地黄、生地黄、桃仁、乳香、没药、紫菀、浙贝母、石菖蒲、白扁豆各1，川牛膝2。按比例配2周浓缩颗粒剂，每次8g，每日2次。

二诊：患者左足踝肿胀明显减轻，可以行走20分钟无明显疼痛。咳嗽减轻，睡眠改善。舌象如图33-2-3，治疗后舌面凹凸不平明显好转，舌色较前鲜活，黄腻苔明显改善。继续服用上方2周。

三诊：患者左脚基本上已不疼痛，长时间行走无任何痛感，偶尔咳嗽。舌象如图33-2-4，舌面进一步舒展，瘀血象明显改善，黄腻苔基本消失，但下焦仍有少量脱苔，上方加生麦芽1继续服用2周。

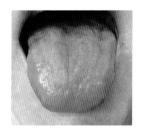 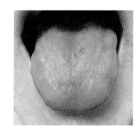

图 33-2-3　　　　　图 33-2-4

（撰稿人：路亚妮）

○三四　夏枯草

夏枯草始载于《神农本草经》：味苦、辛、寒，主寒热，瘰疬，鼠瘘，头疮，破癥，散瘿结气，脚肿湿痹。《本草衍义》：治疗鼠漏。《本草衍义补遗》：治瘰疬；又云：有补养血脉之功，三月四月开花，五月夏至时候枯，盖禀纯阳之气，得阴气则枯也。《本草》云：散瘿结气，脚肿湿痹。夏枯草为清肝火、散郁结的要药，所主治的大多是肝经的病症。配以菊花、决明子，可清肝明目，治目赤肿痛；配以石决明、钩藤，可平降肝阳，治头痛、头晕；配以玄参、贝母、牡蛎等品，可软坚散结，治瘰疬结核。近年来临床上又用于肿瘤。

一、药舌心鉴

（一）夏枯草对应舌象

苔薄黄，或左舌尖偏凸，舌质偏红（见图34-1-1）。

（二）应用心得

夏枯草作为食物已经有千年历史，最早作为食物记载见于《本草衍义》：初生嫩时作菜食之，须浸洗淘去苦水。夏枯草为清肝火、散郁结的要药，所主治的大多是肝郁化火、肝气上冲之证，殷老师强调乳腺、甲状腺及颈部淋巴结均

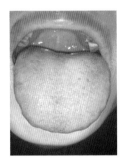

图34-1-1

是肝胆带上的器官，在肝气郁结时极易出现增生、结节，乃气滞、血瘀、痰结之候（主要是气滞）。凡舌象见苔薄黄或左舌尖偏凸，即可配伍选用。

二、病案举例

病例1

患者女，60岁。

主诉：乳房刺痛。

症状：1周前生气后出现左乳刺痛，伴失眠，夜间经常因乳房刺痛而醒，腹胀、呃逆、便秘，3天1次。既往有乳腺增生、甲状腺结节。

脉象：脉弦，略洪大。

舌象：见图 34-2-1。

【凭舌用药】

舌质暗红，且舌体胖大，边有齿痕，提示素体阳虚兼有血瘀，故选用茯苓、香附、当归。

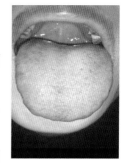

图 34-2-1

心区及中焦凹陷提示心阳虚，脾气虚，故用炙甘草、白术。

苔薄黄，左舌大且左舌尖偏凸，提示肝郁化火，夏枯草、柴胡、川牛膝疏肝解郁清热。

舌尖较平有红点，上焦区膨隆，为上焦郁热，故选用酸枣仁、瓜蒌、薄荷、丹参、赤芍、牡丹皮清热凉血。

右舌略有隆起，加枳壳、大黄降右。

处方：夏枯草、薄荷、牡丹皮、柴胡、白术、茯苓、当归、赤芍、生大黄、丹参、香附、瓜蒌、枳壳、川牛膝、炙甘草各 1，炒酸枣仁 3。按比例配 1 周浓缩颗粒剂，每次 5g，每日 2 次。

二诊：患者左乳房刺痛、腹胀、呃逆等症消失，睡眠好，大便每日 1～2 次。舌象如图 34-2-2，舌质颜色、左舌尖高凸及黄苔均好转。守上方继服 1 周，巩固治疗。

病例 2（殷鸿春病案）

患者男，17 岁。2022 年 6 月 24 日初诊。

主诉：急性外耳道炎。

症状：双耳痛，流黄水及血水，影响睡眠。双侧颈部淋巴结肿大。耳尖红赤，为肝火上炎。

舌象：见图 34-2-3。

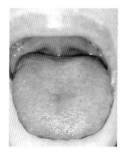 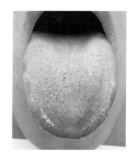

图 34-2-2　　　　　图 34-2-3

【凭舌用药】

箭头形舌,舌尖红:夏枯草。

舌边隆起:柴胡、黄芩。

舌上焦区红:瓜蒌、金银花、连翘、蒲公英、赤芍、甘草。

舌上焦区凹而红:太子参。

止痛:乳香、没药。

排脓:白芷、皂角刺。

病机:肝火上炎,心肺气阴两虚,湿热蕴结。

处方:夏枯草 3,柴胡、连翘、蒲公英、金银花、瓜蒌各 1.5,黄芩、太子参、赤芍、白芷、甘草、乳香、没药、皂角刺各 1。按比例配 1 周的浓缩颗粒剂,每次 15g,日 2 次,开水冲服。

2022 年 7 月 2 日,耳朵已不流血水,耳痛消失。舌质明显变淡(见图 34-2-4),上方加黄芪 2,再用 1 周。

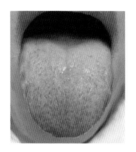

图 34-2-4

（撰稿人：王宁）

〇三五 滑 石

滑石最早记载于《神农本草经》，列为上品。仲景在《伤寒论》中用滑石一方次，在《金匮要略》共计用六方次，如用于猪苓汤，治脉浮发热，渴欲饮水，小便不利；蒲灰散，治小便不利，茎中痛，小腹刺痛。滑石性滑利窍，寒则清热，故能清膀胱湿热而通利水道，是治淋证常用药。若湿热下注之小便不利，热淋及尿闭等，常与木通、车前子、瞿麦等同用，如八正散（《太平惠民和剂局方》）；若用于石淋，可与海金沙、金钱草、木通等配用。若暑热烦渴，可与甘草同用，即六一散（《伤寒标本》）；若湿温初起及暑温夹湿，头痛恶寒，身重胸闷，脉弦细而濡，则与薏苡仁、白蔻仁、杏仁等配用，如三仁汤（《温病条辨》）；本品外用有清热收湿敛疮的作用，治疗湿疮、湿疹，可单用或与枯矾、黄柏等为末，撒布患处；治痱子，可与薄荷、甘草等配合制成痱子粉外用。

一、药舌心鉴

（一）滑石对应舌象

舌质红，下焦苔略黄腻（见图 35-1-1）。苔少而干、舌瘦者慎用。

（二）应用心得

滑石味甘淡、气寒，色白，入膀胱、肺、胃经，何以滑名，因其性滑而名之也。故凡中暑积热，呕吐烦渴，黄疸水肿，脚气淋闭，水热泻利，吐血衄血诸症，肿毒，乳汁不通，胎产难下诸病，若见到舌质红，下焦苔略黄腻或水滑，均可以滑石配伍他药服用。若见舌淡红而胖大，伴黄腻苔，多是脾胃湿热与痰浊相搏，治宜化湿逐痰，宜用滑石、木通、茵陈、石膏、栀子以清热利湿。

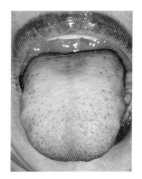

图 35-1-1

殷老师强调，本品清热利水作用较强，若患者已有口干或舌干苔少、舌体瘦小等津液受伤之象，则不适合使用本品。且滑石性寒质重而滑，脾肾气弱者见到舌白、舌中下焦凹陷，亦为使用滑石之禁忌舌象。

二、病案举例

患者女，50岁。

主诉：尿频尿痛2年，加重1周。

症状：反复尿频、尿痛，伴小便黄热，小腹坠痛，便秘，气短乏力，无食欲，不知饥，腹胀。曾西医检查：尿路感染。

脉象：脉沉细数。

舌象：见图35-2-1。

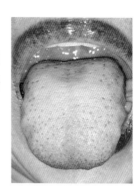

图35-2-1

【凭舌用药】

舌尖红、舌上满布红点，尤其舌象有红色或者红点在尿路区出现，则提示有尿路感染。

舌中下焦苔黄腻，舌上红点遍布，为下焦湿热，加滑石、萹蓄、瞿麦、通草、生大黄、生薏仁、桑寄生利尿通淋、清热通便。

左舌尖高突，左舌偏大及舌前部隆起，为肝郁气滞，加柴胡、香附、小茴香、川牛膝疏肝解郁、通经止痛。

舌体胖大，边有齿痕，为脾气虚弱，三焦显形，加黄芪、茯苓、车前子、甘草补气健脾、利水。

中上焦交界处略隆起，舌质不甚红，为湿阻心胃之象，加石菖蒲以开窍化湿。

右舌厚，肺失宣降之象，故加杏仁以降右。

处方：滑石、萹蓄、瞿麦、通草、车前子、石菖蒲、桑寄生、茯苓、小茴香、柴胡、香附、杏仁、生大黄、甘草各1，川牛膝2，黄芪、生薏苡仁各3。按比例配1个月的浓缩颗粒剂，每次6g，每日2次。

服药1周后，患者诉尿频、尿痛、尿黄消失，无小腹坠痛，大便正常。舌象见图35-2-2。

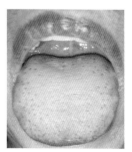

图35-2-2

（撰稿人：王宁）

○三六　炙甘草

炙甘草功效：补脾和胃，益气复脉。益气复脉，与附子、干姜配伍治疗亡阳证，如四逆汤(《伤寒论》)；与生地、桂枝、麻仁等配伍治疗心动悸，脉结代，如炙甘草汤(《伤寒论》)。补脾和胃，与生石膏、知母配伍治疗大热证时顾护脾胃，如白虎汤(《伤寒论》)。

一、药舌心鉴

（一）炙甘草对应舌象

一种是舌中平而偏凹陷，舌质较淡，或者是舌尖较淡(见图36-1-1)；另一种是舌的心区凹陷(见图36-1-2)。

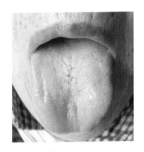
图 36-1-1

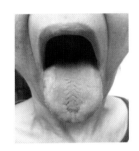
图 36-1-2

（二）应用心得

炙甘草，性味甘、平，归心、脾经，功能补脾益气，润肺止咳，缓急止痛，缓和药性。炙甘草和生甘草的区别在于经过炮制之后，其药物的凉性就没有了，加上炮制时使用的是蜂蜜，蜂蜜味甜，炒制后变苦，苦入心，炒焦了就是焦苦入心，所以我们用炙甘草汤治疗心动悸、脉结代。

炙甘草、黄芪、人参三味，是除烦热之圣药。佐白术、当归、陈皮、升麻、柴胡等补益中气，如补中益气汤。

二、病案举例

病例1

患者男，65岁。

主诉：腰背部疼痛4年。

症状：慢性腰背部疼痛，以腰部为重，晨起轻，下午重，严重影响日常生活。睡眠不稳定，晨起常觉手麻。有季节性过敏。夜尿2次，大便规律。

既往史：吸烟，患有慢性阻塞性肺疾病。轻度慢性心衰，高脂血症。每日大量饮酒。

舌象：见图36-2-1。

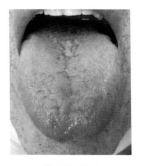

图36-2-1

【凭舌用药】

舌尖平，色红，代表肝血虚，用丹参、酸枣仁、赤芍补血清热。

上焦心区凹陷伴裂纹，心气虚，用人参、五味子、炙甘草强心阳。

中焦凹陷，湿腻，黄苔，提示脾湿胃燥，选用山药、白扁豆、茯苓、陈皮、法半夏健脾祛湿。

下焦湿腻苔，色红，提示下焦郁滞，脾肾阳虚，湿郁化热之象，用冬瓜仁、续断、威灵仙、生杜仲祛湿清热，络石藤、徐长卿、羌活、防风胜湿止痛。

舌边平直隆起，提示肝郁血虚，用郁金、当归、白芍养血活血，用葛花护肝。

处方：丹参、赤芍、人参、五味子、炙甘草、山药、茯苓、陈皮、法半夏、冬瓜仁、续断、威灵仙、络石藤、徐长卿、郁金、当归、白芍、葛花、羌活、防风各1，酸枣仁、白扁豆、生杜仲各2。按比例配1个月的浓缩颗粒剂，每次8g，每日2次。

二诊：自觉腰部疼痛明显减轻，睡眠质量改善，夜尿减为1次。舌象如图36-2-2，舌质淡，舌苔明显减少，舌上裂纹减轻。继服上方1个月。

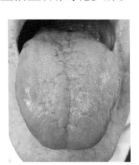

图36-2-2

病例2

患者男，87岁。

主诉：下肢水肿疼痛，刺痛感强烈，伴行走困难。

舌象：见图36-2-3。

【凭舌用药】

箭头舌，肝气上冲：牡蛎、葛根。

两侧舌边隆起，肝胆郁滞：柴胡、郁金、牛膝。

心区凹陷，心气大亏：党参、五味子、炙甘草。

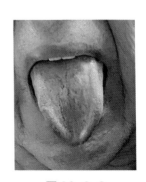

图36-2-3

中焦凹陷,脾阳虚:白术、半夏、茯苓皮、干姜、黄芪。

右降不利,肺、大肠不降:枳壳、泽泻。

舌根凹,白腻苔,肾阳虚,湿滞:附子、薏苡仁、续断。

处方: 牡蛎 30g,葛根 9g,柴胡 6g,郁金 9g,牛膝 30g,党参 15g,五味子 9g,炙甘草 9g,白术 12g,半夏 12g,茯苓皮 9g,干姜 6g,黄芪 12g,枳壳 9g,泽泻 12g,制附子 9g,薏苡仁 30g,续断 15g。水煎服,日 1 剂,分 2 次服。

此方加减服用 3 月余,患者病情明显改善,舌象见图 36-2-4。

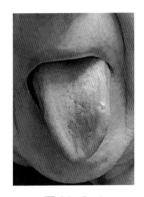

图 36-2-4

（撰稿人：陈华）

○三七　酸枣仁

酸枣仁首见于《神农本草经》，列为上品，载其："味酸，平，无毒。主心腹寒热，邪结气聚，四肢酸疼，湿痹。久服安五脏，轻身延年。"《名医别录》载其：无毒，主治烦心不得眠，脐上下痛，血转，久泄，虚汗，烦渴，补中，益肝气，坚筋骨，助阴气，令人肥健。本品味甘酸，酸能敛，有收敛止汗之效，常用治体虚自汗、盗汗，每与五味子、山茱萸、黄芪等益气固表止汗药同用。能滋养心肝之阴血，"解虚烦于惊悸，安魂魄于怔忡"（《药镜》），为养心安神药，适用于心肝阴血亏虚、心失所养之虚烦不眠、惊悸多梦等。

一、药舌心鉴

（一）酸枣仁对应舌象

舌尖较平；或伴两侧舌边凹（见图 37-1-1）。

（二）应用心得

酸枣仁为目前临床最常用的养心安神药之一。临床常用之纾解紧张、焦虑、抑郁、记忆力减退、神经衰弱等不适症状。酸枣仁性平，味酸甘，有养心益肝、安神敛汗、生津的功效，尤宜于心肝阴血亏虚而见舌尖较平或伴舌边凹者。舌尖平而舌质偏淡之失眠患者，殷老师常酸枣仁和珍珠母

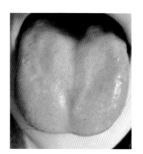

图 37-1-1

同用，以增强疗效，若是尖平舌或者 W 形舌，可配伍生龙牡或钩藤；伴白腻苔时可外加法半夏，法半夏本身也有安神的作用，若是舌尖偏红，再配柏子仁。

二、病案举例

患者女，61 岁。远程诊疗。

主诉：睡眠欠佳 10 余年，加重 1 月余。

症状：入睡困难、眠浅多梦间断出现，时轻时重。近 1 个月来因新冠疫情困于家中，入睡困难加重，伴有心慌心悸。患者不想再服用安眠药特求诊。现不易入睡，自诉十点多躺下，十二点乃至一点都难以入眠，时有心慌等心区不适感。纳可，二便调。

既往：心脏期前收缩病史5年余。

舌象：见图37-2-1。

【凭舌用药】

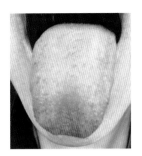

图37-2-1

舌整体瘦薄，尤以舌边、前部明显。舌尖平且瘦削，舌两边略凹陷，提示长期睡眠问题，心肝阴血不足，不能上荣头面，故选用酸枣仁、首乌藤。

舌尖、前部暗红，满布红点，左舌略大，左侧尖部略高，提示伴有肝气郁滞、肝气上冲，易着急、焦虑，故用合欢皮疏肝解郁；赤芍、丹参清热凉血；生龙牡敛降气机。

舌中部隆起，为中焦郁滞，用苍术、厚朴、陈皮。

舌中下部苔白腻，提示阳虚寒湿，上热下寒，故用黄连、肉桂。

处方：炒酸枣仁30g，首乌藤30g，合欢皮15g，丹参10g，赤芍10g，黄连6g，生龙牡各30g，厚朴10g，苍术10g，陈皮10g，肉桂3g。4剂，每日1剂，水煎2次，早晚分服。

二诊：患者反馈睡眠好转，入睡时间缩短，睡眠质量较前改善。舌象见图37-2-2，舌边较前饱满、色红，提示肝血得到补养；舌中线基本居中，左侧舌尖高凸基本消失，提示肝气得疏，气机由上冲变得舒缓；白腻苔变薄，但裂纹愈发明显，尤以心区为甚，提示在标之寒湿虽祛，但心脾肾三脏皆有不足为本。

处方：炒酸枣仁30g，首乌藤30g，合欢皮15g，丹参10g，赤芍10g，生龙牡各10g，当归15g，川芎10g，太子参20g，五味子10g，炙甘草10g，炒白术15g，陈皮10g，肉桂5g。4剂，每日1剂，水煎2次，早晚分服。

三诊：患者反馈睡眠较佳，唯偶有心慌。舌象见图37-2-3，舌整体较前红活，提示阳气较前充盛；舌尖前部偏红，提示上焦郁热；心区裂纹变浅，但凹陷明显，提示心气较前收敛，但仍有不足。

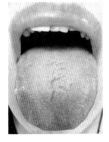　　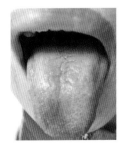

图37-2-2　　　　图37-2-3

处方：炒酸枣仁 30g，首乌藤 30g，合欢皮 15g，丹参 10g，赤芍 10g，麦冬 10g，生龙牡各 15g，当归 15g，川芎 10g，太子参 30g，五味子 10g，炙甘草 10g，炒白术 15g，陈皮 10g，肉桂 5g。5 剂，每日 1 剂，水煎 2 次，早晚分服。

（撰稿人：陈晟）

〇三八　柏子仁

柏子仁最早记载于《神农本草经》,主惊悸,安五脏,益气,除风湿痹。久服令人润泽美色,耳目聪明。味甘、性平,归心、肾、大肠经。其入心而补血(《本草求真》),能益智安神、疗惊悸、治健忘(《本草便读》)。用于心不养血之心神不宁,常与人参、五味子、酸枣仁等配伍;若治心肾不交之心悸不宁、心烦少寐、梦遗健忘,多与麦冬、熟地黄、石菖蒲等药配伍。本品质润,富含油脂,有润肠通便之功,治疗阴虚血亏,老年、产后等肠燥便秘,常与郁李仁、松子仁、杏仁等同用,如五仁丸(《世医得效方》)。柏子仁尚能益阴止汗,可用于阴虚盗汗。

一、药舌心鉴

(一)柏子仁对应舌象

舌尖平,舌尖红,或舌尖有红点(见图38-1-1),并有主诉失眠。舌尖色淡,肠滑作泻者需慎用。

(二)应用心得

失眠为临床常见症状,根据舌质形态,失眠常分为虚、实及虚实兼见等证型。若是舌尖完全消失,呈大面积的平坦状,一般考虑因虚而致失眠;若是舌尖部呈现箭头形,尖部稍钝,即尖平舌,考虑为虚实兼见性失眠;对于纯实证,舌则呈箭头形。

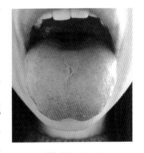

图38-1-1

对于舌尖平坦或者尖平舌,殷老师建议根据舌质的颜色选用药物。若舌质淡,建议用酸枣仁;若舌质红,则一般用柏子仁。两者均可与珍珠母配伍来增强疗效。不管哪一种平舌,对伴有舌苔白腻者,殷老师建议加用法半夏来解决内生湿浊,增强安神作用。

二、病案举例

患者男,44岁。

主诉:严重焦虑抑郁,失眠,伴慢性鼻炎。

症状:患者母亲有精神疾病,并在他 14 岁的时候自杀。患者自 20 岁左右开始重度焦虑抑郁,失眠,频繁手淫。自小患严重慢性鼻炎,12 岁时曾行鼻中隔手术,但症状仍重,打喷嚏、流涕、鼻塞、头痛。青少年起即耳鸣,压力大时会过度饮食。下颌关节炎,咀嚼时关节有明显响声。左侧腰部从青少年时期就常有肌肉痉挛性疼痛。觉口干舌燥,大量饮水,白天几乎每小时都需要排尿,色清。每日排便 4～6 次,便溏,伴有胀气。觉身热,易出汗,偶有夜间盗汗。

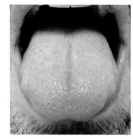

图 38-2-1

舌象:见图 38-2-1。

【凭舌用药】

舌中线偏左,肺实肝虚,肺气不降,用厚朴、杏仁、桔梗降右。

尖平舌,色红,上焦郁热及血,选用珍珠母、首乌藤、柏子仁、浮小麦清上焦热,石菖蒲、辛夷通鼻窍。

上焦心区色红凹陷,提示气阴两虚,用人参、麦冬、五味子、炙甘草强心。

中焦凹陷伴裂纹,脾虚胃燥,用白术、茯苓、陈皮、法半夏、炒白扁豆、生石膏、知母健脾祛燥。

下焦窄,凹陷伴湿腻苔,肾精亏虚,阴阳两虚,用熟地黄、生地黄、肉桂、山茱萸、生薏苡仁、磁石、远志补肾填精。

两侧舌边平直,舌尖呈 W 形,提示肝气上冲,用当归、白芍、生牡蛎镇肝潜阳。

处方:厚朴、杏仁、桔梗、浮小麦、石菖蒲、辛夷、人参、麦冬、五味子、炙甘草、白术、茯苓、陈皮、法半夏、熟地黄、生地黄、肉桂、远志、当归、白芍、知母各1,生牡蛎、炒白扁豆、生石膏、珍珠母、柏子仁、山茱萸、磁石各2,生薏苡仁、首乌藤各3。按比例配2周的浓缩颗粒剂,每次8g,每日2次。

二诊:睡眠明显改善,焦虑减轻,鼻腔较前明显通畅,晨起喷嚏减少,未有头痛发作。舌象见图 38-2-2,舌根明显宽厚,舌尖的高凸变得平坦,舌边的齿痕已经基本消失。继服上方1月。

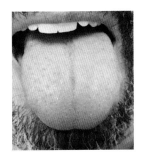

图 38-2-2

（撰稿人：石俊洪）

〇三九　生龙骨

龙骨入药首见于《神农本草经》，为上品。性涩以止脱（《本草经疏》），味甘平，归属心、肝、肾经，收敛三经之神气。能养精神，定魂魄，安五脏（《名医别录》）；闭涩滑泻大肠，收敛浮越正气，止肠风来血及妇人带下崩中，塞梦寐泄精并小儿惊痫风热（《本草蒙筌》）。张仲景创立了多首龙骨经方，如治太阳证火劫亡阳惊狂的救逆汤；治疗火逆下之因烧针烦躁的桂枝甘草龙骨牡蛎汤；治疗少阳病误下惊烦的柴胡龙骨牡蛎汤；治虚劳失精的桂枝加龙骨牡蛎汤等。《备急千金要方》中治疗心神不宁、心悸失眠、健忘多梦等症的孔圣枕中丹，《医学衷中参西录》中治疗肝阴不足、肝阳上亢之头晕目眩、烦躁易怒的镇肝熄风汤等，均与龙骨质重沉降，静心安神、平肝潜阳等作用相关。同时，因龙骨性敛，用于多种正虚滑脱之证，如治疗肾虚遗精、滑精的金锁固精丸（《医方集解》），治疗心肾两虚、小便频数、遗尿的桑螵蛸散（《本草衍义》），治疗气虚不摄、冲任不固之崩漏的固冲汤（《医学衷中参西录》）等。本品可生用或煅用，生用偏于重镇安神、平肝潜阳，煅用偏于收敛固涩。煅后外用有收湿、敛疮、生肌之效，研粉外敷，宜于湿疮流水、痒疹。龙骨最常与牡蛎同用，可以作用于神经系统，具有很好的镇静、抗惊厥作用。

一、药舌心鉴

（一）生龙骨对应舌象

舌尖突出，舌质略红（见图 39-1-1）。舌尖平坦或凹陷慎用，或配伍应用。

（二）应用心得

生龙骨甘、涩，微寒，善于平肝潜阳、镇静安神，收敛固涩，凡舌象见舌尖较尖、舌质偏红、舌体略偏瘦者均可配伍应用，尤其是伴有烦躁、易怒、入睡困难、睡眠不深、易醒者。殷老师认为，舌尖高凸同时伴有舌上焦边缘的

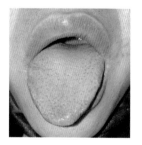

图 39-1-1

瘦小，舌尖略呈箭头形，此为肝气上冲之象，需平冲降逆。生龙骨主要用于治疗以精神神经系统功能障碍为主的肝、心病变，取其安神、平肝之效。治疗崩漏、

遗精带下、收湿敛疮等宜煅用。凡湿热积滞者慎用。

生龙骨常与生牡蛎配合应用，有协同作用，但不可久用，以免导致寒中、便秘等。

二、病案举例

病例1

患者女，53岁。

主诉：胆怯易惊、失眠反复发作5年。

症状：胆怯易惊、失眠，需要服用助眠药，近日出现白天在家亦害怕，憋气感，易腹泻。荨麻疹病史10年，以头部、背部疙瘩瘙痒明显；抑郁症5年；大脚趾反复骨折2次。

舌象：见图39-2-1、图39-2-2。

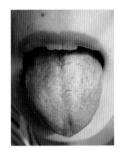 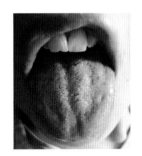

图39-2-1　　　　　图39-2-2

【凭舌用药】

舌质偏红，舌尖高尖，提示肝气上冲，以生龙骨、生牡蛎、柴胡、钩藤平冲降逆、镇静安神、疏肝解郁。

舌中隆起，苔略厚腻微黄，为中焦痰湿、湿郁化热之象，用陈皮、法半夏、竹茹、郁金、厚朴化痰祛湿清热。

舌中凹陷、舌体不平、舌根凹陷为肾虚血瘀，故用骨碎补、桑寄生等补肾填精、强壮筋骨。

舌尖及上焦区凹陷不平，舌边微隆，为气机不畅，瘀血阻络，兼有心阴不足，以香附、郁金行气活血，柏子仁、乌梅养阴安神。

舌苔略有湿腻，结合易腹泻的病史，考虑为脾虚脾阳不足，予以防风启脾火。

处方：生龙骨15g，生牡蛎15g，柴胡9g，钩藤9g，郁金12g，厚朴9g，桑寄生 12g，柏子仁 15g，陈皮 9g，法半夏 9g，竹茹 15g，白扁豆 30g，乌梅 9g，防风 9g，葛根 12g，骨碎补 15g，香附 9g。6 剂，水煎服，日 1 剂，分 2 次服。

二诊：害怕感消失，睡眠质量明显改善，仍需服用安眠药。排便由日两三次转为日一次，略成形。后背、颈部湿疹新出且痒。舌象如图 39-2-3，舌尖高尖、舌质红、舌体不平等均好转，中焦偏右侧舌苔白腻。上方加苍术 12g。6 剂，水煎服，日 1 剂，分 2 次服。

三诊：睡眠继续改善，由原来的每晚吃一片安眠药改为半片。后背湿疹无新发，已干燥变暗逐步消退，头上还有湿疹。舌象见图 39-2-4。上方继服 7 剂，水煎服，日 1 剂，分 2 次服。

四诊：7 剂药吃完已 3 天，各症均好转，近日不吃安眠药也能尽快入睡。舌象见图 39-2-5。上方继服 7 剂，水煎服，日 1 剂，分 2 次服。

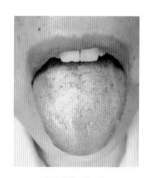
图 39-2-3

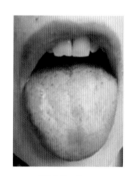
图 39-2-4

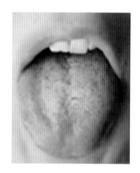
图 39-2-5

病例 2

患者女，4 岁。

主诉：咳嗽鼻塞流涕反复发作 1 月余。

症状：经西医抗过敏等治疗 1 月余，症状缓解不明显。睡眠不安，脾气暴躁，易疲劳。鼻镜显示腺样体肥大，堵塞后鼻孔 2/3，中鼻道、总鼻道可见脓涕。蛋、奶、小麦过敏。其父亦有过敏性鼻炎病史。诊断为咳嗽、过敏性鼻炎、鼻窦炎。

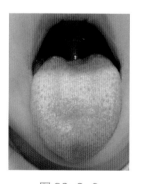
图 39-2-6

脉象：双关动脉，右尺数脉。

舌象：见图 39-2-6。

【凭舌用药】

舌尖高尖、舌边有红点,略高,提示肝气上冲、肝经郁热,加生龙骨、生牡蛎平肝降逆、镇静安神。

舌中凹陷、舌体胖大,提示脾虚、中焦不足,加党参、白术、茯苓、半夏、黄芪等健脾补肺化痰。

舌尖赤、舌质略红、脉数,提示小肠积热,病在太阳,予以导赤散加减。

上焦区域略有凹陷,患儿久病,提示心肺之气不足,以肉桂、五味子、党参、黄芪等补心肺之气。

处方:淡竹叶 6g,生地黄 6g,通草 3g,清半夏 6g,生槟榔 6g,党参 10g,白术 6g,茯苓 6g,肉桂 3g,生龙骨 10g,生牡蛎 10g,细辛 1g,白芍 6g,五味子 6g,生黄芪 10g,沙参 10g,败酱草 10g,大枣 10 个。7 剂,水煎服,日 1 剂,分 3 次服用。

同时,嘱患儿严格忌食蛋奶及相关制品,主食以大米为主。

二诊:1 周后复诊,咳嗽明显好转,鼻塞流涕好转,但 1 天前受凉后症状略有反复。目前咳嗽轻微,流青黄涕。疲劳感消失。舌象如图 39-2-7,治疗后舌尖变平,红点减少,舌中偏凹等明显好转。脉象双关动脉明显减轻。上方去导赤散,加浙贝母 10g,苍耳子 6g,7 剂,水煎服,日 1 剂,分 3 次服用。继续饮食调整。

三诊:1 周后复诊。咳嗽轻微,浊涕消失,时有喷嚏、清涕,偶有长出气。舌象如图 39-2-8,治疗后舌尖变圆润,舌红消失,上焦区域凹陷,舌根略瘦。尺脉数。考虑以肺脾肾亏虚为主。中药方以五苓散、玉屏风散、小青龙汤等加减。

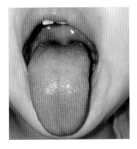 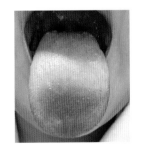

图 39-2-7　　　　　　图 39-2-8

处方:茯苓 6g,猪苓 6g,泽泻 6g,白术 6g,桂枝 6g,生黄芪 10g,干姜 3g,细辛 2g,五味子 6g,北败酱草 10g,薄荷 6g,生龙骨 10g,生牡蛎 10g,连翘 10g,苍耳子6g,大枣10个。7剂,水煎服,日1剂,分3次服用。继续饮食调整。

随诊,患儿症状消失。

体会:腺样体肥大患儿在舌象方面多表现为舌尖红赤,舌根腻苔,或者舌尖略呈箭头形。

（撰稿人：刘静）

〇四〇　生牡蛎

　　生牡蛎入药最早始于《神农本草经》。咸、微寒，归肝、胆、肾经，有滋阴潜阳、重镇安神、软坚散结之功，主治肝阳上亢、心神不宁、癥瘕结块。本品咸寒质重，入肝经，常配伍龟甲、龙骨、白芍等治疗水不涵木、阴虚阳亢之证，如镇肝熄风汤（《医学衷中参西录》）；配伍鳖甲、龟甲、生地黄滋阴息风止痉，如大定风珠（《温病条辨》）。本品质重，可重镇安神，常与龙骨相须为用，治疗心神不安、惊悸怔忡、失眠多梦，如桂枝龙骨牡蛎汤（《伤寒论》）。本品咸寒，能软坚散结，常与浙贝母配伍，治疗痰火郁结之痰核、瘰疬、瘿瘤，如消瘰丸（《医学心悟》）。配伍鳖甲、丹参、莪术可以治疗血瘀气滞之癥瘕痞块。

一、药舌心鉴

（一）生牡蛎对应舌象

　　舌尖较尖凸，舌质偏红（见图40-1-1）。

（二）应用心得

　　生牡蛎得海气结成，味咸平，气微寒。气薄味厚，属阴，属降。主要作用于肝胆二经为病，二经冬受寒邪，则为伤寒寒热；夏伤于暑，则为温疟，邪伏不出，热在关节，去来不定；二经邪郁不散，则心胁下痞热；邪热甚，则惊恚怒气，烦满气结心痛。生牡蛎以咸寒入肝胆二经，可以除寒热邪气、通荣卫。牡蛎煅后，收涩性强，可治汗证、

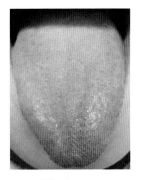

图 40-1-1

遗崩带下等滑脱乏固诸症。另，牡蛎可制酸，生、煅皆可用于胃痛吞酸。殷老师常用生牡蛎配生龙骨治疗失眠而见舌尖尖且红的情况。

二、病案举例

病例 1（殷鸿春病案）

患儿男，7岁。2018年7月3日初诊。

主诉：眨眼抽动。

症状：其母述自去年开始出现眨眼睛，初未在意，近日呈加重趋势，去当地

医院诊为抽动症。

舌象：见图40-2-1。

【凭舌用药】

舌尖尖平、质偏红，心肝火旺、心神不宁之象，用生龙牡、柴胡、黄芩清热平肝，安心宁神。

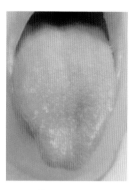

图40-2-1

舌中上焦凹陷，为中气虚，心阳虚，用人参、桂枝、生姜、大枣，温阳益气。

舌下焦苔腻微黄，为痰热内扰，用茯苓、半夏、大黄，清热涤痰。

处方：柴胡5g，生龙骨15g，生牡蛎15g，黄芩3g，生姜8g，人参5g，桂枝5g，茯苓5g，法半夏5g，制大黄2g，大枣4个，炒酸枣仁15g。水煎服，日1剂。日服2次，每次100ml。

二诊：2018年8月2日复诊，服上方10剂后，眨眼略减。舌象见图40-2-2，示肝郁之势略减。

处方：菊花5g，枸杞子6g，生龙骨15g，生牡蛎15g，生姜8g，人参5g，桂枝5g，茯苓5g，法半夏5g，当归5g，大枣4个，炒酸枣仁15g。水煎服，日1剂，共10剂，日服2次。每次100ml。1剂药用500ml水煎，煎出200ml药液即可。

三诊：2018年8月30日，诸症大减，基本不再发作。舌象如图40-2-3，示肝郁尽去，阳气仍虚馁，改用补阳为主。

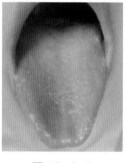

图40-2-2

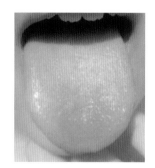

图40-2-3

处方：炒杏仁5g，巴戟天5g，生晒人参5g，炒杜仲5g，远志5g，炒酸枣仁15g，珍珠母15g，茯苓5g，炙甘草5g。水煎服，日1剂。

患者服用上方10剂后症状大减，基本不发作。

病例2（瞿宇病案）

患者女，50岁。2018年6月4日初诊。

主诉：更年期综合征。

症状：3年来随着更年期症状加重，经前偏头痛发作频繁并加重。现每次发作头晕头痛、恶心呕吐，需卧床2天。平时有胸闷心慌，但心电图检查没有异常。

舌象：见图40-2-4。

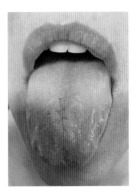

图40-2-4

【凭舌用药】

舌尖略尖、舌心区暗淡，为肝阳上亢、心神不宁之象，用生牡蛎、桂枝，滋阴潜阳，温经通脉。

舌中凹，颈椎区显形、右舌中部略膨，为中气下陷，用白术、党参、葛根、升麻，升阳举陷。

舌根凹陷、舌边凹、略趋平直，为阴血不足，用熟地黄、当归、白芍，滋阴柔肝，补血养血。

舌红、下焦苔白腻、三焦显形，为湿热互结，用黄连、半夏、薏苡仁、茯苓，清热利湿。

舌中线两旁略高、右舌略大，为肝郁气滞，用陈皮、香附、枳壳，疏肝解郁、行气宽中。

处方：生牡蛎、白芍各2，桂枝、白术、党参、葛根、当归、薏苡仁、熟地黄各1，黄连0.3，升麻、茯苓、半夏、香附、陈皮、枳壳各0.5。按比例配浓缩颗粒剂。

上方加减治疗20日后，诸症好转，舌象如图40-2-5，明显好转。本次月经来前仍有头痛，持续时间约10小时，程度和症状均较前减轻。

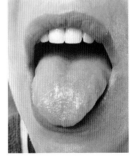

图40-2-5

（撰稿人：赵林冰）

〇四一　首乌藤

首乌藤首载于《日华子本草》：味甘，久服令人有子，治腹藏宿疾，一切冷气及肠风。《本草纲目》载其：不寒不燥，功在地黄、天冬诸药之上。有赤白二种，夜则藤交，一名交藤，有阴阳交合之象。本品味甘性平，入心、肝两经，功擅养血安神，祛风通络，适用于失眠多梦、血虚身痛、风湿痹痛、皮肤瘙痒等。

一、药舌心鉴

（一）首乌藤对应舌象

舌质淡白，舌尖平，舌边平直或凹陷（见图 41-1-1）。

（二）应用心得

首乌藤又名夜交藤，因夜里其藤茎会自动相互交合而得名，取类比象，它是临床用于失眠方中最为常见的中药之一。能益阴补血，安神催眠，适用于心肝血虚之心神不宁、失眠多梦，此类舌象多以舌质淡白、舌尖平、舌

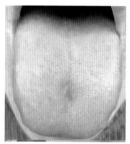

图 41-1-1

边平直或凹陷为特征，故临床中凡见此舌象皆可配伍应用。首乌藤兼能养血祛风，"行经络，通血脉"，适用于周身酸痛以及疥癣等皮肤病。

二、病案举例

患者女，65 岁。

主诉：全身间断起风团伴瘙痒 3 年余，加重 1 月余。

症状：3 年前无明显诱因开始出现周身起风团，色红成片伴瘙痒，常于受风后或夜间洗澡后发作，时发时止，没有规律。曾就诊皮肤专科诊断为荨麻疹，间断服用各类中西药物，效果不明显。近 1 月来症状加重。刻下见每晚洗澡后，周身开始出现淡红色风团，瘙痒较甚，影响睡眠。平素恶风畏寒，手心热，口苦。大便不成形，小便有热感。

舌象：见图 41-2-1。

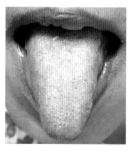

图 41-2-1

【凭舌用药】

舌质淡暗紫,苔白腻,提示阳虚寒湿郁滞;故用苍术、川椒、白术、茯苓、党参、肉桂温阳祛湿。

舌尖前部红,提示太阳、少阴郁而化热,故皮肤时有风团瘙痒、手心热、口苦小便热;用浮萍、桔梗、牡丹皮、桑白皮散热凉血。

尖平舌,舌体瘦小、两侧平直提示肝血不足,肝气上冲,故睡眠不好。用当归、川芎、首乌藤养血活血,龙骨、牡蛎平冲降逆。

处方:炒白术 30g,苍术 20g,当归 20g,川芎 10g,茯苓 20g,泽泻 10g,生龙骨 30g,生牡蛎 30g,牡丹皮 10g,肉桂 5g,炙甘草 10g,桔梗 10g,桑白皮 10g,党参 20g,川椒 8g,浮萍 10g,首乌藤 30g。7 剂,每日 1 剂,水煎 2 次,早晚分服。

二诊:患者诉症状略减轻,仍于睡前洗澡后发作明显,大便不成形。舌象见图 41-2-2,舌体淡暗紫、白腻苔、尖平舌及舌尖前部红均有减轻。左舌偏大,提示尚有肝气郁滞。

处方:炒白术 30g,苍术 20g,当归 20g,川芎 10g,茯苓 20g,香附 10g,生龙骨 30g,生牡蛎 30g,牡丹皮 10g,肉桂 5g,炙甘草 10g,桔梗 10g,桑白皮 10g,党参 20g,浮萍 10g,首乌藤 30g。7 剂,每日 1 剂,水煎 2 次,早晚分服。

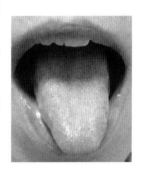

图 41-2-2

三诊:患者诉症状进一步减轻,夜间洗澡后风团及瘙痒持续时间缩短,睡眠较前改善,大便较前成形,质软。舌象见图 41-2-3,舌体较前舒展、左舌大、舌两侧平直均较前减轻,提示肝血不足、肝气郁滞、气机上冲均有缓解。舌中部凹陷越发明显,提示脾虚的本象。

处方:炒白术 30g,苍术 20g,当归 30g,川芎 10g,茯苓 20g,香附 10g,生龙骨 30g,生牡蛎 30g,牡丹皮 10g,肉桂 5g,炙甘草 10g,桑白皮 10g,党参 20g,苦杏 10g,徐长卿 10g,丹参 10g,首乌藤 30g。14 剂,每日 1 剂,水煎 2 次,早晚分服。

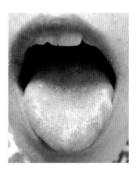

图 41-2-3

服上方 2 周后患者荨麻疹基本痊愈。

（撰稿人：陈晟）

〇四二　合欢皮

合欢皮首载于《神农本草经》：主安五脏，和心志，令人欢乐无忧。《本草纲目》概括为：和血消肿止痛。《本草经疏》记载：合欢禀土气以生，故味甘气平无毒，入手少阴、足太阴经；土为万物之母，主养五脏，心为君主之官，本自调和。脾虚则五脏不安，心气躁急则遇事多忧，甘主益脾，脾实则五脏自安。甘可以缓，心气舒缓则神明自畅而欢乐无忧。功效解郁安神，活血消肿。适用于心神不安，忧郁不眠，内外痈疡，跌打损伤等症。

一、药舌心鉴

（一）合欢皮对应舌象

两侧边缘隆起，或者中线右移（见图 42-1-1）。

（二）应用心得

本品味甘性平，入心、肝两经。能解肝郁，安心神，"令人事事遂欲，时常安乐无忧"（《本草蒙筌》），适用于情志不遂、愤怒忧郁所致心神不宁。兼能活血消肿止痛，消散内外之痈肿。故凡舌象见左舌大，或舌体两侧边缘饱满隆起之肝郁象时，即可配伍柴胡、郁金和白蒺藜应用。殷老师常用本品配白蒺藜和五味子治疗肝脏肿瘤或肝硬化等症。

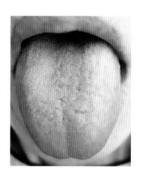

图 42-1-1

二、病案举例

患者男，42岁。

主诉：头晕、左手麻伴视物成双2月余。

症状：患者2个月余前因工作中与人发生口角，愤然离职，3天后出现头晕，左手麻木，左眼活动欠灵活，双目不能协调运动，视物成双、眼睛疲劳，无头痛，无肢体运动障碍，血压无异常，夜不能眠。于当地医院行头颅核磁检查示脑桥左侧小出血灶，诊断为海绵状血管瘤。医生考虑此部位手术风险较大，仅予输液改善循环、口服营养神经药物保守治疗，但症状未见明显改善。

舌象：见图 42-2-1。

【凭舌用药】

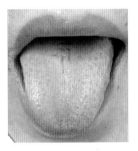

图 42-2-1

舌尖部两侧红赤，舌尖平，左侧略高凸，舌体两侧隆起，提示肝气郁滞兼有肝气上冲并化热；故用合欢皮、柴胡、郁金疏肝解郁，生龙牡收敛气机。

舌尖中部凹陷、色暗，提示精血不能上荣头面，兼有瘀血阻滞清窍；故用酸枣仁、天麻荣养头面，三七、赤芍养血活血。

舌前、中、后部均凹陷，伴有裂纹，提示心脾肾阳气俱虚；故用肉桂、白术、杜仲温补阳气。

处方：炒酸枣仁 30g，合欢皮 15g，柴胡 10g，郁金 10g，枳壳 10g，炒白术 30g，肉桂 5g，炙甘草 10g，炒杜仲 15g，生龙牡各 15g，三七 5g，天麻 10g，赤芍 10g。7 剂，每日 1 剂，水煎 2 次，早晚分服。

二诊：患者反馈头晕基本消失，左手麻木减轻，复视略有减轻，入睡较前改善，但睡后易醒。舌象见图 42-2-2，舌尖部两侧红赤、左舌尖略高凸均减轻，提示肝气上冲及化热有改善。

处方：炒酸枣仁 30g，合欢皮 15g，柴胡 10g，郁金 10g，枳壳 10g，炒白术 30g，肉桂 5g，炙甘草 10g，炒杜仲 15g，生龙牡各 15g，三七 5g，天麻 10g，赤芍 10g，杏仁 10g。7 剂，每日 1 剂，水煎 2 次，早晚分服。

三诊：患者反馈头晕、手麻消失，眼球运动较前协调，复视进一步减轻，睡眠改善。舌象见图 42-2-3，舌尖两侧红赤、舌体两侧隆起进一步减轻。

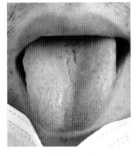
图 42-2-2

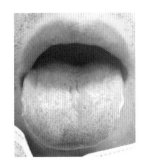
图 42-2-3

处方：炒酸枣仁 30g，合欢皮 15g，柴胡 10g，郁金 10g，枳壳 10g，炒白术

30g,肉桂5g,炙甘草10g,炒杜仲15g,生龙牡各15g,三七5g,天麻10g,赤芍10g,杏仁10g,谷精草10g。7剂,每日1剂,水煎2次,早晚分服。

四诊:患者眼球运动基本协调,复视明显改善,唯向右侧边缘视物时略有重影,眠佳。舌象见图42-2-4,舌象较前红活,舌尖中部凹陷、色暗较前减轻。上方14剂善后。

随访:已重新找到工作,恢复正常生活。

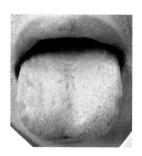

图42-2-4

（撰稿人：陈晟）

〇四三 珍珠母

珍珠母入药最早载于《本草图经》。珍珠母咸寒,归肝心经,有平肝潜阳、清肝明目、宁心安神的功效,可安神魂,定惊痫,消热痞、眼翳(《饮片新参》)。珍珠母主入肝经,配伍石决明、牡蛎、磁石等可以治疗肝阳上亢引起的头晕、头痛;配伍钩藤、菊花、夏枯草等可治疗肝阳上亢兼肝热烦躁;配伍白芍、生地黄、龙齿等治疗肝阴不足所致头痛、眩晕、耳鸣、心悸、失眠等;配伍天麻、钩藤治疗癫痫惊风等症。珍珠母还可清肝明目,如配伍石决明、菊花、车前子治疗肝热目赤、翳障;配伍枸杞子、女贞子治疗肝虚目暗,视物昏花,配伍苍术、木贼治疗夜盲症。珍珠母质重入心经,有安神定惊之功,可以配伍朱砂、龙骨、琥珀治疗心神不宁、惊悸、失眠。

一、药舌心鉴

(一)珍珠母对应舌象

舌尖平,舌质偏红(见图 43-1-1)。

(二)应用心得

珍珠母对于肝阳上亢诸症、视物昏花、目赤翳障,心神不宁、惊悸失眠等症效果理想,若遇到上症、舌尖平的患者,可以配伍酸枣仁;而舌尖尖的患者,则可以龙骨、牡蛎为主,配伍珍珠母。珍珠母若研粉内服,用作散剂,常常生用;煅后可减缓其寒性,且功效偏于固摄,较生用易煎煮。珍珠母还有抑制胃酸的作用,殷老师用珍珠母配合吴茱萸治疗泛酸、烧心,临床每获良效。

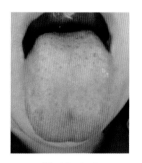

图 43-1-1

二、病案举例

病例 1(台新铂病案)

患者女,乳腺癌术后。

主诉:关节痛伴眠欠宁。

症状:半年前行乳腺癌手术,术后放疗 4 周。现四肢关节痛,早晨起床困难,自觉大腿无力,怕摔倒;眠欠宁;神经过敏,有轻度抑郁;疲劳;皮肤干燥;夜间小便灼热感。

舌象:见图43-2-1。

【凭舌用药】

舌质红,舌尖平,为肝阳上亢,心肝血虚,心神不宁之象,用珍珠母、酸枣仁,平肝潜阳、养心安神。

心区凹陷、上焦区及颈椎区有裂纹,用桂枝、葛根,温经通阳。

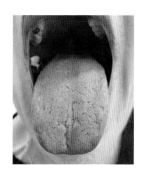

图43-2-1

中线右偏、左大右小,舌边隆起有平直趋向,舌红,为肝胆郁滞、肝阳上亢之象,用柴胡、郁金、白芍、薄荷疏肝解郁、柔肝清热。

舌红中焦平、略凹,乏力疲劳,为脾虚之象,用茯苓、生甘草,健脾安神。

舌有裂纹、色红、苔少,为气滞血瘀、阴虚火旺,用桃仁、延胡索、百合,行气活血、滋阴清心。

处方:珍珠母、酸枣仁各2,桂枝、葛根、薄荷、柴胡、白芍、郁金、茯苓、生甘草、桃仁、延胡索、百合各1。按比例配浓缩颗粒剂60g,每日2次,每次3g,温开水冲服。

10天后患者四肢关节疼痛明显好转,睡眠好转,小便已无灼热感。舌象见图43-2-2,显示舌红好转,略有薄苔,色暗好转(舌色变鲜活)。

病例2(殷鸿春病案)

患者男,35岁。

主诉:焦虑、胸痛及胃脘部疼痛2年,加重1个月。

症状:患者去年6月因心悸及胃溃疡来诊,给予中药粉1个月后症状消失。最近出现焦虑、胸痛及胃脘痛,要求再用中药配合针灸。

舌象:见图43-2-3。

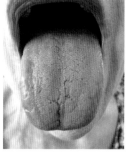

图43-2-2

【凭舌用药】

舌尖略平,又称尖平舌,边尖红,为肝火上炎,上焦郁热,加珍珠母、赤芍凉血清热,平肝宁心。

心区凹陷,加党参、五味子、炙甘草敛心气。

中焦略凹,苔黄腻,为脾虚湿困,郁而化热,中焦阻滞,加白术、白扁豆、黄

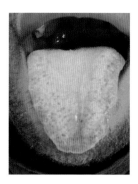

图43-2-3

芩、黄连健脾清热祛湿。

舌两侧瘦薄,平直,为肝血虚,加当归养肝血。

下焦舌淡,苔腻,为肾阳亏虚,水湿内停,加炮附子、炒薏苡仁温肾阳、利水湿。

处方:①珍珠母、党参、白扁豆、炒薏苡仁各 2,黄连、黄芩、赤芍、白术、五味子、炙甘草、当归、炮附子各 1。按比例配浓缩颗粒剂,1 次 9g,日 2 次。②针灸:期门、巨阙、中脘、关元、太冲、阴陵泉,双侧针,耳尖放血。

5 天后复诊,诸症消失,舌象明显好转,舌尖仍红,改白扁豆 1,加丹参 1。

10 天后复诊,未述不适,舌象明显变好,但舌质仍然偏红,见图 43-2-4,上方继服 1 周后停药。

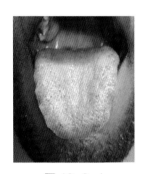

图 43-2-4

（撰稿人：赵林冰）

〇四四　百　合

百合,味甘,性寒,归肺、心、胃经。主治邪气腹胀心痛(《本草崇原》),敛气养心、安神定魄(《本草求真》),清痰火、补虚损(《本草纲目拾遗》)。治肺虚久咳,劳嗽咯血,常与生地黄、玄参、桔梗、川贝母等药同用,如百合固金汤(《慎斋遗书》);治阴虚肺燥,常与款冬花配伍,如百花膏(《济生方》)。

一、药舌心鉴

(一)百合对应舌象

舌质红有裂纹、苔少(见图44-1-1)。

(二)应用心得

百合为阴虚兼有精神、情志症状的要药,举凡舌质红有裂纹、苔少,即可配伍选用,特别以上焦心肺区出现裂纹、少苔为主要适用之征。百合还有排尿酸的作用。因其气味甚薄,必须重用,方见功效。

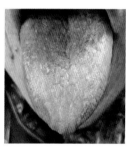

图44-1-1

舌质红:前部苔少、有裂纹,可配伍北沙参、麦冬、玄参、酸枣仁,以增加清肺清心安神之力;中部苔少、有裂纹,可配伍黄精、玉竹,以增加清胃之功;后部苔少、有裂纹,可配伍生地黄,以增加滋肾阴之能。

二、病案举例

患者女,70岁。2020年9月13日初诊。

主诉:头昏。

症状:尿酸高556μmol/L,尿隐血(+),脂肪肝,胆囊结石,双肺下叶微结节,鼻炎,双皮质性白内障,肝硬化,大便调,胃纳差。

脉象:脉涩。

舌象:见图44-2-1。

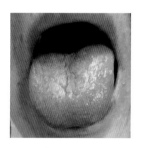

图44-2-1

【凭舌用药】

舌质红、苔少、有裂纹，用麦冬、北沙参、百合。

舌质红、舌根部凹陷，苔白，用熟地黄、生地黄。

舌面不平、舌质暗红，用山楂。

左舌隆起，苔少，用川楝子。

舌边平直，用当归。

舌中线凹陷、少苔，用太子参、枸杞子、山药。

舌前部隆起、舌质红、少苔，用浙贝母。

处方：熟地黄 15g、生地黄 12g、麦冬 12g、北沙参 15g、百合 20g、生山楂 12g、川楝子 9g、当归 15g、太子参 12g、枸杞子 20g、山药 30g、浙贝母 9g。12 剂，水煎服，每日 2 次。

二诊：2020 年 9 月 27 日。头晕减轻，胃胀反酸。舌质红及裂纹均减轻，见图 44-2-2。

处方：醋鳖甲 24g（先煎）、升麻 9g、炒白芍 20g、炙甘草 6g、枸杞子 20g、生地黄 12g、熟地黄 12g、山药 30g、茯神 15g、牡丹皮 9g、赤芍 12g、川楝子 9g、山萸肉 12g、杏仁 9g。12 剂。

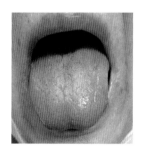

图 44-2-2

（撰稿人：王伟鹏）

○四五　黄　精

　　本品首载于《名医别录》：主补中益气，除风湿，安五脏。《日华子本草》：其性甘，平，归脾、肺、肾经，补五劳七伤，助筋骨，止饥，耐寒暑，益脾胃，润心肺。《本草纲目》：黄精补诸虚，止寒热，填精髓，下三浊。本品味甘如饴，性平质润，上可润肺燥，益肺气，用于肺虚燥咳，劳嗽咯血；中可补脾气，养胃阴，用于脾胃气虚、体倦乏力、胃阴不足、口干食少及内热消渴；下可补肾精，强腰膝，乌须发，用于肾虚精亏之头晕、腰膝酸软、须发早白。为平补三焦之品，尤以养脾胃是其专长（《本草正义》）。

一、药舌心鉴

（一）黄精对应舌象

　　两侧舌边凹、舌质偏红；或左舌边偏凹（见图45-1-1）。苔厚腻，舌中焦凹陷，舌质偏淡，中寒便溏者不宜使用。

（二）应用心得

　　黄精润肺滋阴，补脾益气，对于舌质偏红者尤为适用。临床上有脾胃气虚、脉象虚软者，可与党参、白术等补气健脾药同用；若脾胃阴虚而口干食少，舌红无苔者，可与石斛、麦冬、山药等益胃生津药同用。本品治疗肺

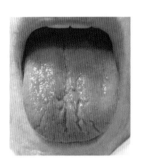

图 45-1-1

之气阴两伤，干咳少痰，可单用熬膏服，或与沙参、川贝母、知母等药同用。黄精改善肝肾亏虚，精血不足，与当归一样，都适用于舌边偏凹的情况。殷老师认为，如果舌质偏淡白，更适于用当归；而对于舌质偏红，左舌边偏凹，偏于阴虚的情况，则更适于用黄精。黄精能够滋肺补脾，这是当归所不具备的。

二、病案举例

患者女，56岁。

主诉：严重失眠10余年。

症状：自10年前丈夫去世后开始酗酒，严重失眠。7年前出现更年期综合征，伴盗汗、潮热，情绪不稳，最近服用雌激素后症状好转。夜间磨牙导致下颌关节疼痛，抑郁症，近2年双侧胳膊和大腿多发脂肪瘤。平日手脚冰凉，虽自觉

很热。每日排便2次。

舌象：见图45-2-1。

【凭舌用药】

舌中线略右偏，提示肝实肺虚，肝郁气滞，用郁金疏肝解郁。

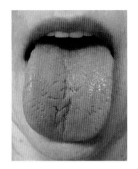

图45-2-1

舌尖平，肝血虚，用柏子仁、珍珠母、赤芍清热凉血。

上焦心区凹陷，色暗，伴裂纹，心气阴两虚，用天冬、麦冬、太子参、五味子、生甘草滋阴降火。

中焦舌中线凹陷，色红，伴中线裂纹，提示阳明内热，脾胃阴虚，用石斛、北沙参、山药、生麦芽来滋补胃阴。

下焦凹陷，色红，肾阴阳两虚，用生地黄、熟地黄、山茱萸滋阴补肾。

两侧舌边平直，肝血虚，用黄精、白芍、葛花滋阴补血护肝。

下颌关节紊乱，加用忍冬藤。

处方：生麦芽、柏子仁各2，山茱萸、珍珠母各3，郁金、赤芍、天冬、麦冬、太子参、五味子、生甘草、石斛、北沙参、山药、熟地黄、生地黄、黄精、白芍、葛花、忍冬藤各1。按比例配3周浓缩颗粒剂，每次8g，每日2次。

二诊：患者睡眠明显改善，下颌关节未再出现疼痛，四肢脂肪瘤变小。舌象如图45-2-2，舌尖平明显改善，已不再是方形舌，舌色转淡，舌体饱满。继服上方1周。

三诊：患者过去1周每晚安睡，开始由每日服用雌激素改为隔日服用，无明显潮热盗汗，心情舒畅。舌象如图45-2-3，舌色转为淡红，舌尖明显显现，舌中仍然有多处大裂纹，原方加莪术1继续服用2周。

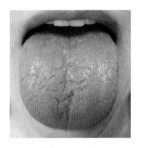

图45-2-2

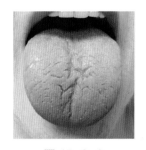

图45-2-3

（撰稿人：石俊洪）

〇四六　沙　参

沙参最早记载于《神农本草经》，甘淡而寒，体轻虚，专补肺气，因而益脾与肾，故金能受火克者宜之(《本草纲目》)。补肺阴、润肺燥，亦能清肺热，用于阴虚劳嗽，肺热燥咳，干咳少痰、咽干音哑或咯血等症，常与麦冬、知母、川贝母等养阴润肺止咳药同用。沙参甘寒养阴，能养胃阴、清胃热，用于胃阴虚有热之口干多饮、大便秘结、食少呕吐、舌苔光剥或舌红少津等。兼能补益脾气，对于胃阴脾气俱虚之证，有气阴双补之功，故尤宜于热病后期，气阴两虚而余热未清不受温补者，常与玉竹、麦冬、生地黄等养胃阴、清胃热药配伍，如益胃汤(《温病条辨》)。胃阴脾气俱虚者，宜与山药、太子参、黄精等养阴、益气健脾之品同用。脏腑无实热，肺虚寒客之作嗽者，勿服(《本草经疏》)。

一、药舌心鉴

（一）沙参对应舌象
舌质红，中上焦凹或伴有裂纹，苔少或者无苔(见图 46-1-1)。

（二）应用心得
沙参养阴清肺，益胃生津，凡舌象见中上焦凹，舌质红苔少或者无苔者，即可配伍选用。如出现阳明经的热证，以伤阴为主，殷老师建议用沙参、麦冬、玉竹、石斛之类的药物来益胃养阴。但如果只是以热证为主，并未伤及阴液，则并不适合使用沙参。

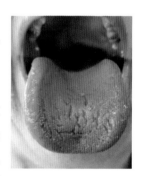

图 46-1-1

二、病案举例

患者女，71 岁。

主诉：咽喉干、紧，需不断清嗓 1 年。

症状：患者于 1 年前出现吞咽问题，检查后被告知咽部肌肉肥大，于去年 9 月行咽部肌肉切除术。术后 2 个月，患者开始出现嗓子干，需不停清嗓子(极少有痰)，且要不断服用止咳糖浆来湿润喉部，检查后发现瘢痕组织形成。患者近来出现胃酸反流,服用抗酸剂 3 周,容易腹胀和嗳气。患者脱发 1 年余,经治疗略有效果。睡眠差,容易入睡,但凌晨 2 点至 3 点醒后不易再睡。无夜尿。平日眼睛干涩。

既往史:哮喘和偏头痛绝经后消失,双膝关节置换术后,腹部脂肪切除术后,9 岁阑尾炎穿孔造成腹腔粘连。输卵管结扎术。

舌象:见图 46-2-1。

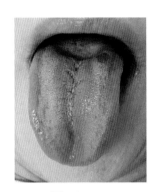

图 46-2-1

【凭舌用药】

舌中线凹陷,两侧一条宽的红带,提示阳明经热,肺胃气阴两虚,故选用沙参、麦冬、山药、法半夏、桔梗、桃仁、党参养阴益胃清肺。

舌尖红,箭头舌,舌尖高突,提示肝气上冲,心火上炎,上焦郁热,用薄荷、丹参、柏子仁、生甘草、玄参、生龙牡和栀子清热平肝。

舌根凹陷,薄白苔,上热下寒,用肉桂引火归原,用炒杜仲、生地黄、薏苡仁、五味子强肾祛湿。

两侧舌边红,平直,左侧凹陷伴肝胆区剥苔,提示肝郁气滞及肝血虚,用郁金疏肝解郁,当归、黄精、白芍养肝血。

处方:沙参、麦冬、山药、法半夏、桔梗、桃仁、党参、薄荷、丹参、柏子仁、生甘草、玄参、生龙骨、生牡蛎、栀子、肉桂、生地黄、五味子、郁金、当归、黄精各 1,白芍 2,炒杜仲、薏苡仁各 3。按比例配 1 个月的浓缩颗粒剂,每次 8g,每日 2 次。

二诊:患者咳嗽明显好转,腹胀有所改善,未再有胃酸反流,但睡眠仍差。舌象如图 46-2-2。继服上方 3 周。

三诊:患者不吃辣时基本无咳嗽,消化系统症状继续好转,睡眠较前改善。

舌象如图 46-2-3。继服上方，巩固治疗。

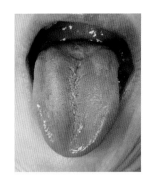

图 46-2-2

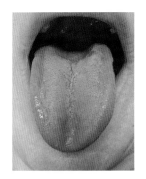

图 46-2-3

（撰稿人：路亚妮）

〇四七 白芍

芍药最早记载于《神农本草经》中品，陶弘景《本草经》始分赤、白两种。《伤寒论》中含有芍药的汤方有 33 个，《金匮要略》含有芍药的汤方有 32 个。白芍善养血敛阴，柔肝止痛，平抑肝阳，因其味苦性微寒，故可降少阳相火，可于桂枝加芍药汤及小建中汤相关条文中窥得一二。

一、药舌心鉴

（一）白芍对应舌象

舌质偏红，舌尖及上焦区凹陷，舌边凹陷或平直，或中线两侧隆起（见图 47-1-1、图 47-1-2）。

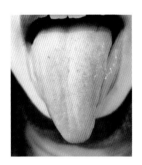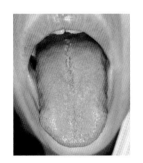

图 47-1-1　　　　　　图 47-1-2

（二）应用心得

白芍为桂枝汤的主要成分，在《伤寒论》时代乃至之前，已经被广泛使用。白芍用于柔肝止疼时忌用于舌质淡白或胖嫩的象，会克伐阳气，导致症状加重。殷老师认为，寒性腹痛忌用生白芍，要用干姜、高良姜、吴茱萸这类温药来解决；一定要用时，用炒白芍代替。白芍用来平抑肝阳、柔肝止痛时的舌象特点：舌尖往上翘，舌边瘦，舌质偏红。另外，白芍亦有止血作用，咯血、吐血、月经过多、崩漏等都可以用，用普通的止血药不能止血时不要忘了白芍亦可止血。

二、病案举例

患者女，8岁。

主诉：不明原因腹痛。

症状：半年前突发剧烈腹痛，被家长带去急诊，做了各项相关检查，均无异常，医生怀疑为便秘，予通便纤维素。服用后大便每日行但腹痛仍然不定时发作，痛剧时无法起床正常穿衣，常夜间痛到默默流泪至天亮，半年间去了急诊多次，均无明确诊断与有效治疗效果，导致家人异常焦虑。除腹痛外，亦常向父母表述肢痛背痛，呈游走状，时有时无。余无其他不适。

腹诊：全腹绕脐皆痛，按之痛剧。

脉象：弦细。

舌象：见图47-2-1。

【凭舌用药】

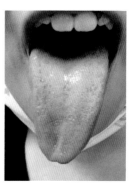

图47-2-1

舌质稍红，舌尖尤甚，舌体瘦长，舌边平直，上焦区凹陷，为白芍适用舌象。

舌中线歪斜（尖右根左），为肝、肺虚，胆、大肠实，用大黄去大肠实，白芍降少阳相火。

舌面遍布薄白湿苔，为表证未解，用桂枝汤加减方解表。

处方：桂枝3，白芍6，炙甘草2，生姜3，大枣3，大黄1。按比例配60g浓缩颗粒剂，每次3g，日2次。

二诊：服上方后，前3日大便多次，量大，之后腹痛完全消失，游走性肢痛背痛亦消失。舌象见图47-2-2，舌面薄白，湿苔消退变干，与表症消失一致。左舌尖高凸象亦消失，舌尖变平，舌中线歪斜有回正之趋向，但仍未恢复中正位。上方去大黄，服用时加麦芽糖粉同冲服，以巩固疗效。

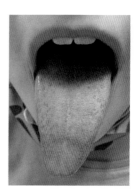

图47-2-2

3个月后回访，其母诉患儿病情稳定，再无腹痛发作。

（撰稿人：熊颖）

〇四八　熟地黄

地黄最早记载于《神农本草经》,味甘、性微温,归肝、肾经。善于滋补阴血,益髓填精,为治疗肝肾阴虚证之要药。用治肝肾阴虚之腰膝酸软、遗精、盗汗、耳鸣、耳聋及消渴等,常与山茱萸、山药等同用,如六味地黄丸(《小儿药证直诀》);用治肝肾阴虚,虚火上炎,骨蒸潮热,颧红盗汗,耳鸣遗精等,常与知母、黄柏、山茱萸等同用,如知柏地黄丸(《医方考》);用治血虚萎黄、眩晕、心悸失眠、月经不调、崩漏等,常与当归、白芍、川芎同用,如四物汤(《太平惠民和剂局方》);若血虚心悸怔忡,可与远志、酸枣仁等安神药同用;若血虚崩漏下血者,可与阿胶、艾叶等养血、止血药同用,如胶艾汤(《金匮要略》);若气血两虚者,常与人参、当归等同用,如八珍汤(《正体类要》)。

一、药舌心鉴

(一)熟地黄对应舌象

舌根比较凹陷,舌苔略白,舌边或有内凹(见图48-1-1)。凡气滞痰多,湿盛中满、食少便溏者忌服,即白腻苔不用本品。

(二)应用心得

殷老师说熟地黄可广泛用于妇、儿、内、皮肤科等诸疾,尤其慢性病导致的气血精亏,常与黄芪、黄精同用,如用其治疗血虚或者阴虚便秘,老年便秘。本品性质黏腻,有碍消化,若重用久服,宜与陈皮、砂仁等同用,以免滋腻碍胃。

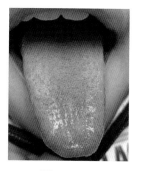

图48-1-1

如年轻女患者闭经,舌根凹或舌边内凹,舌质瘦且淡,表明气血皆不足。补气要用黄芪,补血要当归、熟地黄一起上,且量不能小。舌根凹陷,肾阳明显不足的情况下,要加大温肾的力量,枸杞子、炒杜仲、菟丝子、续断都要使用。

熟地黄甘微温,滋腻性大,入肝肾而功专补血滋阴,填精益髓,长于治疗血虚证及肝肾亏虚;生地黄甘寒质润,功善清热滋阴,治疗热入营血、热病伤阴、阴虚发热诸症,滋阴补肾之力不如熟地黄,清热凉血之力稍逊于鲜地黄,但养阴生津之力强于鲜地黄。

二、病案举例

患者男,12岁。

主诉:儿童孤独症。

症状:睡眠障碍,夜里多醒,尿频,便秘,常常自言自语。

脉象:脉左寸关部细数,尺脉沉;右脉寸关部细数,尺脉沉。

舌象:见图48-2-1。

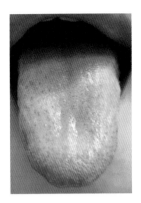

图48-2-1

【凭舌用药】

长条舌,舌边平直,舌尖红、平、尖,有红点突起,提示上焦郁热,肝气上冲,精血虚,心肝血虚,故用黄连、黄芩、薄荷、甘草清上焦郁热,用生牡蛎平肝潜阳,用熟地黄补精血,用黄精、白芍补心肝之血。

舌根中部及根部白腻苔,提示脾肾阳虚湿滞,故用白术、半夏补脾祛湿,用肉桂、益智仁温补肾阳。

舌前部凹陷,提示心肺气虚,故用党参、五味子。

舌前部中线颈椎显形,用葛根。

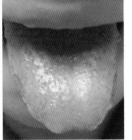

图48-2-2

处方:生牡蛎3,黄连、黄芩、薄荷、甘草、白芍、半夏、白术、益智仁、党参、黄精、五味子各1,熟地黄、葛根各2,肉桂0.5。按比例配2周浓缩颗粒剂,每次5g,每日2次。

二诊:1周后,便秘、睡眠改善,夜间醒次数减少。舌象见图48-2-2,舌尖红、舌体平直、舌前心区凹陷,颈椎显形消失,下焦仍有薄白腻苔。上方去生牡蛎,加杜仲1,继服3周。

三诊:患者前述症状改善稳定,舌象见图48-2-3。

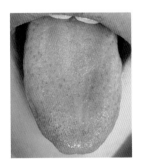

图48-2-3

（撰稿人:何巧莎）

〇四九　当　归

当归最早记载于《神农本草经》，甘、辛，温，归肝、心、脾经。功能降逆止咳，补血活血，调经止痛，润肠通便。《神农本草经》：主咳逆上气，温疟，寒热洗洗在皮肤中，妇人漏下，绝子。诸恶疮疡金疮，煮饮之。《本草备要》：血滞能通，血虚能补，血枯能润，血乱能抚。张仲景著作配有当归的方多达十余首，主要用于治疗妇女月经不调，崩漏下血，妊娠腹痛，胎动不安以及血虚受寒，手足厥冷等病证。《金匮要略》温经汤，主治冲任虚寒，瘀血内阻之月经不调等；胶艾汤治疗妇女冲任虚损，崩漏不止，产后下血不绝，或妊娠下血等；当归芍药散用来治疗妊娠腹痛；当归散用于血虚有热的胎动不安等。《伤寒论》当归四逆汤，治血虚受寒所致的手足厥冷，以及寒入经络，腰腿疼痛等。

一、药舌心鉴

（一）当归对应舌象

舌边平直或凹陷，上焦饱满但两侧肝胆区及下焦两侧瘦小如同蘑菇状（当归与郁金同用），舌质淡（见图49-1-1）。虚劳多汗、湿盛中满、大便溏泻者忌服，即舌红苔腻者慎用。

（二）应用心得

当归为"补血圣药"，善治心肝血虚诸疾，若见舌边平直或凹陷且舌质淡，说明肝血虚，即可配伍选用。殷老

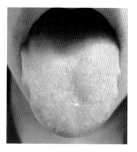

图 49-1-1

师凭舌用药常用当归，内、妇、皮、外、痛症见到舌象有肝血虚即可应用。腿抽筋，常可用当归，因抽筋多是一半受风，一半血虚（血虚不能荣筋），当归既能活血以祛风，又能生血以补虚，故用之。另，当归性温，殷老师经验，舌边平直或凹陷且舌质偏红时，则用白芍或黄精，不用当归；舌象肝胆区凹陷或平直，难以区分偏淡或偏红，当归与白芍或黄精合用。疮疡日久耗伤气血，不可发汗，如舌象有肝血虚的特征，需用当归、黄精等养血。当归能润大便兼能利小便，凡血虚血枯、阴分亏损之证，皆宜用之。惟虚劳多汗、大便滑泻者，皆禁用。

二、病案举例

病例1

患者女，27岁。

主诉：卵巢囊肿、子宫内膜异位症。

症状：经前、经期严重下腹疼痛，便秘。囊肿12cm。

脉象：脉左关弦滑，尺脉沉；右脉寸关滑，尺脉沉。

舌象：见图49-2-1。

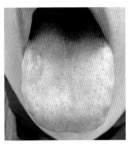

图49-2-1

【凭舌用药】

舌质淡，舌边平直略有齿痕，舌尖平凹，提示心肝血虚，故用当归、熟地黄、酸枣仁补心肝之血。

舌中凹陷、白腻苔，提示脾阳虚，用白术、炙甘草温中健脾除湿。

舌边隆起，提示肝郁气滞，故用香附。

舌前部质淡、凹陷，提示心肺气阳虚，故用桂枝、炙甘草。

舌根窄、中间凹陷、两侧突起、白腻苔，提示肾阳虚、气化不利、下焦瘀滞，用熟地黄、肉苁蓉、薏苡仁、附子、茯苓。

处方：酸枣仁、薏苡仁各3，香附、桂枝、炙甘草、半夏、陈皮、白术、生麦芽、当归、熟地黄、肉苁蓉、附子、茯苓各1。按比例配1个月的浓缩颗粒剂，每次5g，每日2次。

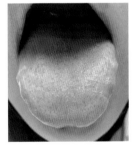

图49-2-2

二诊：1周后，下腹痛消失，便秘改善，卵巢囊肿变软、变小。舌象见图49-2-2，舌质淡红、舌体平直、舌前色淡凹陷均好转，下焦白腻苔、舌根窄亦改善。效不更方，浓缩颗粒剂继服1月。

随后来诊，各症继续改善。

病例2

患者女，69岁。

主诉：慢性腰痛伴周身关节疼痛10余年。

症状：患者以前为运动健将，近几年感觉锻炼身体没有力气，每月会有1次偏头疼。睡眠好，夜尿最多1次，大便规律。

既往史：胃酸反流，颞颌关节紊乱，肾结石，双侧膝关节置换。

舌象：见图 49-2-3。

【凭舌用药】

舌尖色红，满布红点，提示上焦郁热，用薄荷、葛根、川芎解郁去热。

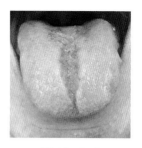

图 49-2-3

舌质淡红，舌苔薄白，舌中凹陷，有裂纹，提示脾胃虚寒，脾气大亏，加白术、生姜、白扁豆、黄芪健脾祛湿。

心区凹陷，大裂纹，提示心阳不足，心气外散，故加人参、五味子、桂枝、炙甘草。

下焦凹陷、薄腻苔，提示下焦湿滞，加炮附子、肉桂、威灵仙、徐长卿、络石藤。

两侧舌边平直，肝血虚，故加当归养血活血。

督脉显形，加用狗脊、续断、桃仁、防风、羌活活血祛瘀，强筋健骨。

处方：白扁豆、黄芪、白术各 2，人参 3，薄荷、葛根、川芎、茯苓、生姜、五味子、桂枝、炙甘草、炮附子、肉桂、威灵仙、徐长卿、络石藤、当归、狗脊、续断、桃仁、防风、羌活各 1。按比例配 1 周浓缩颗粒剂，每次 8g，每日 2 次。

二诊：1 周后复诊，患者体力好转，关节疼痛有所改善，但腰痛仍然非常明显。舌象如图 49-2-4，舌中大凹陷明显好转，舌色转红，舌边较前饱满，薄白腻舌苔明显改善。继服上方巩固治疗。

三诊：1 周后复诊，患者关节疼痛已基本消失，腰痛有所改善，但仍然感觉腰部僵硬，自治疗开始未再出现过偏头痛。舌象如图 49-2-5，舌中大凹陷明显好转，舌象较前更加红活。继服上方巩固治疗。

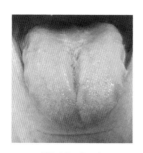
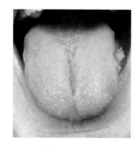

图 49-2-4　　　　　图 49-2-5

（撰稿人：何巧莎）

147

○五○ 补骨脂

补骨脂最早出自《雷公炮炙论》,但对其功效主治描述始载于《药性论》:味苦,辛,主男子腰疼,膝冷囊湿,逐诸冷痹顽,止小便利,腹中冷。本品性温兼涩,入肾、脾经。补肾壮阳,固精缩尿,纳气平喘,温脾止泻;外用消风祛斑。用治肾阳不足、命门火衰之腰膝冷痛、阳痿、遗精、尿频,脾肾阳虚泄泻,肾不纳气之虚喘,白癜风等。

一、药舌心鉴

(一)补骨脂对应舌象

舌中下焦凹陷,舌质淡,苔薄白(见图50-1-1)。

(二)应用心得

补骨脂为温补脾肾的要药,善治脾肾阳虚诸疾,能"固下元,暖水脏"(《本草正》),适用于肾虚阳痿、腰膝冷痛,及肾气不固之遗精、遗尿、尿频。脾肾阳虚而见舌质淡、舌根凹时,均可配伍应用,李可老先生的"肾四味"即以补骨脂合菟丝子、淫羊藿、枸杞子而成。临床上白癜风

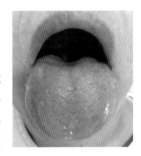

图 50-1-1

患者,表现为脾肾阳虚的舌象时,殷老师常用补骨脂,补骨脂本身有光敏作用,吃上后白癜风会好得很快。内服外用均可,也常配合生地黄以防补骨脂温热伤血。

二、病案举例

患者女,65岁。远程诊疗。

主诉:间断咳嗽伴腹泻40余年,加重1月余。

症状:患者自诉年轻时曾患有肺结核,40余年间咳嗽频发,甚时咯血,饮食稍有生冷即发腹泻,纳差,消瘦,面色萎黄,气短乏力,时有喘憋。间断服用当地医师开具的中药,但近1月来上述症状加重。肺CT(2020年1月22日)示:双肺感染,较2008年8月8日CT进展,结核可能;纵隔内略肿大淋巴结。

舌象：见图50-2-1。

【凭舌用药】

整体舌象干枯、偏薄，提示久病精血耗伤，正气虚馁。

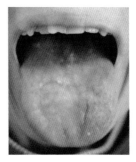

图50-2-1

舌体前1/3偏红、少苔，提示阴虚肺热，纵行裂纹提示肺部陈旧病灶，故用太子参、百合、五味子、生麦芽补肺养阴，桃仁活血化瘀。

舌中部苔白，中后部凹陷伴有裂纹，舌根两侧内收，提示脾肾阳虚，故用补骨脂、炒白术、太子参温补脾肾。

舌体两侧平直略内凹，提示肝血不足，故用当归补养肝血。

处方：生麦芽30g，百合10g，五味子10g，炙甘草10g，太子参30g，当归30g，补骨脂30g，炒白术20g，陈皮10g，清半夏10g，桃仁10g。7剂，每日1剂，水煎2次，早晚分服。

二诊：咳嗽减轻，痰多质黏，咯血未再出现，腹泻次数从原先每天7～8次减至3～4次，患者自觉体力好转，较前稍有食欲。舌象见图50-2-2，舌整体较前鲜活明润，提示正气有所恢复；舌体左前部的裂纹较前好转，提示肺部炎症减轻；心肺区凹陷更加清晰，整体苔少、分布不均，提示尚有心气不足，气阴两虚。上方加桂枝10g，继服1周。

三诊：咳嗽进一步减轻，痰仍较多，腹泻基本消失，气短乏力好转，食欲转佳。舌象见图50-2-3，舌苔增多且更均匀，提示气阴均有恢复；心肺区凹陷较前好转提示心肺之气得到加强；舌前部仍较红、少苔，提示仍有阴虚肺热存在。

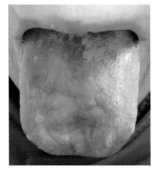

图50-2-2

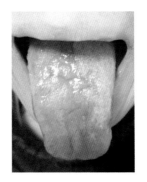

图50-2-3

处方：生麦芽 30g，百合 10g，五味子 10g，桂枝 10g，炙甘草 10g，炒白芍 10g，太子参 30g，当归 30g，炒杜仲 30g，补骨脂 10g，炒白术 20g，陈皮 10g，清半夏 10g，桃仁 10g。7 剂，每日 1 剂，水煎 2 次，早晚分服。

四诊：患者诉讲话多时有咳嗽，静息状态下咳嗽基本消失，咳痰较多，面色较前红润，腹泻未作，体力明显好转。舌象见图 50-2-4，舌象舌体圆润，舌苔开始均匀恢复。

处方：生麦芽 30g，百合 10g，五味子 10g，桂枝 10g，炙甘草 10g，炒白芍 10g，太子参 30g，当归 30g，炒杜仲 30g，补骨脂 10g，炒白术 20g，陈皮 10g，清半夏 10g，桃仁 10g，升麻 10g，紫苏子 6g。7 剂，每日 1 剂，水煎 2 次，早晚分服。

五诊：患者诉咳嗽基本痊愈，咳痰量较前减少，痰色稍黄。余无明显不适。舌象见图 50-2-5，舌苔较前增多，提示胃气较前充盛；肺胃区苔少，提示肺胃阴虚。

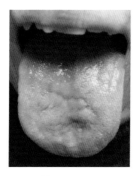 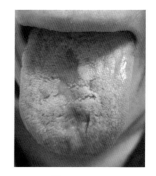

图 50-2-4　　　　　　　　　图 50-2-5

处方：生麦芽 30g，炒酸枣仁 15g，百合 10g，五味子 10g，肉桂 10g，炙甘草 10g，党参 10g，佛手 10g，生山药 30g，当归 15g，川芎 10g，补骨脂 10g，炒白术 20g，茯苓 15g，陈皮 10g，清半夏 10g，桃仁 10g，升麻 10g，冬瓜仁 10g。7 剂，每日 1 剂，水煎 2 次，早晚分服。

（撰稿人：陈晟）

〇五一　益智仁

益智仁最早见于《本草拾遗》：止呕哕，治遗精虚漏，小便余沥，益气安神，补不足，利三焦，调诸气，夜多小便者，取二十四枚碎，入盐同煎服。用于下元虚寒遗精、遗尿、小便频数。本品暖肾固精缩尿，补益之中兼有收涩之性。常与乌药、山药等同用，治疗梦遗，如三仙丸（《世医得效方》）；以益智仁、乌药等份为末，山药糊丸，治下焦虚寒，小便频数，如缩泉丸（《校注妇人大全良方》）。还可用于脾胃虚寒，腹痛吐泻及口涎自流。脾主运化，在液为涎，肾主闭藏，在液为唾，脾肾阳虚，统摄无权，多见涎唾。常以本品暖肾温脾、开胃摄唾，常配川乌、干姜、青皮等同用，治脘腹冷痛，呕吐泄利，如益智散（《太平惠民和剂局方》）；若中气虚寒，食少，多涎唾，可单用本品含之，或与理中丸、六君子汤等同用。

一、药舌心鉴

（一）益智仁对应舌象

舌根凹陷，舌质淡，苔薄白（见图 51-1-1）。

（二）应用心得

益智仁辛温，归脾、肾经。功能温脾开胃摄唾，温肾固精缩尿。殷老师常根据患者夜尿的次数来确定用量比例，如夜尿 1 次用 1、2 次用 2，以此类推。如舌中稍隆起、苔薄黄可与乌药、山药等同用。如脾胃虚寒，腹痛吐

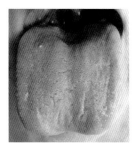

图 51-1-1

泻及口涎自流，舌象见舌中舌根凹陷、苔白腻，常配川乌、干姜、青皮等同用以温经散寒止痛；若中气虚寒，食少，多涎唾，舌见舌中凹陷或裂纹，可与理中丸、六君子汤等同用。

二、病案举例

病例 1

患者男，9 岁。

主诉：遗尿。

症状：几乎每晚遗尿，需穿尿不湿睡觉，尿后不醒。

脉象：脉沉。

舌象：见图51-2-1。

【凭舌用药】

下焦凹陷，肾阳虚，加益智仁、乌药、杜仲。

中焦隆起，苔罩黄，胃气不降，加神曲、陈皮、茯苓、山药。

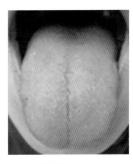

图51-2-1

肺区隆起，肺气不降，加杏仁。

舌尖平，色红，加酸枣仁、薄荷。

处方：益智仁、山药、乌药、神曲、陈皮、茯苓、杏仁、杜仲各1，酸枣仁3，薄荷0.5。按比例配1周浓缩颗粒剂，每次6g，每日2次。

二诊：父母反馈遗尿无明显好转。舌象见图51-2-2，舌体明显比上次大，舌根苔转黄腻，舌尖红加重，考虑是一诊时一味补肾，并未着重疏肝清心火，致肝的疏泄功能郁滞，心火偏盛；另一方面，患儿偏内向，少言语，遗尿可能对他自己也造成了一些压力，去酸枣仁、杜仲，加熟地黄、山茱萸补肝肾，加薏苡仁去下焦湿热，苍术健脾祛湿，薄荷加量，并加牡丹皮清心肝之火。

处方：益智仁、山药、乌药、神曲、陈皮、茯苓、杏仁、薄荷、苍术、山茱萸、牡丹皮各1，熟地黄、生薏苡仁各3。浓缩颗粒剂继服1周。

三诊：诉已经2周没有遗尿。舌象见图51-2-3，舌尖红明显减轻，舌根黄腻苔好转，左右舌较均衡。上方续服1周。

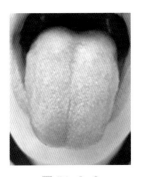

图51-2-2

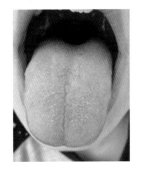

图51-2-3

1个月后随访未复发。

病例2

患者男,65岁。

主诉:尿频尿急。

症状:飞蚊症,尿频尿急,心下满痛,心悸,时常能感觉到主动脉搏动的声音,眠差。

脉象:脉细。

舌象:见图51-2-4。

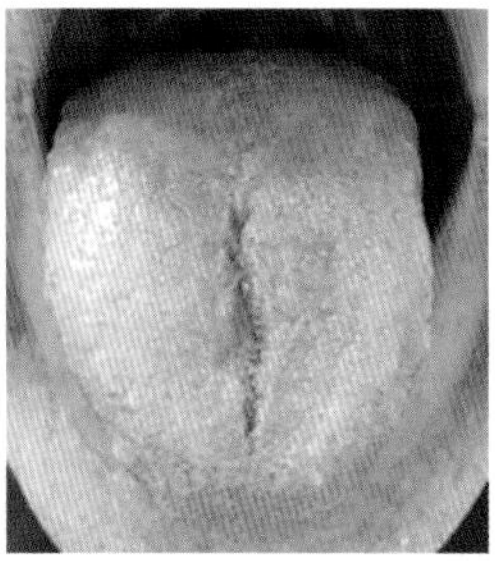

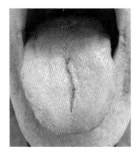

图51-2-4

【凭舌用药】

下焦凹陷,肾阳虚,加益智仁、杜仲。

舌根隆起,下焦瘀血,加桃仁、白芷。

舌中大裂纹,凹陷,脾阳虚,脾气外散,加山药、白术、茯苓、党参、陈皮、法半夏。

舌边平直凹陷,肝血亏虚,加当归、白芍、山茱萸、川芎、枸杞子。

舌尖平,色红,心血不足,上焦郁热,加酸枣仁、牡丹皮、薄荷、菊花。

心肺区大裂纹,凹陷,心肺气阴两虚,加五味子、麦冬、杏仁。

处方:益智仁、杜仲、桃仁、白芷、山药、白术、茯苓、党参、陈皮、法半夏、当归、白芍、山茱萸、川芎、枸杞子、牡丹皮、薄荷、菊花、五味子、麦冬、杏仁各1,酸枣仁3。按比例配1周浓缩颗粒剂,每次6g,每日2次。

二诊:1周后复诊,尿频尿急好转,飞蚊症明显减轻,几乎没有症状,睡眠好转,心悸好转。舌象见图51-2-5,舌尖仍平,但红点明显减少,上焦郁热有明显好转,舌边膨隆减轻,舌中裂纹稍浅,舌根隆起基本转平。原方100g续服巩固。

图51-2-5

（撰稿人:邢磊）

〇五二　山茱萸

山茱萸首载于《神农本草经》：味酸，平，治心下邪气，寒热，温中，逐寒湿痹，去三虫。本品味酸涩、质润，其性温而不燥，补而不峻，功善补益肝肾，既能益精，又可助阳，为平补阴阳之要药。能固精缩尿，于补益之中又具封藏之功，为固精止遗之要药。入下焦，能补肝肾、固冲任以止血。能敛汗固脱，为防止元气虚脱之要药。《景岳全书》："味酸涩，主收敛，气平微温，阴中阳也。入肝肾二脏。能固阴补精，暖腰膝，壮阴气，涩带浊，节小便，益髓兴阳，调经收血。"

一、药舌心鉴

（一）山茱萸对应舌象

舌根缩窄或舌根凹陷，舌质偏淡或淡红（见图 52-1-1、图 52-1-2）。

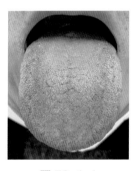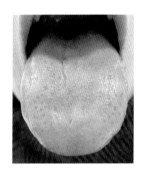

图 52-1-1　　　　　　图 52-1-2

（二）应用心得

本品治肝肾阴虚，头晕目眩、腰酸耳鸣，肾虚精关不固之遗精、滑精，常与熟地黄、山药等配伍，如六味地黄丸（《小儿药证直诀》），舌象可见舌根缩窄或凹陷，舌质偏红苔少；治命门火衰，腰膝冷痛，小便不利者，常与肉桂、附子等同用，如肾气丸（《金匮要略》），舌象可见舌根缩窄或凹陷，舌质淡，苔白腻水滑。治肾虚膀胱失约之遗尿、尿频，常与沙苑子、覆盆子、桑螵蛸等药同用，舌象可见舌根缩窄或凹陷。

治肝肾亏损，冲任不固之崩漏、月经过多，常与熟地黄、白芍、当归等药同用,如加味四物汤(《傅青主女科》),舌象可见舌根缩窄或凹陷,伴任脉显形,舌淡白,舌边平直内收或见肝虚线;若脾气虚弱,冲任不固而漏下不止者,常与龙骨、黄芪、白术等药同用,如固冲汤(《医学衷中参西录》),舌象可见舌根缩窄或凹陷,伴中焦凹陷或裂纹;若带下不止,可与莲子、芡实、煅龙骨等药配伍,舌象可见舌根缩窄或凹陷,伴带脉显形。

治大汗不止,体虚欲脱或久病虚脱,常与人参、附子、龙骨等同用,如来复汤(《医学衷中参西录》),舌象可见舌根缩窄或凹陷,伴心、脾、肾区凹陷色淡。

治疗肝肾阴虚,内热消渴,常配伍黄精、枸杞子、天花粉等滋补肝肾、清热生津药,舌象可见舌根缩窄或凹陷,伴舌红苔少而干。

殷老师强调,山茱萸性平偏微温,既能补肝肾之阴,又能温脾、收敛固涩,敛汗的作用非常强,尤宜于肾虚而见舌根缩窄或舌根凹陷者,舌质偏淡红时,可配伍选用。肝肾不足、精气失藏、滑脱不尽,滑精、脱汗,特别是大量出汗的患者,量一般要用到30g以上。

二、病案举例

患者女,34岁。2021年11月18日初诊。

主诉:自汗数年。

症状:从小容易出汗,稍动即汗,以头颈部、前胸后背、腰部为甚,每次出汗后觉得凉。2010年12月第一胎剖宫产后出汗严重,2015年4月底剖宫产第二胎也有明显出汗。近2年愈加明显,夏天更甚。出汗后经常感冒头痛,吃感冒药可缓解。长期工作久坐,颈腰椎不适,经针灸刮痧可缓解。眼睛疲劳感。4天前行宫腔镜子宫内膜息肉摘除术。

舌象:见图52-2-1、图52-2-2。

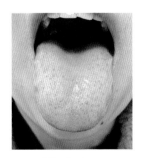 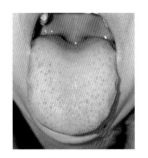

图 52-2-1   图 52-2-2

【凭舌用药】

舌质淡，苔薄白腻、水滑，中线略左移，舌体略胖，略有齿痕，心区凹陷，提示营卫失调、表虚自汗、心阳不足，故选用桂枝汤为底调和营卫。

舌质淡，苔薄白腻、水滑，左舌略小，心区凹陷，故选用桂枝以助卫阳、心阳。

舌尖散在红点，选赤芍祛瘀。

心脾区凹陷，选炙甘草以助心阳、补脾益气。

苔薄白腻，用生姜以解表除湿。

脾区凹陷，用生姜配大枣，除湿和中、补脾益气。

心区凹陷，自汗，用浮小麦甘凉入心，益心气、敛心液。

自汗，用煅牡蛎以收敛固涩。

自汗、舌根凹陷，提示肾虚、精气失藏，用山茱萸平补肾阴肾阳，收敛固涩。

处方：桂枝 9g，赤芍 9g，生姜 9g，炙甘草 6g，大枣 9g，浮小麦 30g，煅牡蛎 20g，山茱萸 30g。7 剂，每天 1 剂，水煎取 450ml，每次 150ml，三餐后半小时温服。

二诊：2021 年 11 月 24 日，诉出汗症状减轻，晚上没有出汗，白天活动后背心出汗，大便畅通，余无特殊。舌象见图 52-2-3、图 52-2-4，舌质淡，苔薄白腻、水滑，左舌略小，舌体略胖，略有齿痕，心区凹陷，均有好转。舌两侧和舌前有红点，提示少阳郁热，原方加柴胡 9g 清少阳郁热。继服 1 周。

三诊：2021 年 12 月 8 日，诉基本不出汗，白天稍微活动也不再出汗。目前是月经第二天，量稍多，既往月经期腰骶痛的症状本次未见。舌象见图 52-2-5，舌质淡，苔薄白，左舌略小，舌体略胖，略有齿痕，心脾区凹陷，均有进一步好转。

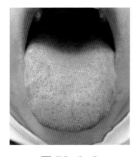 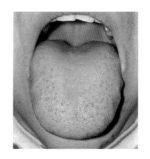 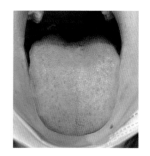

图 52-2-3 图 52-2-4 图 52-2-5

（撰稿人：罗李）

〇五三　淫羊藿

淫羊藿最早记载于《神农本草经》，列为中品。性味辛温，既能内补肾阳，又能外散风寒，故肾命门火衰之阳痿、遗精、尿频及风寒痹证，均可运用。痹证兼阳虚者尤为适宜。《神农本草经》：主阴痿绝伤，茎中痛，利小便，益气力，强志。《大明本草》：一切冷风劳气，筋骨挛急，四肢不仁，补腰膝。《医学入门》：补肾虚，助阳，治偏风手足不遂，四肢皮肤不仁。淫羊藿配伍熟地黄、当归、白术、枸杞子、杜仲、仙茅、巴戟天、山茱萸、蛇床子、韭菜子、肉苁蓉、制附子、肉桂等，称为赞育丹（《景岳全书》），可治阳痿、早泄。淫羊藿配伍威灵仙、苍耳子、川芎，可治关节疼痛。

一、药舌心鉴

（一）淫羊藿对应舌象

舌质淡白或白胖，舌根淡白且凹或伴白腻苔（见图 53-1-1）。见舌红少苔，舌中高凸时慎用。

（二）应用心得

淫羊藿补肾壮阳、祛风除湿，临床上主要用于治疗骨关节、生殖、呼吸系统疾病。凡舌象见舌淡白，舌根淡白且凹或伴有白腻苔即可配伍选用。淫羊藿除有较为平和的温补肾阳作用外，还有一定的祛湿作用，所以最适用于肾阳虚兼有寒湿的患者。

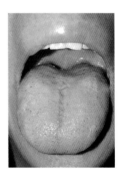

图 53-1-1

二、病案举例

患者女，60岁。

主诉：腰膝酸软、双膝关节疼痛 3 个月。

症状：腰膝酸软、双膝关节疼痛，伴失眠、焦虑、气短、乏力，夜尿 2 次，脚凉。

脉象：脉沉细。

舌象：见图 53-2-1。

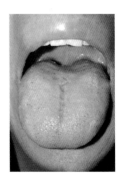

图 53-2-1

【凭舌用药】

舌质淡,舌尖平,睡眠不足,用炒酸枣仁、珍珠母,养心安神。

心肺区有裂纹,心肺之气外泄,用百合、五味子、桂枝,收敛心肺之气、温经通阳。

舌左右两边隆起,有半夏线,舌中有裂纹,肝郁脾虚,故用黄芪、白术、郁金、半夏、佛手、川牛膝、枳壳、炙甘草,疏肝解郁、健脾补气。

舌根凹陷,苔白腻,肾气亏虚,用淫羊藿、炒杜仲、益智仁暖肾缩尿。

舌面高低不平,为气血郁滞,故用丹参、赤芍、当归凉血活血、祛瘀止痛。

处方:淫羊藿、炒酸枣仁、珍珠母、炒杜仲、川牛膝、黄芪各3,当归2,薄荷、丹参、五味子、百合、郁金、半夏、赤芍、佛手、桂枝、白术、枳壳、益智仁、炙甘草各1。按比例配2周浓缩颗粒剂,每次6g,每日2次。

二诊:治疗2周后,患者自觉腰膝酸软、膝关节疼痛明显减轻,体力好转,睡眠明显改善,夜尿改为1次,双脚变暖。舌象如图53-2-2,舌心肺区、舌中裂纹及舌根凹陷均减轻,半夏线也明显减轻。上方浓缩颗粒剂继服1月。

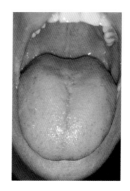

图53-2-2

（撰稿人：王宁）

〇五四　制川乌

川乌最早记载于《神农本草经》,辛、苦、热,归心、肝、肾、脾经。生川乌有大毒,制川乌有毒。祛风除湿,温经止痛,"一切沉寒痼冷之症,用此无不奏效"(《本草求真》),尤宜于寒邪偏盛之痹痛,常配伍麻黄、芍药、甘草等药,治寒湿侵袭,历节疼痛,不可屈伸者,如乌头汤(《金匮要略》)。本品辛散温通,散寒止痛之功显著,故又常用于阴寒内盛之心腹冷痛,寒疝作痛,手足厥冷等,如乌头赤石脂丸、大乌头煎(《金匮要略》)。另外,本品止痛,可治跌打损伤、骨折瘀肿疼痛。

一、药舌心鉴

(一)制川乌对应舌象

整体舌质较淡,特别是中下焦及舌根部,或伴有薄白、白腻苔(见图 54-1-1)。舌质红、少苔时慎用。

(二)应用心得

制川乌常用于治疗寒邪侵袭人体,非普通温阳药物所能解,如脑积水。也常用于痛症,如带状疱疹、类风湿关节炎等症的治疗。

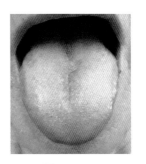

图 54-1-1

殷老师常以本品配瓜蒌红花甘草汤治疗带状疱疹,制川乌不仅止痛,还可制约瓜蒌的寒性。使用瓜蒌红花甘草汤等寒凉药的患者,在疱疹消失后出现白腻苔及疱疹后遗症,而配合制川乌后,多没有白腻苔出现,也少有后遗症。

二、病案举例

病例 1

患者男,55 岁。

主诉:颈肩、腰背及浑身疼痛 6 个月,失眠近 2 年。

症状:患者自新冠疫情起感觉压力很大,停止了平日的体育运动,逐渐开始感觉身体沉重、疲惫,周身疼痛,现每晚因疼痛醒来十几次,不能安睡。夜尿 1次,大便规律。

既往史：过敏性鼻炎，胃酸反流，每年 2～3 次口腔溃疡。

舌象：见图 54-2-1。

【凭舌用药】

舌质淡，舌体略胖，略有齿痕，舌中凹陷，薄白苔，提示心脾肾阳气均有不足，故选用制川乌、人参、桂枝、炙甘草、茯苓、生姜、砂仁、黄芪、肉桂、续断强心健脾，补肾温阳。

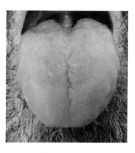

图 54-2-1

舌苔湿润，舌中线裂纹明显，用羌活、防风、葛根、狗脊、威灵仙祛湿散寒。

舌边隆起，为肝郁气滞，用白蒺藜、枳实、川牛膝疏肝解郁。

舌尖较平，略有上冲之势，用酸枣仁、珍珠母补肝镇潜。

舌中焦色略红，舌边色淡，山药、麦冬、乌梅滋阴健脾温肝。

处方：酸枣仁、珍珠母、黄芪各 2，枳实、葛根、人参、五味子、桂枝、炙甘草、山药、麦冬、茯苓、生姜、砂仁、肉桂、续断、川牛膝、白蒺藜、乌梅、狗脊、防风、羌活、制川乌、威灵仙各 1。按比例配 1 周浓缩颗粒剂，每次 8g，每日 2 次。

二诊：患者自觉体力好转，疼痛显著减轻，睡眠明显好转，舌象如图 54-2-2，舌质淡、舌体胖、舌中凹陷裂纹均好转，下焦仍有凹陷。上方继服 1 周巩固疗效。

病例 2

患者男，38 岁。

主诉：带状疱疹 1 个月。

症状：1 个月前因颈肩疼痛做过整脊治疗，几天后胸部及背部出现带状疱疹。2 周前打完新冠疫苗后疼痛明显加剧，夜间痛到无法睡眠，每日需多次服用止痛药。

舌象：见图 54-2-3。

【凭舌用药】

整体舌苔厚腻污浊，舌中裂纹，舌质色红，提示寒邪郁闭，心脾肾阳虚，用瓜蒌甘草红花汤加减川乌止痛，制约瓜蒌的寒性；加山药、陈皮健脾祛湿；加钩藤制约箭头舌的肝气上冲之象。

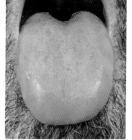

图 54-2-2

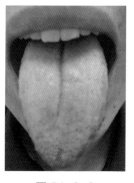

图 54-2-3

处方：瓜蒌 3，炙甘草、红花、山药、陈皮、钩藤、制川乌各 1。按比例配 2 周浓缩颗粒剂，每次 10g，每日 2 次。

二诊：患者疼痛好转，夜间睡眠改善，白天可以不用服止痛药，但夜间仍然需要。舌象如图 54-2-4，厚腻苔明显改善。左舌大，加用柴胡、枳壳、川牛膝各 1，继续服用 2 周。

三诊：患者疼痛进一步改善，偶尔需要止痛药。舌象如图 54-2-5，厚腻苔已基本消失。

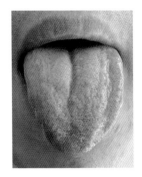 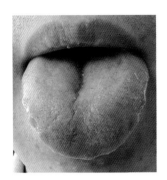

图 54-2-4　　　　　图 54-2-5

病例 3（殷洪春指导高国海病案）

患者女，18 岁。2018 年 7 月 4 日初诊。

主诉：双目失明 3 个月。

症状：3 个月前患者因视力模糊伴头晕、头痛逐渐加重，就诊于当地医院，检查诊断为脑积水，治疗无效，后转诊北京某医院行手术引流，引流过程中患者出现晕迷抽搐，后经治疗患者意识逐渐恢复，但视力仍未恢复。现双目失明，走路需搀扶。

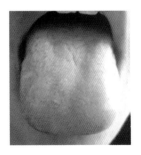

舌象：见图 54-2-6。

图 54-2-6

【凭舌用药】

根据舌象，断为寒邪盘踞三阴，肝血虚目失濡养。

处方：制川乌 10g（先煎），炙甘草 10g，炒酸枣仁 30g，陈皮 10g，半夏 10g，茯苓 10g，猪苓 10g，白术 10g，香附 10g，小茴香 10g，黄精 10g。3 剂，水煎服，日 1 剂。

2018年7月8日，服药3剂，舌体略有红活之象（见图54-2-7），加当归、川芎各10g以增加养血活血之力。配合针灸：睛明、球后、承泣、攒竹透丝竹空、太阳、完骨、风池、养老、支正、梁丘、足三里、血海、地机、光明、照海、水泉、太溪、复溜、太冲、丰隆，日1次。

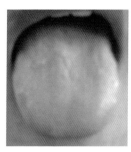

图54-2-7

2018年7月12日，未见好转，上方继服5剂。

2018年7月18日，患者已能看见诊室的字画，且看人时视力能够集中。继续扶阳法中药治疗，处方不变。

2018年7月23日，患者能看见图案，可自行慢慢走路。舌象如图54-2-8。

处方：制川乌10g（先煎），炙甘草10g，炒酸枣仁30g，陈皮10g，半夏10g，茯苓10g，猪苓10g，白术15g，香附10g，桂枝10g，炒白芍10g，当归15g，川芎10g，小茴香15g，黄精15g。7剂。体针3天1次，并配合使用耳针。

2018年7月31日，视力继续提高，舌象（见图54-2-9）示寒邪仍盛，宜加大温阳力度。上方改制川乌20g、桂枝20g、小茴香20g，继服7剂。耳穴：神门、肾、肝、心、脑垂体、对耳屏、眼。

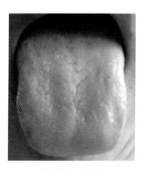 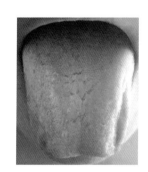

图54-2-8　　　　　　　图54-2-9

2018年8月9日，视力继续好转，行走已无大碍，且脸上粉刺明显减少。舌象如图54-2-10，舌色较前红活。上方去猪苓，加砂仁10g、补骨脂10g、生姜3片，继服6剂。

2018年8月15日，视力进一步好转，且患者主动提及舌头变小（见图54-2-11）、灵活，现行动完全自如。2天扎1次耳针及头针。晚上拿手电能视路，面部皮肤变细腻。3个月之前有闭经，最近3个月月经后错2天。上方去生姜继服5剂，巩固治疗。

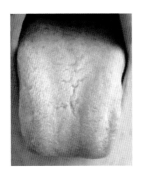 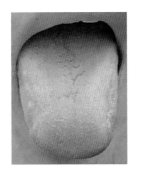

图 54-2-10　　　　　图 54-2-11

（撰稿人：路亚妮）

○五五　生姜

生姜入药最早记载于《名医别录》。辛、微温,归肺、脾、胃经,有发汗解表、温中止呕、温肺止咳之功,可治风寒感冒、脾胃虚寒、寒痰咳吐、鱼蟹中毒等症。生姜辛散温通,能发汗解表,温肺散寒,味薄力微,适用于风寒感冒轻症,可单煎或配伍葱白、红糖使用;配伍桂枝、羌活、麻黄等辛温解表药,配伍杏仁、陈皮、半夏,治疗咳嗽痰多。生姜可温中散寒,祛寒开胃,和中降逆,止痛止呕,且止呕功良,素有"呕家圣药"之称。可用于中焦受寒或脾胃虚寒导致的胃脘冷痛、食少呕吐等症,使用时可以与高良姜、胡椒、白豆蔻等温里药同用;若兼痰饮,可配伍半夏,如小半夏汤;还可以配伍黄连、竹茹、枇杷叶等,共奏清胃止呕之功,治疗胃热呕吐;如脾胃虚弱,则可配伍人参、白术等补脾益气之品。

一、药舌心鉴

(一)生姜对应舌象

舌苔薄白腻(见图 55-1-1)。

(二)应用心得

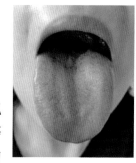

生姜可温心肺,一身之气皆为心肺所使,一身之气胜,则邪气不能容,故为扶正祛邪之妙药。生姜对鱼蟹等食物中毒,以及生半夏、生南星等药物中毒,均有一定的解毒功效。

图 55-1-1

临床上常常用到生姜皮和生姜汁。生姜皮,性味辛、凉,功能利水消肿和脾,主要用于水肿、小便不利。生姜欲用其热则去皮,去皮则守中而热存也;欲用其冷则留皮,姜皮本性非冷,但留皮可行表而散热。生姜捣汁入药,功同生姜,但偏于开痰止呕,便于临床应急服用。如鱼蟹、南星、半夏中毒,或呕逆不止、难以下食者,可取汁冲服,易于入喉;亦可与竹沥同用,冲服或鼻饲给药,治疗中风昏厥。另外,可用生姜汁制止呕药,加强药物疗效,如姜半夏、姜竹茹等。

二、病案举例

患者男,28岁。(尚凌病案)

主诉：惊恐发作。

病史：因减肥导致厌食焦虑 2 年，恐惧，曾住院 2 次，给予西药镇静药剂控制，服药后头脑昏沉不清，记忆力减退，情绪低落，曾多次意图自杀。

症状：表情淡漠，易紧张焦虑，怕见人，人多时易恐惧发作、心悸、恶心、头晕、呼吸困难、胸闷不舒、喉咙发紧，平素食欲不振、口不渴，难入睡，睡后易醒，每晚睡 3～4 小时，疲劳无力，手足冰冷，小便频数，大便可。图 55-2-1 为患者自残留下的瘢痕。

舌象：见图 55-2-2。

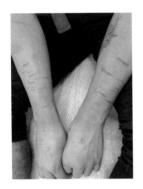
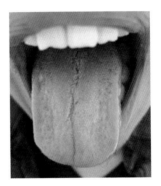

图 55-2-1　　　　　　　图 55-2-2

【凭舌用药】

舌淡苔薄白微腻、颈椎区显形，为阳虚之象，用附子、生姜温阳扶正，用葛根升举郁滞下陷之阳气。

舌尖平，边尖略红，为心神不宁、肝阳上冲之象，用酸枣仁、生龙牡、五味子、薄荷滋阴潜阳、平肝清热、宁心安神。

舌边微隆，左舌微大，左舌尖略突，中线两边略高凸，为肝郁气滞，用香附、郁金、陈皮疏肝解郁，行气宽中。

舌中凹、苔白腻，为肝郁脾虚，用白术、半夏健脾利湿。

处方：①生姜、炮附子、五味子、薄荷、郁金、香附、陈皮、白术、法半夏各 1，炒酸枣仁、葛根、生龙牡各 3。按比例配浓缩颗粒剂 10 剂，温水冲服。②针刺百会、神庭、人迎、内关、公孙、天突、内关、关元、太冲、足三里。

二诊：焦虑减轻，恐惧发作明显减少，胸闷不显，易入睡，手足变温，小便次数明显减少，仍有心悸恐惧、咽紧。舌中线裂减轻，左舌仍大，舌变红润，如图 55-2-3。

三诊：眠安，晨起不累，精力集中，食欲变好，呼吸顺畅，面带笑容，敢于面对人群，更开朗，能正常工作，仍偶有心悸、恐惧，但可控制，惊恐未曾发作。舌中线裂显著好转，舌红润，苔薄白均匀，左右舌接近对称，如图55-2-4（马赛克处为水果残渣）。上方去附子，针刺加行间、内庭，进行巩固。

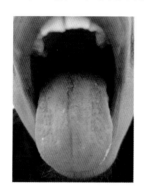 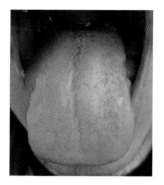

图55-2-3　　　　　　　　　图55-2-4

（撰稿人：赵林冰）

〇五六　桂　枝

桂枝临床应用广泛,方书之祖《伤寒论》记载有桂枝的经方就有二十八首。《神农本草经》云:味辛温,无毒,治上气咳逆,结气喉痹,吐呕,利关节,补中益气。久服通神,轻身不老。《本草纲目》记载:治一切风冷风湿,骨节挛痛,解肌开腠理,抑肝气,扶脾土,熨阴痹。临床常用于治疗风寒感冒、寒凝血滞诸痛症、痰饮、蓄水证、心悸等。

一、药舌心鉴

(一)桂枝对应舌象

左舌尖瘦小;心区凹陷、心区暗滞;舌质淡(见图 56-1-1)。禁用或慎用于舌尖红赤。

(二)应用心得

桂枝辛甘温,归心、肺、膀胱经,有发汗解表、温经通阳的作用。凡舌象心区凹陷,左舌尖小,舌质偏淡,均可配伍应用。临床患者易汗或活动后易出汗均可配伍使用。

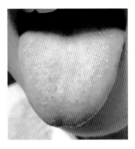

图 56-1-1

桂枝入心,心为五脏六腑之大主,临床心阳虚患者非常常见,如见舌象心区凹陷,可与生脉饮同用。舌边凹陷可与芍药配伍,调和营卫。舌苔薄白、舌边没有收窄的外感风寒可与麻黄配伍。舌质淡、舌根凹陷可与附子配伍,治风寒湿痹。舌中凹陷、苔白腻可与茯苓、白术配伍,温化水湿。舌质淡苔薄白、心区有膨隆,又可与瓜蒌、薤白配伍,温通心阳;与炙甘草、人参、阿胶配伍,治疗心动悸、脉结代。舌上有瘀点,症见血瘀、经闭、痛经,又可与当归、桃仁、牡丹皮配伍。

二、病案举例

病例 1

患者女,37 岁。

主诉:经前期腰痛,不孕症。

症状：子宫内膜异位症，经期正常，月经 7 天，血量大伴有血块，在经前期和月经期有剧烈的腰骶疼痛，需要服用止痛药。伴乏力、焦虑。曾 2 次行子宫内膜术。

脉象：脉沉涩。

舌象：见图 56-2-1（较真实的舌象偏红）。

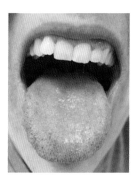

图 56-2-1

【凭舌用药】

心区凹陷，左舌尖小于右舌尖，舌尖边缘遍布红暗瘀点，是瘀血的象，故用桂枝、炙甘草、桃仁、红花、当归温阳活血祛瘀。

肺区隆起，肺气不降，故用桔梗。

双舌边隆起，为肝郁气滞，故用川牛膝、枳壳。

舌中凹陷，胃区稍高起，脾虚胃滞，故用白术、茯苓、陈皮、半夏。

舌根凹陷，肾阳虚，用杜仲、淫羊藿。

舌前部隆起，上焦郁滞，用赤芍、牡丹皮、川芎、石菖蒲。

舌尖平，心肝血虚，加酸枣仁。

处方：桂枝、茯苓、牡丹皮、桃仁、赤芍、川牛膝、枳壳、桔梗、法半夏、陈皮、白术、石菖蒲、炙甘草、红花、当归、川芎各 1，酸枣仁、杜仲、淫羊藿各 3。按比例配 1 个月的浓缩颗粒剂，每次 6g，每日 2 次。

复诊：月经来潮时腰痛大为减轻，之前经前 3～4 天就开始腰痛，直到月经期结束，本次只有月经来潮第 1 天腰痛。舌象见图 56-2-2，舌尖左右大小基本一致，舌尖舌边的瘀点有减轻，舌边隆起有明显好转，心脾肾区的凹陷有明显减轻。原方续服。

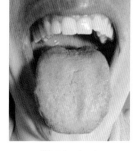

图 56-2-2

上方断续服用半年，后自然怀孕，足月产下一女婴，随访母女健康。

病例 2

患者女，36 岁。2020 年 1 月 16 日初诊。

主诉：四肢关节疼痛。

症状：膝髋肘肩疼痛，痛无定处，夜间加重，伴有发热，同时体重减轻，身体疲乏无力，腹胀便溏，食欲减退，眠差。

脉象：脉沉细。

舌象：见图56-2-3。

【凭舌用药】

心区凹陷，有裂纹，提示心阳不足，心气外散，加桂枝、炙甘草、五味子。

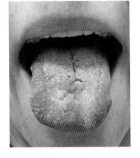

图 56-2-3

舌边平直内收，膨隆，齿痕，色红，少苔，肝血亏虚，生发无力，加白芍、当归、黄芪、首乌藤、麦芽、佛手、茯苓。

舌中苔白腻罩黄，右舌偏隆起，脾虚湿蕴，化热趋势，加知母、白术、白扁豆、法半夏、厚朴。

舌根凹陷，苔白腻，肾阳虚，加制附子、杜仲、威灵仙。

中线歪斜，加防风。

处方：桂枝、炙甘草、五味子、白芍、当归、麦芽、佛手、茯苓、知母、白术、白扁豆、法半夏、厚朴、制附子、防风、威灵仙各1，杜仲、黄芪各2，首乌藤3。按比例配1周浓缩颗粒剂，每次6g，每日2次。

2020年3月5日复诊：舌象见图56-2-4，肝血亏虚的象有缓解，睡眠有明显好转；舌中线裂纹进一步变浅，已基本无腹胀便溏，体重增加，精力较前好转；心区凹陷裂纹好转，心气较前明显充实，四肢仍痛但明显减轻，发热感觉减轻；左舌尖隆起，患者诉近期精神压力较大。原方加生龙牡各2续服。

后断续服用本方加减半年，疼痛基本消失。

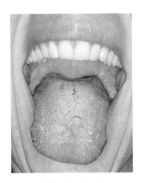

图 56-2-4

（撰稿人：邢磊）

〇五七　紫苏叶

紫苏叶最早记载于《名医别录》，谓其下气、除寒中。唐代《食疗本草》称可除寒热，治冷气。宋代《日华子本草》言其补中益气，治心腹胀满，止霍乱转筋，开胃下食，治一切冷气，止脚气，通大小肠。可见宋以前认识到本品的功效主要是解表散寒，行气和中。明代，对紫苏叶解表的认识逐步完备，《药品化义》载：辛温能散，气薄能通，味薄发泄，专解肌发表，疗伤风伤寒。此时其功效主治范围也有所扩大，如《滇南本草》言其：发汗，解伤风头痛，消痰，定吼喘；《本草纲目》言其：行气宽中，消痰利肺，和血，温中，止痛，定喘，安胎，解肌发表，散风寒。此外，甄权《药性论》根据张仲景煮汁饮之治食蟹中毒及后世经验，提出该药杀一切鱼肉毒；李时珍进而称其解鱼蟹毒，并治蛇犬伤。至此，对紫苏功效的认识已较为全面，目前认知也与之相似。

一、药舌心鉴

（一）紫苏叶对应舌象

舌淡白或淡红，舌中上焦薄白苔或薄白腻苔（见图 57-1-1）。

（二）应用心得

紫苏叶性温辛散，《本草正义》曰：外开皮毛，泄肺气而通腠理，上则通鼻窍，清头目，为外感风寒灵药。本品祛风散寒、发汗解表之力较为缓和，为药食两用药材，可用于治疗多种表证。本品辛香善行，入肺、脾及肝经气分，以行肺气，宽中气，下结气并疏解抑郁之气，被《本草汇言》称为治气之神药。因其长于行气宽中，作用温和，无温燥药物助热、伤阴及耗气之弊，故多种原因所致之脾胃

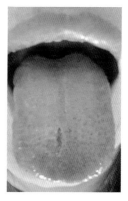

图 57-1-1

气滞证均可配伍使用。对中焦受寒、气机阻滞、腹痛胀满者，本品既温中散寒，又行气宽中，用之尤宜。本品亦常用于治疗妊娠胎气上逆，小便不通，脚气肿痛，痰气互结诸证。治胎气上逆，胸胀腹满，甚喘急疼痛者，与白术、人参等同用，如《证治准绳》白术散。此外，本品有行气、和胃、止呕作用，常用于治疗多

种原因所致的呕逆。因其性温，入脾胃经，能温中散寒，故较多用于寒阻气滞而胃失和降者，可见舌中上焦薄白苔或薄白腻苔。殷老师在治疗不能使用麻黄的国家和地区的患者时常用紫苏叶代其发汗散寒，对于表寒兼有白腻苔的患者也优先选用紫苏叶。

二、病案举例

患者女，32岁。

主诉：妊娠呕吐。

症状：患者怀孕8周出现妊娠呕吐酸水或苦水，食入即吐，口干，厌油，眠差，大便干结，3天1次。

脉象：脉弦滑。

舌象：见图57-2-1。

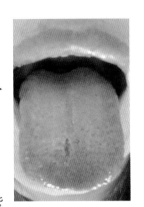

图57-2-1

【凭舌用药】

舌质红，舌上焦区色红有红点、苔薄白腻，故选用紫苏叶、枇杷叶、生姜、白术行气和胃止呕，治胎气上逆。

舌边红，舌中焦苔黄，加黄连清热燥湿。

心肺区凹陷并有裂痕，舌根凹陷，加人参、麦冬、五味子敛肺滋肾。

右舌隆起，舌根黄腻苔，为下焦郁滞、湿郁化热之象，用法半夏、竹茹、陈皮理气祛湿清热。

舌左右两侧肝胆区膨隆、有红点，证属肝郁气滞，肝火上炎，横逆犯胃，肝与胆相表里，肝气上逆，肝胆火亦随之上升，故呕苦吐酸；肝郁化热，热灼津液，阴液耗伤，故大便干结，加麦冬养阴生津、通便排毒。

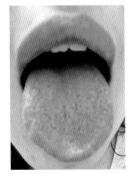

图57-2-2

处方：紫苏叶、黄连、半夏、五味子、竹茹、枇杷叶、陈皮、白术、人参、麦冬、生姜各1。按比例配1周浓缩颗粒剂，每次5g，每日2次。

二诊：患者服药2天呕恶止，睡眠好，大便每日1~2次，守上方共服1周。舌象如图57-2-2，上焦区郁热及中焦黄苔均有改善。

（撰稿人：王宁）

〇五八　钩　藤

钩藤入药最早见于《名医别录》，味甘、性凉，归肝、心包经，具有息风定惊、清热平肝的功效，主治肝风内动，惊痫抽搐，高热惊厥，头痛眩晕，小儿惊啼。钩藤既能清肝热，又能平肝阳，故而可以治疗肝火上冲或肝阳上亢之头涨头痛、眩晕等症。配伍夏枯草、龙胆、栀子，适用于肝火上冲诸症；与天麻、石决明、牛膝同用治疗肝阳上亢，如天麻钩藤饮（《杂病证治新义》）；配伍羚羊角、白芍、菊花治疗温热病热极生风，痉挛抽搐，如羚角钩藤汤（《通俗伤寒论》）；与龟甲、鳖甲、天麻等滋阴潜阳之品同用，可以治疗妊娠子痫。

一、药舌心鉴

（一）钩藤对应舌象

舌边略隆起，箭头形舌；舌质偏红（见图 58-1-1、图 58-1-2）。

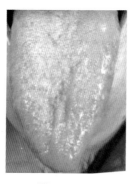
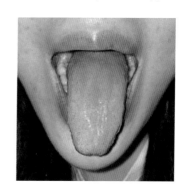

图 58-1-1　　　　　　　图 58-1-2

（二）应用心得

钩藤，属手足厥阴经药。足厥阴主风，手厥阴主火，惊痫眩晕，皆肝风相火之病。钩藤，通心包于肝木，风静火息，故可除诸症。

钩藤气轻清，尤其适用于小儿。具透达疏泄之性，能清热透邪定惊，可治疗小儿感冒夹惊、风热头痛、内钩腹痛、发斑疹等；又能凉肝止惊，可配伍蝉蜕、薄荷治疗小儿夜啼惊悸。另外，钩藤长于清心包之火，泻肝经之热，有息风止痉作用,配伍天麻、全蝎、僵蚕可以治疗壮热神昏、牙关紧闭、手足抽搐之小儿急惊风。即陶弘景所谓:疗小儿,不入余方。

二、病案举例

病例1(欧阳山病案)

患者女,76岁。

主诉:胸闷,呼吸困难,心悸。

症状:患者20多年冠心病史,现胸闷心悸,呼吸困难,疲劳,失眠,肩颈腰腿痛,尿黄,便秘,时头晕,手足发热,头脑不清醒,怕热,但吃凉食则胃痛。

既往史:高血压,糖尿病。

舌象:见图58-2-1。

【凭舌用药】

箭头形舌:肝气上冲,用钩藤、天麻、生龙骨、生牡蛎平冲降逆。

舌质偏红:肝郁化火伤阴,用黄芩、地骨皮、阿胶清肝热、养阴血。

心区凹:用生脉饮益气养阴,桂枝甘草汤通心阳。

舌边瘦小:当归、白芍、川芎养血活血。

脾胃区凹陷:脾胃气虚,加白术健补脾胃。

处方:钩藤10g,生龙牡各15g,柴胡10g,黄芩10g,人参10g,白术10g,五味子10g,麦冬10g,炙甘草10g,麻子仁15g,当归10g,天麻10g,川芎10g,地骨皮12g,阿胶珠6g(烊化),桂枝10g,白芍10g。7剂,水煎服,日1剂。

患者1周后复诊,胸闷、呼吸困难愈,失眠愈,疲劳好转,血压控制稳定。箭头形舌象明显减轻,见图58-2-2。上方再用1周。

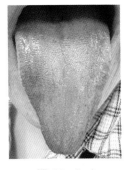 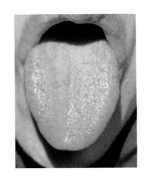

图58-2-1　　　　　　图58-2-2

病例2（殷鸿春病案）

非洲患者，远程诊疗。

主诉：子宫癌伴便秘。

舌象：见图 58-2-3。红圈所示区域色淡且高凸，此即为子宫癌的对应区域。

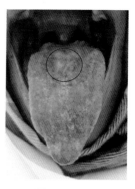

图 58-2-3

【凭舌用药】

舌呈箭头形、舌边微隆、舌中线两侧高凸，为肝郁气滞之象，用钩藤、香附、厚朴、陈皮，疏肝理气。

舌中上焦凹陷、苔腻，为脾虚湿浊，用党参、焦三仙健脾化浊。

舌质暗淡、子宫区暗淡、舌根苔腻，为病久化瘀、寒凝胞宫，用红花、附子、肉桂、小茴香、薏苡仁、莪术，活血化瘀、助阳扶正、祛邪通络。

处方：钩藤、香附、厚朴、陈皮、党参、小茴香、肉桂、制附子、生薏苡仁、莪术、红花各 1，焦三仙各 0.5。按比例配浓缩颗粒剂，1 次 6g，日 2 次，开水冲服。

患者反馈：服上方 2 个月，无不适，仍在治疗中。

病例3

患者女，51 岁。

主诉：更年期症状。

症状：去年因为流血过多装了避孕环，后流血减轻，但仍觉淋漓不尽。目前仍有月经。睡眠变差，以前的偏头疼更加频繁，锻炼身体后更易发生。患者是按摩师，经常感觉周身关节疼痛。从小就有漏尿的现象，长期便秘。

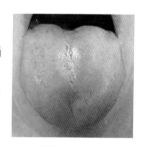

图 58-2-4

既往史：剖宫产。

舌象：见图 58-2-4。

【凭舌用药】

舌尖略有上冲，提示肝气上冲，用钩藤、天麻平冲降逆。

上焦心区凹陷裂纹，提示心阳不足，心气外散，用人参、五味子、炙甘草温通心阳。

中焦凹陷，薄黄苔，提示脾湿胃燥，用山药、白扁豆、茯苓、陈皮、法半夏、羌活健脾祛湿。

下焦湿腻苔，子宫显形，肾精亏虚，湿浊化热，用威灵仙、龟甲、血余炭、知母、黄柏、熟地、大黄滋阴补肾，祛热化湿。

舌边色红隆起，肝郁气滞伴有血虚，加柴胡、郁金、白蒺藜、当归、白芍、枳实疏肝理气，柔肝养肝。

处方： 白扁豆2，钩藤、天麻、人参、五味子、炙甘草、山药、茯苓、陈皮、法半夏、羌活、威灵仙、龟甲、血余炭、知母、黄柏、熟地黄、大黄、柴胡、郁金、白蒺藜、当归、白芍、枳实各1。按比例配1个月的浓缩颗粒剂，每次8g，每日2次。

二诊：1个月后复诊，患者更年期症状明显改善，经血淋漓不尽现象已基本消失，睡眠好转，过去2周里未出现偏头痛。舌象如图58-2-5，舌体更加舒展，上冲之象明显改善，气机郁滞明显好转，舌苔变薄。继续用上方巩固治疗。

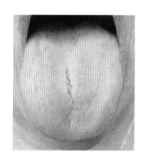

图58-2-5

（撰稿人：赵林冰）

〇五九　白蒺藜

白蒺藜首载于《神农本草经》："治恶血,破癥结积聚,喉痹,乳难。久服长肌肉,明目。"本品苦泄辛散,性平,主入肝经,能平抑肝阳,疏解肝郁,祛风明目,兼能活血,作用缓和。凡肝阳上亢之眩晕头痛,肝郁气滞之胸胁痛,风热上攻之目赤翳障等均可运用。此外,尚能祛风止痒,用于风疹瘙痒。

一、药舌心鉴

（一）白蒺藜对应舌象

舌两侧边缘微隆,局部隆突(尤其上焦肺区或肝脾区,见图 59-1-1)。

（二）应用心得

图 59-1-1 为 2020 年 2 月 25 日拍摄,患者女性,51 岁。以"头晕睡眠障碍"就诊,据舌判断:舌两侧边缘微隆(图 59-1-2 黄圈所示),左舌边上焦区红的隆起(图 59-1-2 绿圈所示),提示肝胆带郁滞、左侧乳腺显形。该患者头晕睡眠障碍经治好转,根据舌象预测疾病,建议患者查乳腺、胆囊彩超。2020 年 4 月 8 日超声示:左乳低回声结节(BI-RADS 分类 3 类);胆囊壁上强回声,考虑息肉或小结石。殷氏舌诊对疾病的诊断优势足以体现。

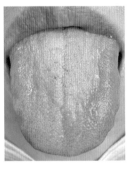 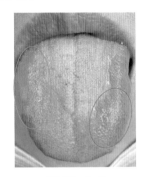

图 59-1-1　　　　　　图 59-1-2

殷鸿春老师按语:白蒺藜软坚散结的作用在《神农本草经》里有"破癥结积聚"的记载。临床用于治疗肝脾肿大以及肿瘤常配合合欢皮,以之治疗肝脾肿大,或者肝癌,或者肺癌,或者肺内结节,或者乳房结节,疗效可靠。

二、病案举例

患者女,49岁。2020年7月11日初诊。

主诉:反复睡眠障碍2年。

症状:患者2年前因与人生气,出现睡眠障碍,反复发作。入睡困难,易醒,多于凌晨3点醒来,醒后不易入睡。另伴潮热汗出,反复口腔溃疡。左侧乳房胀痛,右腋下淋巴结肿大。辅助检查:右甲状腺囊肿(考虑桥本甲状腺炎)、左侧乳腺囊肿,排除恶性,西医无特殊治疗。近2个月未来月经。

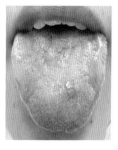

图59-2-1

舌象:见图59-2-1。

【凭舌用药】

舌两侧少阳带隆起、暗淡少苔,提示少阳郁滞、肝血虚,故选用柴胡、郁金疏肝解郁,白蒺藜配合欢皮以软坚散结。当归、熟地黄养血活血,川牛膝降右,枳壳降左。

舌尖左侧略高凸,提示肝气上冲,故选用龙牡以平肝潜阳。

舌尖整体平、舌边平,提示血虚,睡眠障碍,选首乌藤、酸枣仁、法半夏等安神。

舌尖红点,用赤芍祛瘀。

舌上焦区隆起,提示上焦郁滞,予瓜蒌皮、枳实破气消积。

舌中上交界略高,白腻苔,提示上焦郁滞湿浊,予石菖蒲开窍宁神、化湿。

舌中部缺苔,提示胃阴虚,予生麦芽生苔。

舌面凹凸不平,舌质暗淡裂纹,提示气滞血瘀,予延胡索活血、行气、止痛。

舌根白腻苔,予杜仲补肝肾,炒薏苡仁化湿浊。

处方:北柴胡12g,郁金10g,白蒺藜12g,当归30g,瓜蒌皮10g,合欢皮10g,首乌藤30g,酸枣仁30g,法半夏20g,生龙牡^{先煎}各30g,枳实12g,川牛膝12g,枳壳12g,生麦芽30g,炒薏苡仁15g,赤芍12g,杜仲15g,熟地黄12g,延胡索15g,石菖蒲9g。7剂,每日1剂,水煎取450ml,每次150ml,三餐后半小时温服。

二诊:2020年8月13日。睡眠改善,天黑就有睡意,从晚上10点睡到凌晨四五点，中间很少醒。左乳胀痛偶有但已不明显，右腋下淋巴结变小、变软。全身潮热汗出症状改善，发作频率和持续时间明显减少。月经近 3 月未来。舌象见图 59-2-2，舌体两侧隆起、舌上焦区隆起均减轻，舌体颜色整体变红活，提示肝气郁滞有改善。上方再服 7 剂。

三诊：2020 年 8 月 25 日。症状均有改善，整晚安睡，左乳房偶有胀痛，按之柔软，右侧淋巴结明显变小。潮热汗出减轻。月经仍未至。舌象见图 59-2-3，舌体两侧及上焦隆起均减轻。上方加桃仁 10g，继服 7 剂。

四诊：2020 年 9 月 9 日。睡眠可，偶有三四点醒，醒后能再入睡。潮热汗出少。右腋下淋巴结及左乳房包块变小、变软。最近口腔溃疡无发作，原来刷牙疼痛症状未再觉。舌象见图 59-2-4，上焦及两侧隆起部分较前舒展，舌上白腻苔减轻。上方继服 7 剂。

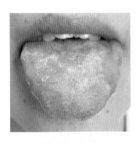 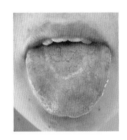 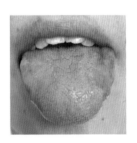

图 59-2-2 　　　　　　图 59-2-3 　　　　　　图 59-2-4

五诊：2020 年 9 月 25 日。诉最近工作些许劳累，左侧乳房扯着发硬，但没有以前明显，晚上睡觉有时 4 点左右醒，过一两个小时才能再入睡。右腋下淋巴结软、小，左乳结节软、小。舌象见图 59-2-5。上方酸枣仁增至 40g，去生龙牡，加珍珠母 30g，继服。

六诊：2020 年 10 月 15 日。诉这段时间忙碌，有打牌、饮啤酒，有时 4 点左右醒后难以再入睡，其他症状均较前改善。舌象见图 59-2-6。上方加炒鸡内金 12g，7 剂。

七诊：2020 年 11 月 19 日。诸症均明显改善，偶有 3 点醒，但不严重，自觉趋于恢复。右腋下淋巴结及左乳腺硬块已不明显、偶有疼痛。舌象见图 59-2-7，舌两侧少阳带及上焦区隆起变得舒展，舌质由暗淡变为淡红。整体趋于恢复，服用中药善后。上方再用 7 剂。

2020 年 12 月 31 日回访，诸症均好转。

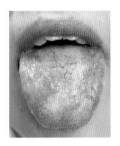
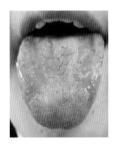
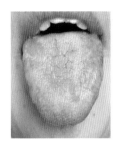

图 59-2-5　　　　　图 59-2-6　　　　　图 59-2-7

（撰稿人：罗李）

〇六〇 半 夏

半夏是常用药，应用广泛，《神农本草经》下品中首次记载了半夏，谓其："味辛，平，有毒。治伤寒寒热，心下坚，下气，咽喉肿痛，头眩，胸胀，咳逆肠鸣，止汗。"治痰湿阻肺之咳嗽声重，痰白质稀者，常与陈皮、茯苓同用，以增强燥湿化痰之功，如二陈汤（《太平惠民和剂局方》）；治寒饮咳喘，痰多清稀，夹有泡沫，形寒背冷，常与温肺化饮之细辛、干姜等同用，如小青龙汤（《伤寒论》）。治痰饮眩悸，风痰眩晕，甚则呕吐痰涎，痰厥头痛，可配天麻、白术以化痰息风，健脾除湿，如半夏白术天麻汤（《医学心悟》）。对痰饮或胃寒所致呕吐，常与生姜同用，如小半夏汤（《金匮要略》）；若配伍性寒清胃之黄连，亦可治胃热呕吐；配石斛、麦冬，可治胃阴虚呕吐；配人参、白蜜，用治胃气虚呕吐，如大半夏汤（《金匮要略》）。其化痰和胃之功，亦可用治痰饮内阻，胃气不和，夜寐不安者，可配秫米以化痰和胃安神，如半夏秫米汤（《灵枢·邪客》）。辛开散结，化痰消痞，治寒热互结所致心下痞满者，常配伍干姜、黄连、黄芩等，如半夏泻心汤（《伤寒论》）；若配伍瓜蒌、黄连，可治痰热结胸，症见胸脘痞闷、拒按、痰黄稠、苔黄腻、脉滑数等，如小陷胸汤（《伤寒论》）；治气滞痰凝之梅核气，咽中如有物阻，吐之不出，咽之不下，可与紫苏、厚朴、茯苓等同用，以行气解郁，化痰散结，如半夏厚朴汤（《金匮要略》）。

一、药舌心鉴

（一）半夏对应舌象

舌苔白腻湿，右舌舌尖凸，右舌偏大，舌中隆起，冲脉显形，及半夏线（见图 60-1-1、图 60-1-2）。见舌质红少苔时慎用。

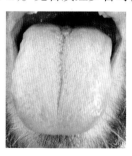 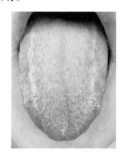

图 60-1-1　　　　　图 60-1-2

（二）应用心得

半夏辛温，有小毒，归脾胃肺经，有燥湿化痰、降逆止呕、消痞散结、安神助眠的功效。

失眠的患者，舌苔白腻、舌尖平时可加法半夏，增加安神的作用。半夏生用，可消痞散结，治疗肿瘤，可配伍生姜，减少生半夏的毒性。

寒饮咳喘，舌质淡，心肺区和舌中下焦见凹陷，苔见白腻，可与细辛、干姜、五味子同用。

症见恶心呕吐，胃痛痞满腹胀，舌象见上焦色红、中下焦舌质淡、苔白腻，可与黄连、干姜、陈皮配伍使用。

如头晕目眩，脾虚风痰上扰，舌见中焦凹陷、苔白腻，舌尖凸，或舌中线歪斜，可与白术、天麻、防风同用。

二、病案举例

病例1

患者男，35岁。

主诉：腹胀，反酸恶心、呕吐。

症状：半年来因精神压力致腹胀，反酸恶心，甚则呕吐，便硬，伴心悸疲劳。

脉象：脉弦。

舌象：见图60-2-1。

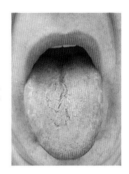

图60-2-1

【凭舌用药】

舌中苔白腻，脾虚湿蕴，加法半夏、陈皮。

心区凹陷，舌中凹陷裂纹，心脾真气外散，加党参、五味子、桂枝、白术、茯苓、炙甘草、麦冬。

舌质偏红，加黄连、薄荷。

舌尖上冲，加龙骨、牡蛎。

舌边隆起，左舌偏大，肝郁气滞，加柴胡、川牛膝、枳壳、白蒺藜。

舌根凹陷，裂纹不平，加厚朴、大黄、桃仁、吴茱萸、杜仲。

处方：法半夏、陈皮、黄连、薄荷、白蒺藜、川牛膝、枳壳、柴胡、麦冬、党参、桂枝、白术、茯苓、炙甘草、厚朴、桃仁、吴茱萸、杜仲各1，五味子1.5，龙骨、牡蛎各2，大黄0.5。按比例配1个月的浓缩颗粒剂，每次6g，每日2次。

二诊：上方服用接近3周，症状明显改善。舌象见图60-2-2，上焦郁热明显

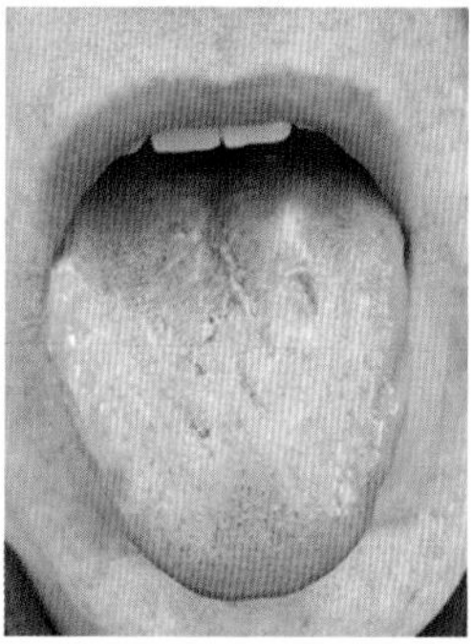

改善，舌边隆起的象也有改善，舌中白腻苔已经退去大半。原方浓缩颗粒剂继服 1 月。

病例 2

患者女，49 岁。

主诉：腹胀恶心、心悸 1 年余。

症状：腹胀恶心、心悸，伴下肢水肿、头痛、头晕、便秘，眠差，自汗、盗汗，疲劳。

脉象：脉沉滑。

舌象：见图 60-2-3。

图 60-2-2

【凭舌用药】

舌中苔白腻，半夏线，脾虚湿蕴，加法半夏、陈皮。

心区凹陷、裂纹，心脾真气外散，加桂枝、人参。

舌体胖大、肺区膨隆、齿痕、舌苔罩黄，加黄芪、生姜、大腹皮、猪苓、泽泻、茯苓、竹茹、炒杏仁、炙枇杷叶、白芍。

舌中舌质淡、隆起，加白术、苍术、厚朴。

舌根凹陷、裂纹不平，加制附子、桃仁。

处方：法半夏、陈皮、桂枝、人参、生姜、大腹皮、猪苓、茯苓、竹茹、炒杏仁、炙枇杷叶、白术、苍术、制附子、白芍、厚朴、桃仁、泽泻各 1，黄芪 2。按比例配 3 周浓缩颗粒剂，每次 6g，每日 2 次。

二诊：3 周后复诊，腹胀心悸减轻，下肢水肿减轻，舌象如图 60-2-4，舌体胖大有好转，舌苔罩黄减轻。舌边薄，加当归 1。浓缩颗粒剂继服 1 月。

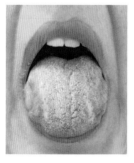
图 60-2-3

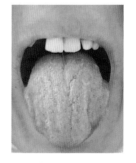
图 60-2-4

（撰稿人：邢磊）

〇六一　浙贝母

浙贝母在明《本草纲目》以前的历代本草,皆统称贝母,清《轩岐救正论》才正式有浙贝母之名。川贝母偏于甘润,长于润肺止咳,而浙贝母苦寒,偏于清泄肺热,用于痰湿壅肺,偏于实证者。两者都能消痰散结,尤其是痰核凝结形成的瘰疬瘿瘤以及疮疡肿痛,因浙贝母苦寒之性甚,长于清化热痰,降泄肺气,与桑叶、前胡同用治疗风热咳嗽,治疗痰热郁肺之咳嗽多配伍瓜蒌、知母等。

一、药舌心鉴

（一）浙贝母对应舌象

舌质偏红,舌上焦区饱满,中上焦之间高凸(见图 61-1-1)。

（二）应用心得

浙贝母在凭舌用药体系中除应用于痰热咳嗽等呼吸系统疾病,对乳腺、前列腺增生及肿瘤、腮腺肿瘤、多发性结节性甲状腺肿、痤疮、消化性溃疡等也广泛使用,尤其见舌质偏红,舌上焦区饱满,中上焦之间高凸时即可

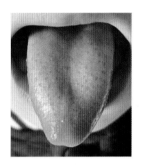

图 61-1-1

选用。临床常配伍桔梗以开喉利咽;得厚朴、茯苓除胸满气喘,水道可调;与杏仁、法半夏相辅,降肺胃之气,除风痰久滞;与紫菀、白芥子同用,疏肺理脾,导肺胃之凝痰,而气喘可调。浙贝母也为疏肝郁之要品,凡以肝郁脾虚、中上焦郁热为主要病机的疾病,常配伍柴胡、香附、佛手、陈皮、海藻、昆布等疏肝理气。殷老师指出,浙贝母可以降右,右舌偏大的时候常用,临床上咳嗽偏于肺热或感冒后期有余热未清又伴有咳嗽的,浙贝母和川贝母均可选用。

二、病案举例

患者女,39 岁。2021 年 10 月 16 日初诊。远程诊疗。

主诉:发热、咳嗽 3 天。

症状:发热 38℃左右,鼻塞,流清涕,咳嗽,无痰,伴头沉、身痛,新冠病毒核酸检测阳性。二便尚调,月经规律,眠可。

舌象：见图 61-2-1。

【凭舌用药】

整体舌象：舌质淡红，苔白腻，舌尖红，舌边平直，右舌边隆起，色红，舌中线偏左，心区凹陷，中焦有裂纹略凹，中上焦区隆起，下焦凹陷。

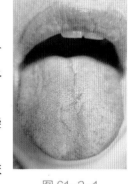

舌尖红，舌边平，提示上焦郁热，肝血虚，故选用柴胡、白芍清热养血。

舌中线偏左，右舌大，舌上红点，显示肺气壅滞，用麻黄、杏仁、黄芩宣肺清热，降肺气。

图 61-2-1

心区凹陷，显示心气不足，用桂枝、炙甘草、党参、五味子温阳益气滋阴。

舌中焦凹陷裂纹，苔白腻，脾虚湿浸，选用炒白术、半夏、生姜以健脾祛湿。

舌红，上中焦交界处隆起，用浙贝母、瓜蒌清热化痰。

处方：柴胡 2，白芍、桂枝、麻黄、炒白术、生姜、党参、五味子、法半夏、杏仁、黄芩、浙贝母、瓜蒌各 1，炙甘草 0.5。按比例配 4 天的浓缩颗粒剂，每次 6g，每日 2 次，饭后冲服。

2021 年 10 月 20 日二诊，服药后热退，仅鼻塞，偶咳嗽，无痰。月经至，腹泻 2 天，水样便，但精力尚可。舌象如图 61-2-2，可见好转，但诸病机仍在。

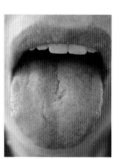

处方：柴胡、党参、生姜、干姜、五味子、白芍、桂枝、杏仁、浙贝母、法半夏、瓜蒌、炙甘草各 1，炒白扁豆、紫菀各 2，生薏苡仁 3。按比例配 1 周的浓缩颗粒剂，每日 2 次，每次 6g，饭后冲服。

2021 年 11 月 4 日最后一次就诊，诸症俱无，患者满意。

图 61-2-2

（撰稿人：于青）

〇六二　川贝母

川贝母入药最早记载始于《神农本草经》：主治伤寒烦热，淋沥邪气，疝瘕，喉痹，乳难，金创，风痉。归肺、心经，味甘、性微寒，能清肺化燥痰，润肺止咳，尤其适用于内伤久咳，燥痰、热痰。《本草图经》载贝母治恶疮，可清热化痰、散结消痈，用于治疗瘰疬、疮毒、乳痈、肺痈。配伍沙参、麦冬可奏养阴润肺、化痰止咳之效，治疗阴虚劳嗽；配伍知母可以清肺润燥，化痰止咳（《急救仙方》）。也可以配伍玄参、牡蛎，如消瘰丸（《医学心悟》），治疗痰火郁结之瘰疬；配伍蒲公英、天花粉、连翘，治疗热毒壅结之疮痈；配伍桔梗、紫菀清肺化痰消痈。《本经》载其反贝母，本品常规不宜与川乌、制川乌、草乌、制草乌、附子同用。

一、药舌心鉴

（一）川贝母对应舌象

舌上焦区饱满，中上焦之间高凸，舌质偏红（见图 62-1-1、图 62-1-2）。

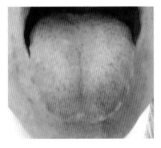
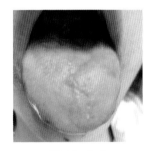

图 62-1-1　　　　　　　图 62-1-2

（二）应用心得

贝母有川贝母、浙贝母，主要用于清热散结，针对主要病机一致。无论久咳还是顽痰痈疮，本质上主要是解决开阖的枢机问题。贝母主开机互阖，阖机互开，是少阳胆之枢药。具体来说即是：能使阖者开，开者阖；阖折不能互开者，能使之互开；开折不能互阖者，能使之互阖；不能阖者，能顺其阖；不能开者，能顺其开；不能为开为阖者，能顺其为开为阖。比如伤寒烦热，喉痹风痉，为开机反阖，不能转开；淋沥，为开机反折，不能互阖；乳难，是不能为开；金疮，是不能为阖；疝瘕，则是不能为开为阖。

川贝母长于化痰止咳、偏润力缓，多用于肺虚久咳，痰少咽燥；浙贝母偏凉力强，清热散结力量强于川贝母。两种贝母舌象都是表现为高凸，尤其以中上焦处的高凸为主。临床可三因制宜，择佳而用，二者亦常配伍使用。

二、病案举例

病例 1（张宏易病案）

患者女，47 岁。4 月 3 日初诊。远程诊疗。

主诉：咳喘 20 年。

症状：劳作则喘，胸闷，浑身不适。易生气。咳嗽大量黄痰，服用抗生素则痰变白，停药后复作。左耳鸣响，颈部不适，记忆力减退。眠差，若白天事多则夜间梦中浮现，心慌心悸，胃部胀满不适，反酸，食管有烧灼感。小便可，大便排出不畅。

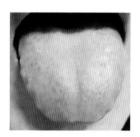

图 62-2-1

舌象：见图 62-2-1。

【凭舌用药】

舌上焦区饱满、中上焦之间高凸、舌质红、心肺区隆起，为肺失肃降、开合失司之象，用川贝母、全瓜蒌、连翘止咳平喘、清热化痰。

舌中线两侧及中焦高凸，为肝郁气滞，用陈皮、香附、郁金、佛手、枳壳、厚朴，疏肝解郁，理气宽中。

舌尖部两侧红赤高凸、舌尖平、舌前红点，为瘀热内扰、心神不宁之象，用赤芍、酸枣仁、丹参，清热祛瘀、宁心安神。

舌边齿痕、颈椎区显形，为气虚内陷、经络不利之象，用黄芪、葛根、威灵仙，补脾益气、升阳通经。

苔白腻，为脾虚湿盛，用黄芪、生甘草、皂荚、冬瓜仁、半夏，健脾利湿、清肺化痰。

处方：川贝母 9g，全瓜蒌 12g，连翘 9g，陈皮 15g，香附 15g，佛手 15g，枳壳 12g，厚朴 9g，郁金 15g，丹参 12g，酸枣仁 15g，赤芍 12g，生黄芪 15g，威灵仙 15g，葛根 12g，生甘草 9g，皂荚 9g，冬瓜仁 12g，法半夏 15g。水煎服，7 剂。

4 月 27 日，患者诉体力明显增加，咳喘少发，周身舒畅。咳痰明显减少，但咳出无力，胃部胀满减轻，情绪好转，遇事不再生气，睡眠好转。舌象如图 62-2-2，上焦区饱满减轻,齿痕减轻,色淡红,苔薄白。上方加减继服。

后期电话随访,5月4日时咳痰减少90%,但咳出乏力,余症均好转。处方:枳壳减为9g,7剂继服。

病例2(殷鸿春病案)

主诉:哮喘。

症状:慢性哮喘,近日发作,自觉哮喘伴憋闷,痰少不易咳出,色黄。

舌象:见图62-2-3。

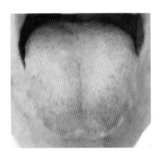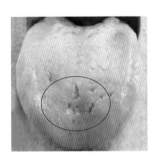

图62-2-2　　　　　　　图62-2-3

【凭舌用药】

上焦区略饱满、中上焦之间略凸、舌质偏红,为痰热郁肺、开阖失调之象,用川贝母清肺化痰、止咳平喘。

舌红、苔白腻,为痰热互结,用薄荷、连翘、黄芩、生甘草、陈皮、半夏、射干,清热化痰。

舌根苔腻,为痰湿瘀阻,用生薏苡仁、冬瓜仁,健脾利湿、清肺化痰。

肺区裂纹、喘满日久,为肺气外泄之象,用杏仁、紫苏子,降气消痰、止咳平喘。

处方:川贝母、薄荷、连翘、黄芩、生甘草、陈皮、法半夏、射干、冬瓜仁、杏仁、紫苏子各1,生薏苡仁3。按比例配浓缩颗粒剂,1次6g,日2次,开水冲服,连用1周。

1周后喘憋明显减轻,上方续用1周。

(撰稿人:赵林冰)

○六三 皂角

皂角又名皂荚，最早记载于《神农本草经》："治风痹，死肌，邪气，风头，泪出，利九窍，杀精物。"味辛、咸，性温；归肺、大肠经。可祛痰，开窍，散结消肿。一般用于痰咳喘满，中风口噤，痰涎壅盛，神昏不语，癫痫，喉痹，二便不通，痈肿疥癣。

一、药舌心鉴

（一）皂角对应舌象

舌苔白腻、不易除去（见图63-1-1）。

（二）应用心得

殷老师在临床上遇到顽固性不易祛除之白腻苔时，皂角是常被选用的一味药。针对白厚腻苔效果比较可靠，祛痰祛腻作用较陈皮、半夏及草果要强。它所适用的白腻苔和普通的脾虚不能运化、内生湿邪所出现的白腻苔不同，即适用于已有痰浊内生的白腻苔。同样是白腻苔，若偏薄润，只用生姜即可，再微厚一些，可加干姜，再

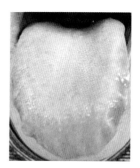

图63-1-1

厚一些的，陈皮、半夏、藿香、枳壳等均可选用。但若已有痰浊内生，就必须选用化痰涤痰作用比较明确的皂角。

但是皂角有小毒，不能多用，1～3g就可以，殷老师临证最多用到3g，且常配伍大枣以缓解其毒性。

另外，本品辛散走窜之性极强，非顽痰实证体壮者不宜轻投。皂角的毒性主要表现为对局部黏膜的刺激作用，使分泌增加等，如服用剂量过大或胃肠黏膜有损伤或注射给药，均可产生全身毒性，如红细胞溶解等；特别是影响中枢神经系统，先痉挛，后麻痹，呼吸中枢麻痹即导致死亡。临床配以至少10g大枣可有效减轻其毒副作用。所以医者若无十分把握，不要轻易用之内服，或稍稍与之，中病即止。孕妇及咯血、吐血者忌服。

二、病案举例

病例1

患者男,74岁。

主诉:消化不良。

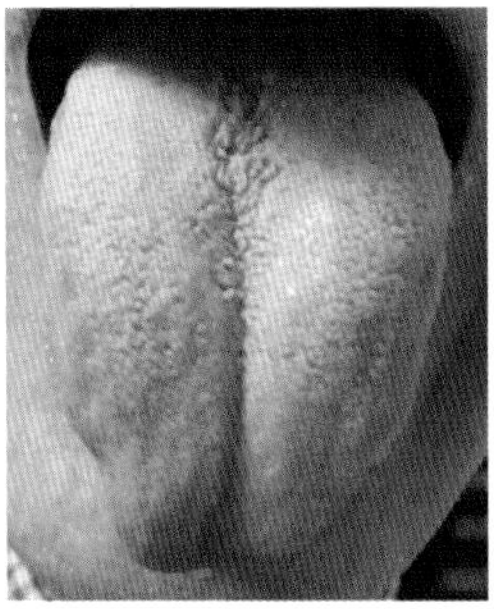

症状:消化欠佳,不耐油腻,易觉腹满胀,近期帮助照料婴儿而觉更易疲倦。前列腺稍大,夜尿频。

脉象:寸沉微,左关动,但重按空虚,右关涩,脉结,三五不调。(心脏检查无明显器质性病变,但医生处抗凝药预防)

舌象:见图63-2-1。

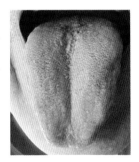

图63-2-1

【凭舌用药】

舌中线略右移,左舌厚大,提示肝郁,故选香附。

右舌边隆起,右降不利,用枳壳、杏仁、厚朴、半夏、陈皮以降右。

中下焦凹陷色淡,为脾肾阳虚,故用白术、大枣、干姜,因有热象,温肾中药暂时不用。

中下焦苔黄厚腻偏黏,为湿浊弥漫中下焦,湿郁化热,以白豆蔻、藿香、苍术芳香化中焦之湿,薏苡仁、车前子、滑石、淡竹叶利下焦之湿,黄连祛湿热,皂角祛腐腻之苔。

处方:炒杏仁6g,薏苡仁12g,白豆蔻5g,厚朴6g,滑石6g,法半夏5g,陈皮6g,淡竹叶3g,皂角0.5g,香附3g,车前子6g,炒枳壳6g,藿香3g,黄连3g,干姜2g,大枣10g,苍白术各6g。4剂,水煎服,日1剂。

二诊:服上方4剂后,因路途遥远,微信发送舌照(见图63-2-2)复诊,述胃脘感觉舒适,体力见增,小便同前。上方减皂角、大枣、滑石,加炒杜仲、益智仁各6g,再寄方4剂而收功。

图63-2-2

病例2

患者女,23岁。

主诉:反复发作肾盂肾炎。

症状:患者3岁起即反复发作尿路感染,1年2~3次。2年前发生第一次肾

189

盂肾炎，之后又发 4 次。最近 1 次是 2 周前，目前仍服用抗生素。每次都需要静脉滴注及口服抗生素。另外，患者 3 年前脚被汽车碾压过，右脚背经常有不适感，左脚跟左侧一直肿胀疼痛。从事很辛苦的体力活，早晨 2：30 起床上班。夜尿 1 次，大便规律，但经常腹胀。

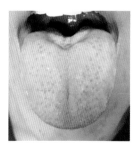

既往史：脊柱侧弯，注射激素 2 年，导致眼压增高；偶有心悸；使用避孕药已经 5 年。

图 63-2-3

舌象：见图 63-2-3。

【凭舌用药】

舌中线左偏，右舌大，为肺实肝虚，用杏仁、厚朴降右。

沿舌中线一条宽的红带，有阳明经热，用栀子、麦冬清阳明热。

舌尖红，满舌红点，代表上焦郁热，用薄荷、丹参、桑寄生清热祛火。

心区凹陷伴裂纹，心阳不足象，心气外散，故选用党参、麦冬、桂枝、五味子益心气，敛心阴。

舌中焦凹陷裂纹，为脾虚之象，故用白术、山药、茯苓、黄芪健脾祛湿。

下焦凹陷，白厚腻苔，显示任脉为病，肾阳虚，下焦寒湿，故选用制附子、炒杜仲、益智仁、薏苡仁、肉桂、桃仁、猪苓、泽泻温补肾阳，清利湿热。

两侧舌边隆起，肝郁气滞，故以柴胡、枳壳、川牛膝、白芍疏肝解郁，调理气机。

处方：杏仁、厚朴、麦冬、薄荷、丹参、桑寄生、党参、五味子、桂枝、白术、山药、茯苓、制附子、益智仁、肉桂、桃仁、猪苓、泽泻、柴胡、枳壳、白芍各 1，黄芪、炒杜仲、薏苡仁各 3，川牛膝 2，栀子 0.5。按比例配 1 周浓缩颗粒剂，每次 8g，每日 2 次。

二诊：1 周后复诊，泌尿系统症状已经完全消除，但自开始服用抗生素时即感恶心，目前症状仍存。舌象见图 63-2-4，上下焦凹陷有所减轻，但厚腻苔并无明显改变。上方去栀子，改升麻 0.5，益智仁改为 2，并加用皂角 1。按比例配 1 周浓缩颗粒剂，每次 8g，每日 2 次。

三诊：1 周后复诊，无恶心感，无泌尿系统症状，双脚已无任何不适。舌象见图 63-2-5，上下焦凹陷进一步改善，舌根部厚腻苔完全消失。继服上方 1 月收功。

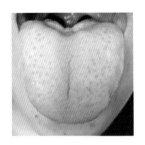 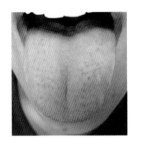

图 63-2-4　　　　　图 63-2-5

（撰稿人：毛海燕）

〇六四 瓜 蒌

　　瓜蒌入药最早记载于《神农本草经》，谓其甘、微苦，寒，归肺、胃、大肠经。有清润化痰、利气宽胸、润肠通便之功，主治热痰壅闭之咳喘，痰气交阻之胸痹结胸，内外痈脓，肠燥便秘等。据《神农本草经》记载，乌头反瓜蒌，本品常规不宜与川乌、制川乌、草乌、制草乌、附子同用。

　　本品甘寒清润，善清肺热、润肺燥、化热痰燥痰，如清气化痰丸，即瓜蒌配伍黄芩、胆南星、枳实等，治疗痰热阻肺导致的咳喘，尤以痰黄质稠、胸膈痞满者(《医方考》)为宜。若治疗燥热伤肺导致的干咳或痰少质黏，咳吐不利者，可配伍川贝母、天花粉等。常与薤白、半夏配伍，治疗痰气交阻、胸阳不振之胸痹疼痛，喘息咳唾不得卧者，如瓜蒌薤白白酒汤、瓜蒌薤白半夏汤(《金匮要略》)。与黄连、半夏同用，治痰热结胸，胸膈痞满，按之则痛者，如小陷胸汤(《伤寒论》)。本品性寒，可清热散结消肿，常配清热解毒药治疗内外痈肿。可配桔梗、鱼腥草、芦根等，治疗肺痈咳吐脓血；配蒲公英、天花粉、乳香没药治疗乳痈初期，红肿热痛；亦可配败酱草治疗肠痈腹痛。

一、药舌心鉴

（一）瓜蒌对应舌象

　　上焦心肺区隆起，舌质偏红，苔薄黄或黄腻(见图 64-1-1、图 64-1-2)。

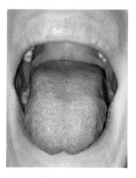
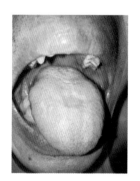

图 64-1-1　　　　　　　图 64-1-2

（二）应用心得

瓜蒌气味苦寒、体质濡润，可以治火热燥涸，以及由燥所致之热结，或热结所致燥涸、消渴、烦满。瓜蒌还可治疗热燥阴亏之中焦诸症，筋脉燥涸之绝伤。瓜蒌实偏主郁遏不解；瓜蒌根，即天花粉，偏主燥热消渴。

瓜蒌可以整用，即全瓜蒌；也可以分用：瓜蒌皮主利气开郁、清肺化痰，导痰下行，宽胸散结；瓜蒌仁脂肪含量多，偏于润肺化痰、润肠通便，可以与生地黄、麦冬、火麻仁、郁李仁等配伍，治疗津液不足，阴虚肠燥导致的便秘。殷老师除常用瓜蒌治疗肺部病变外，还常用古方瓜蒌红花甘草汤加川乌治疗带状疱疹及其后遗症，用大剂量瓜蒌为主治疗急性乳腺炎，常效如桴鼓。

二、病案举例

病例1（毛海燕病案）

患者女，46岁。2018年1月23日初诊。

主诉：胸骨前痛。

症状：夜尿频，2～3次，影响睡眠。纳可，大便可，平素稍觉乏力。5个月前开始发作胸前痛，初期每4～6周一发，发则胸前热痛，向胸两侧扩散。去年12月20日又一次胸痛发作，自觉胸前灼痛，似火球逐渐膨大，直至爆开，灼热感传到手部，遂昏厥不省人事。经同事唤醒后送归家中，后行脑部CT、胸部CT、ECG及各项血液检查，无阳性发现。之后胸痛发作较前频繁，就诊前2周发作2次，但未再晕厥，发时无心慌气短。

脉诊：左关沉无力，左寸沉，右关弦弱，右寸中上段小头上顶。

触诊：右甲状腺有增厚感。

舌象：见图64-2-1、图64-2-2。

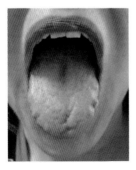 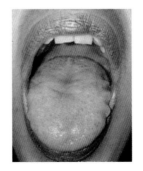

图64-2-1　　　　　图64-2-2

【凭舌用药】

舌中上焦偏红、心肺区略有隆起、舌中凹陷、齿痕重，为上焦气郁有热、中焦脾弱气虚之象，用瓜蒌皮、黄芩、黄连、生甘草、黄芪、白术，利气宽胸、清热解郁、健脾益气。

舌两边略有高凸、舌中线两侧略高、舌有红点，为肝郁气滞之象，用柴胡、陈皮、香附、厚朴、桑寄生，疏肝解郁。

舌根部苔略厚、质淡，为痰湿内阻、下焦偏寒之象，用半夏、石菖蒲、薏苡仁、白蔻仁、冬瓜仁、熟大黄、干姜，温里寒、化痰湿。

处方：瓜蒌皮 6g，黄芩 3g，黄连 3g，白术 6g，黄芪 6g，生甘草 3g，陈皮 6g，柴胡 5g，香附 3g，桑寄生 6g，厚朴 4g，炒杏仁 6g，干姜 1g，清半夏 6g，石菖蒲 3g，薏苡仁 12g，白蔻仁 5 枚，冬瓜仁 6g，熟大黄 3g。水煎服，3 剂，日 1 剂。

嘱忌甜食、膏粱厚味、奶制品，忌生冷，畅情志。同时针刺百会、印堂、膻中、中脘，左合谷、外关、阴陵泉、曲泉、太冲，右足三里、丰隆、阳辅、太渊、内关。

二诊：2018 年 1 月 27 日。胸痛尚未再发，自述头脑较前清晰，体力增加，夜间只小便 1 次，睡眠转好。脉左寸惟稍沉，左关有力，右寸微觉小头上顶。舌红减轻，心肺区变平，如图 64-2-3、图 64-2-4。

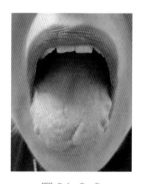 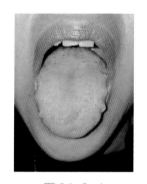

图 64-2-3　　　　　　　　图 64-2-4

效不更方，中药加半夏 5g 继服，之后针灸每周 1 次，配合中药治疗 5 周。其间惟治疗后第 10 天有一次轻微胸痛发作，时间短暂，感觉良好，较为稳定。

病例 2（Kiyo Kahtava 病案）

患者女，36 岁。

主诉：乳汁不通。

症状：自产女初乳后便乳汁全无，乳房柔软，无胀感，纳眠可，二便调，余无不适。

舌象：见图64-2-5。

【凭舌用药】

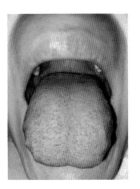

图64-2-5

舌质红、心肺区饱满、舌上红点、舌尖部两侧红赤高凸、舌面略干，为上焦气滞、阴虚有热之象，用全瓜蒌、瓜蒌根、桔梗、熟地黄、麦冬、当归、赤芍、金银花、丹参、大黄，利气宽胸、滋阴清热。

左舌略大、舌中线两侧高凸，为肝郁气滞之象，用柴胡、川牛膝、郁金、厚朴疏肝解郁。

舌中焦略凹、边有齿痕，为肝郁脾虚，用人参、黄芪健脾益气。

舌局部凸起，乳汁不通，为气滞壅塞之象，用通草、皂角刺，疏散壅滞。

处方：瓜蒌10g，赤芍10g，大黄5g，当归15g，麦冬10g，桔梗10g，熟地黄15g，天花粉10g，金银花10g，丹参10g，郁金10g，川牛膝10g，柴胡10g，厚朴10g，人参10g，黄芪30g，通草10g，皂角刺10g。7剂，水煎服，每日1剂，分2次温服。

患者反馈：服药1次便觉乳房变硬、发胀微痛，服药2次始有乳汁充盈感，但婴儿吮吸不畅，自觉愈加胀痛，故而配合乳房及穴位按摩，随即通畅。服药2天后乳汁开始正常分泌，每次服药都有明显疗效，继续服完剩余中药。

病例3（殷鸿春病案）

主诉：抑郁。

症状：情绪抑郁，焦虑、易悲伤，伴胃肠不适。

舌象：见图64-2-6。

【凭舌用药】

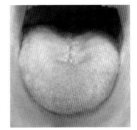

图64-2-6

舌尖红、心肺区隆起明显、苔厚，为气郁、痰热互结之象，用瓜蒌、浙贝母、薄荷、半夏、杏仁，清热开郁、降气化痰。

右舌略大，舌两侧及舌中线两侧隆起，为肝气郁结、升降不利，用柴胡、枳壳、陈皮，疏肝行气解郁。

舌中部有凹陷，为肝郁克脾，用白术、生甘草，补气健脾。

舌根凹陷，为肝肾不足，用炒杜仲，补益肝肾。

处方：瓜蒌、浙贝母、半夏、薄荷、柴胡、枳壳、陈皮、生甘草、白术各1,杏仁、炒杜仲各2。配浓缩颗粒剂,1次6g,日2次,开水冲服。

1周后复诊,抑郁及焦虑明显减轻。

（撰稿人：赵林冰）

〇六五　冬瓜仁

冬瓜仁(子)出自《唐本草》。入气分，性味甘、微寒；归肺、大肠经。功能清肺化痰，利湿排脓，清上导下。适用于痰热咳嗽，肺痈，肠痈，带下，白浊。《本草述钩元》言：主腹内结聚，破溃脓血，凡肠胃内壅，最为要药。临床常配伍苇茎、薏苡仁、桃仁治疗肺痈，如千金苇茎汤(《备急千金要方》)，亦可配合大黄、牡丹皮、桃仁治疗肠痈，如大黄牡丹皮汤(《金匮要略》)。

一、药舌心鉴

(一)冬瓜仁对应舌象

舌根部苔腻或黄腻，尤其是腻苔偏黄，舌质偏红(见图 65-1-1)。

(二)应用心得

冬瓜仁善于清热除湿，化痰排脓，不仅舌根部，舌上焦区有黄腻苔时也可以考虑使用冬瓜仁，因为它的作用部位在肺和大肠。当有阳虚气虚而见舌淡、苔白，舌体胖大或阴虚内热而见舌瘦小红绛时，则均非冬瓜仁适用舌象。

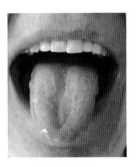

图 65-1-1

二、病案举例

病例 1

患者男，5 岁。2021 年 5 月 25 日初诊。

主诉：鼻渊。

症状：自幼患鼻炎，经常鼻塞，流黄浊涕，受风寒后尤甚。夜间磨牙，多流口水。

脉象：脉右寸浮数，关沉重按无力，余脉尚可。

舌象：见图 65-2-1。

【凭舌用药】

舌尖红及上焦红，提示上焦郁热，故用薄荷、金银

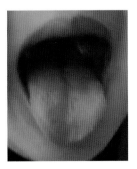

图 65-2-1

花、连翘。

舌红苔微腻，提示内有湿热，故用生薏苡仁、冬瓜仁。

中焦凹，提示脾气亏虚，用炒白术、陈皮。

通鼻窍，选用辛夷、川芎、白芷。

处方：生薏苡仁、炒白术各2，冬瓜仁、金银花、连翘、白芷、薄荷、辛夷各1，川芎、陈皮各0.5。浓缩颗粒剂，每次4g，每日2次，开水冲服，4天量。

二诊：2021年6月18日。服完上药后鼻塞流涕明显缓解，白天已无鼻塞情况，偶于夜晚天凉时稍鼻塞。近几天每于晨起咳嗽数声，咳出黄痰，今天痰转为淡黄。脉寸浮，关稍沉偏弱。舌象如图65-2-2，可见较前红色明显减轻，舌尖及肺区仍稍偏红，心区稍低，中焦凹陷，苔薄白润。

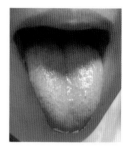

图65-2-2

【凭舌用药】

上焦热象减轻，但仍有肺部郁热，故去连翘，加菊花、甘草。

舌淡苔薄白水滑，中焦及心区凹陷，为太少阳虚之象，故用扶阳桂枝法，加桂枝、茯苓、生姜。

处方：生薏苡仁、炒白术各2，冬瓜仁、金银花、辛夷、桂枝、茯苓各1，川芎、薄荷、菊花、白芷、生姜、甘草各0.5。浓缩颗粒剂，每次4g，日2次，开水冲服，4天量。

药尽病除。

病例2

患者女，53岁。2019年10月24日初诊。

主诉：感冒后引发鼻炎发作。

症状：鼻塞，无流涕，前额压力性涨痛。曾失声，今天稍好但仍音哑，咽痛。微咳，胸紧，傍晚潮热。近四晚失眠（患者怀疑与饮浓茶及担心母亲有关）。

脉象：脉数，左寸关沉，余尚可。

舌象：见图65-2-3。

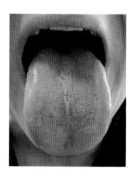

图65-2-3

【凭舌用药】

整体舌象：舌尖及上焦两侧稍红。心区低，舌中及舌根苔黄腻,舌根低,中线左移,右舌厚且大。

舌尖红,舌边隆,提示肝郁化热,加薄荷清热疏肝。

上焦红,提示上焦风热,选用甘草、芦根、金银花、连翘。

舌尖咽喉处红且咽痛音哑,故用牛蒡子。

舌根凹陷、窄,舌质偏红,提示肾阴虚,加玄参。

舌上焦两侧隆起,提示肺气壅滞,故用桔梗。

心区凹陷,提示心气亏虚,加麦冬(党参、五味子暂不用)。

中下焦中间黄腻苔,提示湿郁化热,故用冬瓜仁、薏苡仁、淡竹叶。

舌面不平,瘀血象,加桃仁。

对症加通鼻窍药辛夷、苍耳子。

本例虽有舌边隆起肝郁象,中焦凹陷脾虚象,但急则治其标,故暂不用药。

处方: 薏苡仁 3、金银花、麦冬各 2,薄荷、芦根、冬瓜仁、桃仁、连翘、玄参、桔梗、淡竹叶、牛蒡子、辛夷、苍耳子、甘草各 1。按比例配 5 天浓缩颗粒剂,每次 6g,每日 2 次。

药尽鼻及咽部诸症尽消,但遗憾未留治疗后舌象。

（撰稿人：毛海燕）

〇六六　竹 茹

竹茹甘微寒，善于清化热痰。治肺热咳嗽，痰黄质稠者，常与黄芩、桑白皮等同用，以增强清热化痰功效；治痰火内扰而致胸闷痰多，心烦不寐，或惊悸不宁者，常配枳实、半夏、茯苓等，如温胆汤(《备急千金要方》)。本品善于清热化痰，治疗中风痰迷，舌强不语，可与生姜汁、胆南星、牛黄等药配伍。本品能清胃热而降逆止呕，为治胃热呕逆之要药。治疗胃热呕逆，常配伍黄连、黄芩、生姜等药，如竹茹饮(《延年秘录》)；若配人参、陈皮、生姜等，可治胃虚有热之呕吐，如橘皮竹茹汤(《金匮要略》)；妊娠期内，饮邪上逆而致呕吐不食者，可与茯苓、陈皮、生姜等合用；治怀胎蕴热，恶阻呕逆，胎动不安，可与黄芩、苎麻根、枇杷叶等同用。此外，本品甘寒入血，尚能清热凉血而止血，可治血热吐血、衄血、尿血及崩漏等属血热妄行者。《世医得效方》单用本品治小便出血；亦可与小蓟、生地黄等同用。

一、药舌心鉴

（一）竹茹对应舌象

苔薄黄腻，舌质偏红(见图66-1-1)。

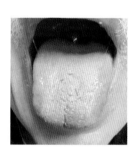

（二）应用心得

竹茹性甘微寒，归肺胃胆经，有清热化痰、除烦止呕的作用，适用于薄黄腻苔，舌质偏红。

图66-1-1

本品作用与半夏正好相反，半夏偏温，竹茹偏凉，半夏应用于苔薄白腻，竹茹用于苔薄黄腻，是殷老师很常用的一味药。竹茹和半夏临床经常配伍使用，是一个对药，如温胆汤。

临证凡见舌边隆起，少阳郁滞，有化热趋势，舌苔罩黄，均可处方加减化裁使用。

二、病案举例

病例1

患者男，48岁。

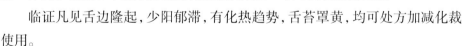

主诉：额窦炎急性发作2周。

症状：鼻塞流黄涕，头痛，不能安睡，伴腰痛。

脉象：脉弦滑。

舌象：见图66-2-1。

【凭舌用药】

舌苔薄黄腻，舌边隆起，少阳郁滞，加青蒿、竹茹、黄芩、青黛。

中焦郁滞，脾虚湿蕴，加半夏、茯苓、枳壳、陈皮、苍术。

肺区膨隆，心区凹陷，肺气不降，心气不足，加甘草、苍耳子、杏仁。

下焦苔黄腻，加薏苡仁、滑石。

处方：青蒿、竹茹、青黛、黄芩、半夏、茯苓、枳壳、陈皮、苍术、滑石、甘草、苍耳子、杏仁各1，薏苡仁3。按比例配1周的浓缩颗粒剂，每次6g，每日2次。

二诊：上方服用10天左右，鼻塞症状大为减轻，睡眠明显好转，诉近来腰痛。黄腻苔明显减轻，见图66-2-2。舌象仍有脾肾阳虚的象，去滑石、青黛、青蒿，加杜仲、牛膝、制附子各1。浓缩颗粒剂继服1周。

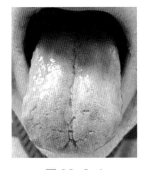 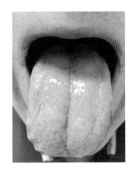

图66-2-1   图66-2-2

病例2

患者女，25岁。

主诉：左眼紧张酸困1个月。

症状：左眼紧张酸困，伴胸闷心悸失眠，精神紧张，恐惧，腹胀，痛经。

脉象：脉滑。

舌象：见图66-2-3。

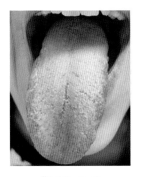

图66-2-3

【凭舌用药】

中焦隆起,遍布黄腻苔,脾虚湿蕴化热,加竹茹、法半夏、陈皮、苍术、茯苓、枳实。

舌边收窄,舌质色红,隆起,肝血不足,胆经郁滞,加柴胡、薄荷、郁金、黄精。

心肺区凹陷,舌质红,心肺气阴亏虚,加麦冬、五味子、太子参。

舌根收窄,满布黄腻苔,肾虚,下焦湿热,加杜仲、薏苡仁、泽泻。

处方: 竹茹、法半夏、陈皮、苍术、茯苓、柴胡、薄荷、泽泻、杜仲、麦冬、五味子、太子参、郁金、枳实、黄精各1,薏苡仁3。按比例配1周的浓缩颗粒剂,每次6g,每日2次。

二诊:黄腻苔明显减轻,患者左眼紧张酸困的感觉明显好转,睡眠好转,紧张情绪也有舒缓,胸闷心悸明显好转。舌象如图66-2-4,舌根仍高起,原方加桃仁1续服。

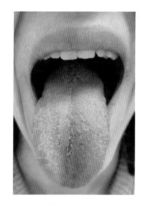

图 66-2-4

（撰稿人：邢磊）

○六七 枇杷叶

枇杷叶最早记载于《名医别录》，味微苦、微辛，性微寒，入肺胃经，可清肺化痰止咳，降逆止呕，用于肺热咳嗽，气喘逆极，胃热呕吐，呃逆。肝气升于左，肺气降于右，枇杷叶善下气降逆，也就是善降肺胃之气，是降右的一味常用中药。枇杷叶"下逆气，哕呕可医"（《药性赋》），枇杷叶可清胃热，降气而止呃，可治疗胃热呕吐，可与生姜配伍，也常与陈皮、竹茹同用降呃逆。本品清肺气，降肺火，止咳化痰，止吐血衄血，治痈痿热毒（《本草再新》）。性微寒，可清肺火，肃降肺气，治疗肺热咳嗽，阴虚劳嗽。要注意的是，本品微寒，胃寒呕吐及肺感风寒咳嗽者（《本草经疏》），需谨慎配伍。

一、药舌心鉴

（一）枇杷叶对应舌象

舌质红，右舌偏大，或右舌尖凸出，或右舌边厚（见图 67-1-1）。见舌质淡白，舌苔水滑慎用。

（二）应用心得

枇杷叶善降肺气，凡舌象见舌质红，右舌偏大，右舌尖凸出或右舌边厚时，均可配伍选用，故在呼吸消化系统以及皮肤等疾病中有广泛的应用。本品性微寒，可清肺胃之热，故在脾胃虚寒、肺感风寒时不宜使用，见舌面白而水滑时需要慎用。

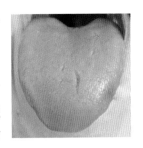

图 67-1-1

右舌偏大，右舌尖凸出，或者右舌边厚，均属于肺气不降、右降不利之象，若同时舌质红，此时可以放心使用善降肺胃的枇杷叶来降右。杏仁和枇杷叶都可以降肺气，杏仁偏温，适合于寒型的右降不利；枇杷叶偏凉，适合热型的右降不利。临床上常见枇杷叶、杏仁同用来治疗肺气不降。

二、病案举例

患者女，35岁。（殷鸿春病案）

主诉：急性甲状腺炎。

症状：左颈前部疼痛，服止痛药而痛不减，失眠。伴有严重抑郁症，有明显恐惧感，已经2年不能外出工作，基本的家务也难以应付，晨起情绪低落，面生粉刺，月经不调。

舌象：见图67-2-1。

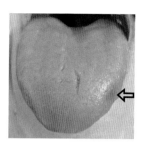

图 67-2-1

【凭舌用药】

舌中线左移，右舌偏大，提示肺气不降，右降不利，故选用杏仁、枳壳、枇杷叶、法半夏来降右，火麻仁来降大肠，润燥通便。

舌上焦区隆起，提示肺气壅滞，故选用桔梗来宣肺化痰，桔梗同时可以提升气机，使全方更好地作用在上焦，并与枳壳一升一降，一气周流。

舌心区淡并伴有小裂纹，提示心阳虚，故选用党参、桂枝温通心阳。

舌边肝胆区隆起，提示肝郁气滞，故选用柴胡、郁金疏肝解郁。

舌下焦凹陷，白腻苔，提示肾阴阳俱虚，故选用杜仲、续断补肾阳，选用熟地黄补肾阴。

舌尖平，提示患者肝血虚失眠，故选用炒酸枣仁养心安神。

舌边平直，进一步提示患者血虚，故选用炒白芍柔肝养血，当归补血活血止痛。

舌体胖大，下焦白腻苔，提示脾虚湿重，故选用炒薏苡仁和赤小豆以淡渗利湿。

处方：杏仁、枳壳、桔梗、桂枝、炒白芍、柴胡、当归、熟地黄、郁金、续断、赤小豆、火麻仁、枇杷叶、法半夏各1，党参、炒酸枣仁、炒杜仲、炒薏苡仁各2。按比例配2周的浓缩颗粒剂，每次5g，每日2次。

二诊：2周后复诊。诉服药1次后，当夜即可安眠。现左颈前疼痛消失，晨起情绪低落及恐惧感均明显减轻，已可以带孩子外出及料理家务。舌象见图67-2-2，左侧甲状腺区的红斑已经消失，唯舌下焦区仍凹陷及白腻苔。上方稍作调整。

处方：柴胡、香附、桂枝、厚朴、白术、郁金、续断、生姜、火麻仁、炙枇杷叶、法半夏、陈皮各1，炒白芍、党参、炒酸枣仁、炒杜仲、炒薏苡仁各2。按比例配2周的浓缩颗粒剂，每次5g，日2次。

2周后患者恢复工作。

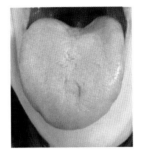

图 67-2-2

（撰稿人：舒裙婷）

○六八　桔　梗

桔梗最早记载于《神农本草经》,能开通壅塞之道,利胸中之气,祛痰排脓,能升能降,升提肺气上行,使痰水饮邪下降而畅快胸膈,李时珍在《本草纲目》里提到,桔梗可以治疗肺痈。又因肺与大肠相表里,桔梗宣通肺气之壅滞,亦可间接疏通肠胃之气阻。《桔梗汤》最早出自张仲景的《伤寒论》,方中就只有桔梗、甘草这两味药。始为治疗咽喉痛之方,后来广泛用于外科、内科、儿科等方剂中,尤其是治疗感冒方剂当中,桔梗汤使用频率特别高。

一、药舌心鉴

(一)桔梗对应舌象

舌上焦区两侧边缘隆起或伴有红点,或者上焦区肺区隆起(见图68-1-1)。

(二)应用心得

舌上焦区两侧边缘隆起,色红,提示上焦有气机不畅的象,桔梗能宣通肺气之壅滞,故适宜用在此舌象中。桔梗辛散苦泄,宣开肺气,化痰利气,多用于肺气不宣的咳嗽痰多、胸闷不畅,无论属寒属热皆可应用。此外,殷老

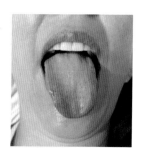

图 68-1-1

师认为桔梗亦能宣肺利咽开音,又可以其宣开肺气而通二便,用治癃闭、便秘。本品性升散,凡气机上逆,呕吐、呛咳、眩晕、阴虚火旺咯血等,不宜用,用量过大易致恶心呕吐。

二、病案举例

患者男,13岁。

主诉:风团2个月余。

症状:2个月前开始出现皮肤瘙痒,有高出皮面的抓痕、风团、洗澡后加重。每日服用抗过敏药物。近日血液检查显示对多种食物过敏。自小严重便秘,其母诉患者从小流涎水较多,经常晨起醒来枕头上一滩口水。自觉头脑不清楚,经常感觉耳朵红肿,双侧眼睑浮肿,有时觉心跳加快。夜尿1次。

舌象：见图 68-2-1。

【凭舌用药】

上焦色红，两侧隆起，郁滞饱满，提示上焦郁热，气机壅滞，选杏仁、桔梗一升一降，加连翘、麻黄、桑白皮宣降肺气，兼清肺热。

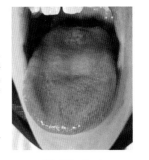

图 68-2-1

中焦凹陷，黄腻苔，提示脾虚湿浊内阻，用白术、炙甘草健脾益气，加陈皮、清半夏、生姜、防风祛湿除腻苔。

三焦经显形，加黄芪、茯苓补气助阳祛湿。

下焦凹陷，黄厚腻苔伴裂纹，提示肾虚湿热阻滞，加益智仁、赤小豆、大黄补肾祛湿清热。

舌两侧色红、隆起，提示肝郁气滞，郁而化热，用柴胡、白蒺藜、乌梅疏肝解郁清热。

处方：大黄、杏仁、连翘、麻黄、桑白皮、炙甘草、茯苓、白术、陈皮、清半夏、防风、柴胡、白蒺藜、桔梗、乌梅各 1，黄芪、益智仁、赤小豆各 3，生姜 2。按比例配 2 周的浓缩颗粒剂，每次 8g，日 2 次，开水冲服。

二诊：患者症状有所缓解，但吃糖果零食之类的就会很快发作。舌象见图 68-2-2，上焦区色红好转，心区凹陷，加桂枝温通心阳，舌苔仍黄腻，加羌活增强祛湿之力，舌两侧仍隆起，加白芍、郁金补肝体、疏肝郁。

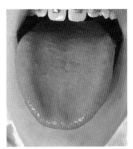

图 68-2-2

处方：大黄、连翘、麻黄、桑白皮、炙甘草、茯苓、白术、陈皮、清半夏、防风、柴胡、白蒺藜、桔梗、乌梅、羌活、郁金、桂枝、白芍各 1，生姜 2，黄芪、益智仁、赤小豆各 3。按比例配 3 周的浓缩颗粒剂，每次 8g，日 2 次，开水冲服。

三诊：患者症状相对稳定。舌象见图 68-2-3，上焦区两侧膨隆明显缓解，中上焦凹陷、腻苔明显好转，舌色淡红。继续用上方 2 周。

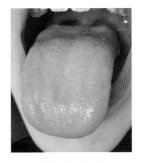

图 68-2-3

（撰稿人：葛冰融）

〇六九　厚　朴

　　厚朴最早记载于《神农本草经》。本品味苦、辛，性温，归脾、胃、肺、大肠经。辛则能发，温则能行，脾胃之所喜也，故用之以理诸症。正如丹溪所云：厚朴属土而有火，气药之温能散，泻胃中之实也。而平胃散用之佐以苍术，正为上焦之湿，平胃土不使之太过而复其平，以致于和而已，非谓温补脾胃。习以成俗，皆谓之补，哀哉！又云：厚朴能治腹胀，因其味辛以提其气（《本草衍义补遗》）。

　　《医学衷中参西录》总结其功效为：治胃气上逆，恶心呕哕，胃气郁结胀满疼痛，为温中下气之要药。为其性温味又兼辛，其力不但下行，又能上升外达，故《神农本草经》谓其主中风伤寒头痛，《金匮》厚朴麻黄汤，用治咳而脉浮。与橘、夏并用，善除湿满；与姜、术并用，善开寒痰凝结；与硝、黄并用，善通入肺以治外感咳逆；且金能制木，又能入肝、平肝木之横恣以愈胁下掀疼；其色紫而含有油质，故兼入血分，甄权谓其破宿血，古方治月闭亦有单用之者。诸家多谓其误服能脱元气，独叶香岩谓"多用则破气，少用则通阳"，诚为确当之论。

一、药舌心鉴

（一）厚朴对应舌象

　　舌中隆起，或舌中线两侧高凸，或右舌偏大，舌苔薄白或薄白腻（见图 69-1-1）。

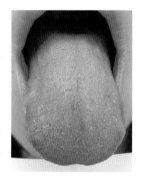

图 69-1-1

（二）应用心得

　　厚朴的主要功效是行气燥湿，消积平喘，殷老师认为它平喘的作用，不是直接因它能够缓解支气管平滑肌痉挛，而是因为它主要能够作用于胃肠道，胃肠道压力减轻之后，可能亦减轻了对肺部的压力，和杏仁平喘的机制还是不一样的。它适应的舌象主要是舌中线两侧高凸或右舌偏大，舌苔薄白或薄白腻，或舌中隆起，只要出现了其中一个象，就可考虑使用厚朴。

　　厚朴是平胃散中的主要药物。关于平胃散和四君子汤的区别，四君子汤是以收为主，舌中是凹陷的，平胃散里主要是散的药，苍术、厚朴，均以散为主，所以它适用的舌象是舌中隆起。

二、病案举例

病例1

患者女，41岁。远程诊疗。

主诉：耳鸣、失眠。

症状：耳鸣半年，蝉鸣声，耳朵无器质性问题。他处曾服一段时间中药无效，冬天曾配过膏方，但药后胃胀难受，所以只是断断续续地吃。眠浅，多梦易醒，睡前易心慌。大便可。右侧甲状腺有结节性病灶。

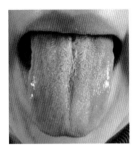

图 69-2-1

舌象：见图69-2-1。

【凭舌用药】

舌前平，提示心肝血虚，眠差，故用酸枣仁、珍珠母、远志养心安神。

舌质淡，舌边平直，提示肝血虚，故用当归补血。

舌前裂纹，提示心气外泄，心阳虚，故用党参、麦冬、五味子、桂枝、炙甘草收敛心气，温心阳。

舌边略有齿痕，舌中、舌根凹陷，提示脾肾阳虚，下焦寒湿，故用白术、炮姜、菟丝子、枸杞子温补脾肾。

右舌高突，右降不利，故用半夏、厚朴、陈皮以降右。

舌根黄腻苔，下焦郁滞，湿郁化热，故用薏苡仁除湿热。

左边色红隆起，是肝郁气滞、郁而化热之象，加白蒺藜、赤芍疏肝理气清郁热。

舌前部隆起，上焦郁滞，故用石菖蒲行气开窍。

处方：赤芍5g，当归10g，枸杞子20g，蒲黄10g，酸枣仁30g，党参10g，麦冬5g，五味子5g，桂枝5g，白术10g，炙甘草5g，珍珠母30g，半夏5g，厚朴5g，陈皮5g，石菖蒲5g，远志5g，炮姜5g，菟丝子5g，薏苡仁20g，白蒺藜10g。水煎服，日1剂。

1个月之后二诊：耳鸣声音减弱，睡眠质量提高，不再中途醒来，入睡也快，无胃胀气。前几天月经期时，晚上特别怕冷，经期结束后体力和精力均明显好转。大便正常。舌象如图69-2-2，心区、脾区及肾区凹陷均好转，黄腻苔减轻，舌色较前红活。继服上方1月。

药后耳鸣消失，睡眠正常。

病例2

患者女，50岁。

主诉：咳嗽月余。

症状：患者月前咳嗽尚未愈，注射新冠疫苗后咳嗽加重，已经月余，疲劳，失眠，二便可。

舌象：见图69-2-3。

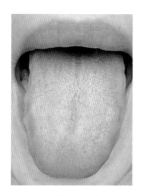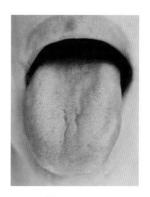

图69-2-2　　　　　　图69-2-3

【凭舌用药】

心肺区裂纹，提示心肺气外散，故用党参、五味子以收敛真气。

舌中线两侧高，冲气上逆，故用半夏、陈皮、厚朴和胃降逆。

右舌隆起，舌上焦两侧隆起，提示肺失宣降，故用桑叶、桑白皮、麻黄、桔梗、杏仁宣降肺气。

舌边尖红，上焦膨隆，提示肝胆肺有郁热，故用石膏、赤芍清解气分血分之热。

舌中及舌根凹，苔白腻，提示脾肾两虚，下焦寒湿，故用白术、干姜、细辛、杜仲、熟地黄、山药温补脾肾。

左舌边肝虚线，故用当归补血兼降逆气止咳。

处方：党参20g，白术10g，五味子10g，干姜10g，细辛3g，陈皮10g，半夏10g，厚朴10g，当归10g，赤芍10g，桑叶10g，桑白皮5g，石膏20g，麻黄5g，桔梗10g，杏仁10g，杜仲10g，熟地黄10g，山药20g。水煎服，日1剂。

二诊：7 剂药后，咳嗽明显减轻，但上火，嘴角生疮。舌象见图 69-2-4，可见心肺区裂纹明显减轻，舌边红色消退，舌苔变薄。

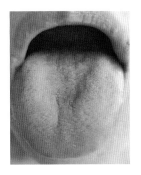

图 69-2-4

【凭舌用药】

心肺区裂纹明显减轻，故五味子减至 5g。

寒湿象减轻，且患者有上火症状，故去掉干姜、细辛、麻黄重剂，代之以浙贝母、紫菀、紫苏叶、前胡等较温和之剂以温肺止咳化痰。

舌体较胖，边见齿痕，故加茯苓。

山药以健脾祛湿，砂仁醒脾祛湿，且能引火下行，炮姜温脾祛湿，共除遗留之湿。

处方：党参 20g，白术 10g，五味子 5g，半夏 10g，陈皮 10g，当归 10g，茯苓 10g，砂仁 5g，浙贝母 10g，紫菀 30g，山药 20g，生甘草 10g，紫苏叶 5g，前胡 5g，炒薏苡仁 30g，炮姜 5g。再 7 剂。

药后咳嗽消失。

（撰稿人：郑江）

○七○ 苍 术

苍术味辛、苦，性温，归脾、胃、肝经。本品之妙，全在善于发汗（《本草新编》），能治痰湿留饮（《本草纲目》），其汁酿酒，治一切风湿骨痛（《本草纲目》），因燥湿健脾、祛风散寒作用很强，舌苔厚腻者，非此难除。常与厚朴、陈皮等配伍，如平胃散（《太平惠民和剂局方》），治疗湿阻中焦、脾失健运之证；亦可与薏苡仁、独活等同用，如薏苡仁汤（《类证治裁》），治疗痹证湿胜者；还能与黄柏、牛膝合用，如四妙散（《成方便读》），治疗湿热痿证。

一、药舌心鉴

（一）苍术对应舌象

舌中高凸或伴白腻苔，或中焦中线两侧高凸（见图70-1-1）。

（二）应用心得

苍术燥湿补气，但散多于补。凡发汗之药，易散人真气。然苍术散气，力不甚也。若虚人感邪，欲用风药散之者，不若用苍术为宜。殷老师认为，苍术的发散之

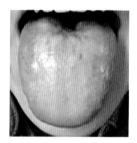

图 70-1-1

力类似于解表药，虽力道逊于解表药麻黄，但此种功用是其他的芳香化湿药所不具备的。临床上为了制约其燥性，可配合少量养血、凉血之品，如当归、牡丹皮、赤芍之类。

有苔而不干者：如单纯舌中高凸，用苍术；如舌面平，苍术、白术可同用；如中线凹、两侧凸，或者舌中整体凸，局部凹陷者，均为苍术、白术同用。舌中凹时，一般不用苍术，但如有苔腻而厚者，亦可白术配少量苍术。

舌红、少苔或苔干者，苍术慎用。舌苔厚腻者，非苍术莫除。

二、病案举例

病例1

患者男，36岁。2021年1月24日初诊。

主诉：睡眠欠安稳。

症状：眠差，大便由日2次变为日1次。

脉象：滑。

舌象：见图70-2-1。

【凭舌用药】

根部苔白腻，提示下焦寒湿，用淫羊藿、芡实、炒杜仲、炒车前子。

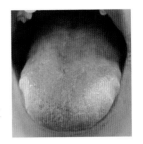

图70-2-1

舌中部高凸，用炒苍术。

舌中央局部内凹，用生白术。

舌边齿印，苔白，用威灵仙。

舌边饱满，用牛膝、炒枳壳。

舌边凹陷，舌质淡，用当归。

舌面中线两侧略高，苔白腻，用陈皮。

舌尖较平，用炒酸枣仁。

处方：淫羊藿15g、芡实30g、炒杜仲20g、炒车前子12g（包）、炒苍术6g、生白术15g、威灵仙12g、牛膝20g、炒枳壳6g、当归15g、炒酸枣仁15g、陈皮5g。7剂，水煎服，日2次。

二诊：2021年1月31日。睡眠较前安稳，口淡，脚背痒。舌中高凸，厚腻苔好转，见图70-2-2。

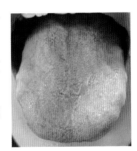

图70-2-2

处方：炒苍术6g、生白术25g、茯苓15g、炒芥子15g、制胆南星9g、陈皮5g、清半夏12g、炒枳壳6g、牛膝15g、炒麦芽20g、生薏苡仁30g、三七片9g。7剂。

病例2（欧阳山病案）

患者女，50岁。2019年9月19日初诊。

主诉：腹胀半年余。

症状：腹胀半年余，晨起后逐渐腹胀如鼓，无腹痛；经自我调整饮食后，无明显改善；饮食正常，无口渴；无头晕头痛；大便正常，每日或隔日一行；小便略急数；已停经。

脉象：缓。

舌象：见图70-2-3。

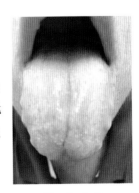

图70-2-3

【凭舌用药】

舌淡白胖大，边缘齿痕，舌苔白、根腻，中线偏移。

舌质淡，舌中凹陷，用党参、白术、甘草。

舌面水湿苔，边有齿印，用干姜、茯苓。

舌中高凸，用苍术。

舌中线两侧略高，苔白腻，用陈皮、厚朴。

左舌略高于右舌，用柴胡。

处方： 苍术、厚朴、陈皮、甘草、枳实、白术、党参、茯苓、柴胡各1，干姜0.5。浓缩颗粒剂14剂。

二诊：2019年9月26日。腹胀好转、尿频消失；查腹软无压痛。舌象见图70-2-4，舌中高凸明显下降，苔变薄变干，中线和中部凹陷，此为中气虚和任脉为病，故用香砂六君子加白术、杜仲以善后。

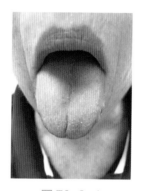

图 70-2-4

（撰稿人：王伟鹏）

〇七一　白蔻仁

白蔻仁又名白豆蔻，最早记载于《名医别录》。本品味辛，性温，归肺、脾、胃经。可化湿行气，温中止呕，开胃消食。《本经逢原》：白豆蔻辛香上升，入脾、肺二经。散肺中滞气，治脾虚疟疾，呕吐寒热，能消能磨。流行三焦，营卫一转，诸证自平。古方治胃冷积气，呕逆反胃，消谷下气，宽膈进食，解酒毒，皆相宜也。若火升作呕，蕴热作痛者勿服。《本草分经》亦称其：肺经本药，流行三焦，温暖脾胃，散滞气，消酒积，除寒湿，化食宽膨。本品辛散入肺而宣化湿邪，故常用于湿温初起，胸闷不饥。若湿邪偏重者，每与薏苡仁、苦杏仁等同用，如三仁汤（《温病条辨》）；若热重于湿者，又常与黄芩、滑石等配伍，如黄芩滑石汤（《温病条辨》）。阴虚血燥者慎用。

一、药舌心鉴

（一）白豆蔻对应舌象

舌质淡，苔白腻（见图 71-1-1）。

（二）应用心得

白蔻仁是三仁汤组成之一。三仁汤，是治疗湿温病偏湿类型最常用的方，殷老师在临床上遇到白腻苔时，杏仁、白蔻仁、薏苡仁，先同时施用，然后根据病情是凉是温，是寒是热，加不同的药物。

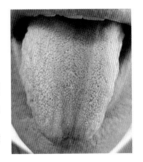

图 71-1-1

草豆蔻和白豆蔻的区别：草豆蔻的补脾作用几乎没有，只有祛湿祛腻的作用，白豆蔻还有健脾的作用。对脾虚伴有中焦凹陷、白腻苔，一般使用白豆蔻，不用草豆蔻。

白蔻仁与砂仁适用舌象基本相同，但砂仁还有醒脾的作用，即见到湿腻苔伴见食欲欠佳时，砂仁比白蔻仁效果要好一些。

舌体瘦小、干燥而红者禁用或慎用。

二、病案举例

患者女，52 岁。远程诊疗。（舒健病案）

主诉：长期耳鸣，近几月加重。

症状：耳鸣平时以低弱滋滋声为主，最近滋滋声变强，夜晚加重，难以入睡，伴听力下降。饮食清淡有规律，不食冷饮，生的只吃沙拉；几乎不吃面食，主食以杂粮粥为主，外加鱼肉。二便正常，月经 3 个月未至，潮热盗汗 6 个月，近期有加重。余无异常。

舌象：见图 71-2-1。

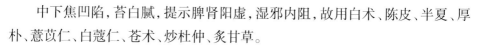

图 71-2-1

【凭舌用药】

舌尖微红，提示上焦有热，故用薄荷、连翘、牡丹皮。

中下焦凹陷，苔白腻，提示脾肾阳虚，湿邪内阻，故用白术、陈皮、半夏、厚朴、薏苡仁、白蔻仁、苍术、炒杜仲、炙甘草。

舌两侧齿痕，三焦经显形，故用黄芪、茯苓。

上焦隆起，上焦气机郁滞，故用瓜蒌、石菖蒲。

舌两侧隆起，提示肝胆郁滞，故用柴胡、香附。

处方：薄荷、连翘、牡丹皮、白术、陈皮、半夏、厚朴、薏苡仁、白蔻仁、苍术、炒杜仲、炙甘草、黄芪、茯苓、瓜蒌、石菖蒲、柴胡、香附各 1。配浓缩颗粒剂 100g，每次 6g，开水冲服，日 2 次。

2 周后，患者耳鸣明显好转。舌象如图 71-2-2，可见舌色明显红活，腻苔尽退。

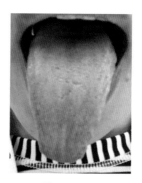

图 71-2-2

（撰稿人：郑江）

〇七二　砂　仁

砂仁首载于《药性论》：味苦、辛，主冷气腹痛，止休息气痢劳损，消化水谷，温暖脾胃，治冷滑下痢不禁。本品辛温气香，主入脾、胃二经，既能芳化中焦之湿浊，又能温行脾胃之滞气，为"醒脾调胃要药"（《本草求真》）。《药类法象》亦云：治脾胃气结，主虚劳冷泻，心腹痛，下气，消食。凡湿阻中焦，脾胃气滞，或脾胃虚寒之脘痞不饥，腹痛吐泻等皆宜。《开宝本草》云：治虚劳冷泻，宿食不消，赤白泄利，腹中虚痛，下气。兼能"安气滞之胎"（《本草正》），适用于气滞所致妊娠恶阻、胎动不安。此外，本品常与补益药同用，可使补而不滞。《汤液本草》云：与白檀、豆蔻为使，则入肺；与人参、益智为使，则入脾；与黄柏、茯苓为使，则入肾；与赤白石脂为使，则入大、小肠。

一、药舌心鉴

（一）砂仁对应舌象

舌质淡，苔白腻（见图72-1-1）。

（二）应用心得

古人谓其为"醒脾调胃要药"，故凡湿阻或气滞所致之脘腹胀痛等脾胃不和诸症常用，尤其是寒湿气滞者最为适宜，常与厚朴、陈皮、枳实等同用。若与木香、枳实同用，可治疗脾胃气滞，如香砂枳术丸（《景岳全书》）；若配健脾益气之党参、白术、茯苓等，可用于脾胃气虚、痰阻气滞之证，如香砂六君子汤（《太平惠民和剂局方》）。治疗脾胃虚寒，呕吐泄泻，可单用研

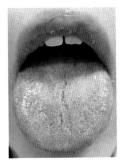

图 72-1-1

末吞服，或与干姜、附子等药同用。若妊娠呕逆不能食，可单用，或与紫苏梗、白术等配伍同用；若与人参、白术、熟地黄等配伍，以益气养血安胎，可用于气血不足，胎动不安者，如泰山磐石散（《古今医统》）。

殷老师强调：砂仁辛、温，归脾、胃经，功效主要是化湿行气，温中安胎。与白蔻仁适用舌象基本相同，但砂仁还有醒脾的作用，即见到湿腻苔伴见食欲欠佳时，砂仁效果优于白蔻仁；在下焦亏虚，特别下焦舌苔白、舌质淡，或舌根边

窄时，常用砂仁。另外，砂仁还能开通上下焦交通的路径，当用引火归原法补阳药补不进去时，加上砂仁，效果就会很好。

二、病案举例

患者女，53岁。2019年8月22日初诊。

主诉：左乳胀伴腹胀、乏力。

症状：左乳腺胀满伴腹胀、乏力，恶心。下肢皮肤湿疹。右乳腺癌切除术后半年，复查乳腺彩超提示左乳多发结节（BI-RADS 3 类）、多发脂肪瘤，钼靶检查提示非恶性。

既往：胆囊息肉，沙粒型胆囊结石。

舌象：见图72-2-1。

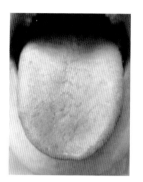

图72-2-1

【凭舌用药】

上焦区舌质偏红，下焦舌质淡、苔薄白，提示肝阳上亢、上热下寒，用生牡蛎平肝潜阳，软坚散结，肉桂引火归原。用天麻平抑肝阳。

舌尖及上焦区凹，舌边微隆，舌质淡，提示肝郁气滞兼有气虚，选用香附疏肝理气止痛。加白芥子温通经络，消肿散结止痛。

中焦散在裂纹，舌质淡苔白，提示脾失健运，脾虚湿盛，用陈皮、半夏燥湿理气，降逆消痞，用党参、白术、茯神、白豆蔻、生姜益气健脾、和胃除湿。吴茱萸、小茴香、干姜散寒理气。用鸡内金健脾消食。

右舌略大，用杏仁、制大黄降右。

舌尖小红点，舌面小裂纹，提示血瘀，用桃仁活血祛瘀。

下焦舌苔白，舌质淡，舌根窄，提示湿浊不化，选用砂仁以行气化湿。用淫羊藿补肾、温阳，薏苡仁渗湿。

处方：砂仁10g，香附10g，肉桂10g，杏仁10g，白芥子10g，生牡蛎30g，陈皮10g，半夏10g，桃仁10g，生薏苡仁30g，干姜10g，吴茱萸5g，制大黄10g，生姜45g，党参15g，白术15g，茯神20g，小茴香10g，白豆蔻10g，鸡内金15g，淫羊藿10g，天麻10g。5剂，2天1剂。

二诊：2019年9月2日，诉有时胃脘部空落落的，进食后改善，余无不适。舌象见图72-2-2，上焦偏红及凹陷改善，舌苔分布均匀。上方加乌梅10g，5剂，2天1剂。

药后胃肠舒适，乳腺无明显胀痛。

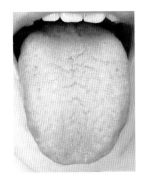

图 72-2-2

（撰稿人：罗李）

〇七三 丹 参

丹参最早记载于《神农本草经》,苦、微寒,归心、心包、肝经。入心、肝血分,性善通行,能活血化瘀,通经止痛,为治疗血瘀证的要药,另外,还有凉血消痈、清心除烦、养血安神的功效。主治月经不调,癥瘕积聚,胸腹刺痛,热痹疼痛,疮疡肿痛,心烦不眠,肝脾肿大,心绞痛等疾病。治瘀阻心脉,胸痹心痛,常配伍檀香、砂仁等,如丹参饮(《时方歌括》);治癥瘕积聚,常配伍三棱、莪术、皂角刺;治跌打损伤,常配伍乳香、没药、当归等,如活络效灵丹(《医学衷中参西录》);治风湿痹痛,常配伍牛膝、杜仲、桑寄生等;治热毒瘀阻所致的疮痈肿痛,常配伍金银花、连翘、紫花地丁等;治热入营血,高热神昏,烦躁不寐,常配伍生地黄、玄参等,如清营汤(《温病条辨》);治心血不足之心悸失眠,常配伍酸枣仁、柏子仁、五味子等,如天王补心丹(《校注妇人良方》)。

一、药舌心鉴

(一)丹参对应舌象
舌尖隆起饱满,舌尖部舌质红或红点(见图 73-1-1)。

(二)应用心得
丹参可凉血、活血,进而破瘀生新,此谓养血。故而古人云"一味丹参饮,功同四物汤"。殷老师对舌尖红、隆起,上焦区饱满伴有红点,舌质紫暗之舌象,常用丹参,用治心火上炎,瘀热或阴血亏虚。丹参与三七,都有活血化瘀的作用,丹参微寒,三七微温,舌前隆起有瘀点,若舌质偏红用丹参,舌质偏淡则用三七。

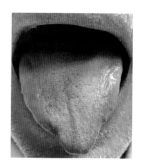

图 73-1-1

二、病案举例

患者男,61 岁。

主诉:高血压头晕,手抖。

症状:自 35 岁起患高血压,系家族遗传。近 2 年出现手抖,近 2 月因母亲病故而加重。

脉象：脉左关部弦滑，尺脉沉；右关弦滑，尺部沉细。

舌象：见图73-2-1。

【凭舌用药】

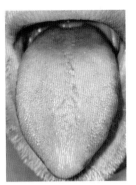

图73-2-1

舌尖红而尖，如箭头形，舌前隆起，提示肝气上冲，故用生牡蛎、天麻、钩藤平肝潜阳，丹参凉血活血化瘀。

舌前部色红、凹陷，提示上焦郁热，心肺气阴两虚，故用薄荷、党参，五味子。

左右两边隆起发紫，提示肝郁气滞血瘀，故用郁金、枳壳、川牛膝、桃仁疏肝化瘀、通调气机，用桑寄生清热疏肝。

舌头中线中部和下部凹陷，有裂痕，提示脾气虚，胃肾真气外散，故用白术、山药补脾，用续断、杜仲补肾气。

舌根凹陷有黄腻苔，提示下焦郁滞化热，故用竹茹、薏苡仁除湿清热通滞。

处方：生牡蛎3，天麻、钩藤、丹参、薄荷、桃仁、郁金、枳壳、川牛膝、桑寄生、党参、五味子、白术、山药、竹茹、杜仲、续断各1，薏苡仁2。按比例配1个月的浓缩颗粒剂，每次5g，每日2次。

二诊：2周后复诊，手抖减轻，头晕消失。舌象见图73-2-2，舌质红、舌尖箭头形、舌边隆起、左舌边厚均好转，下焦仍有滑厚腻苔。上方去生牡蛎、钩藤、薄荷、丹参、山药，加白豆蔻1、干姜1再服1月。

三诊：患者自觉身体状况良好，手抖减轻。舌象见图73-2-3（黄色为药汤染色）。

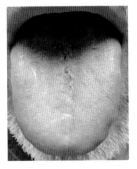

图73-2-2

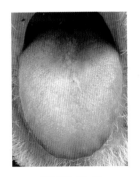

图73-2-3

（撰稿人：何巧莎）

〇七四　郁金

郁金最早记载于《药性论》。性寒，味辛、苦，归心、肝、胆经，功能活血止痛，行气解郁，凉血清心，利胆退黄，为活血行气解郁之要药。本品形似胆囊，味苦，色黄如胆汁，善治肝胆疾病，如胆囊炎、胆结石、脂肪肝等。本品与莪术来源相似，为血中气药。《新修本草》：主血积，下气，生肌，止血，破恶血，血淋，尿血，金疮；《药性论》：治疗女人宿血气心痛，冷气结聚；《本草备要》：治妇人经脉逆行；《本草从新》：开肺金之郁。郁金善治肝气郁滞、瘀血内阻引起的胸腹肋胁胀痛，因其善散血中郁滞，在治疗肝病时常常用之行气解郁，令人心情愉悦，常和柴胡配伍使用。郁金性寒，常用来治疗瘀热互结引起的疼痛。郁金可入心清恶血，可解心包络之热，常与石菖蒲搭配使用，一寒一热，相得益彰，如菖蒲郁金汤，又如白金丸，用郁金去心中恶血、明矾化顽痰。郁金利胆退黄，善治胆结石，常配伍鸡内金、海金沙和金钱草组成治疗结石病之四金汤；常与枳壳配伍治疗胆囊炎；加茵陈等治疗湿热型黄疸。治疗妇人倒经，常用益母草搭配郁金使用。

一、药舌心鉴

（一）郁金对应舌象

左舌大，或两侧舌边明显隆起，即两侧肝胆区饱满（见图 74-1-1）。

（二）应用心得

郁金善活血行气解郁，凡见左舌大或者舌两侧舌边明显隆起，舌质红，皆可配伍选用。郁金入心、肝、胆经，在肝胆疾病中有广泛应用。殷老师强调本品苦寒，舌质红时可放心使用，舌质白时，可用温性的香附来替代。若舌边隆起，特别是肝胆区向两边膨大的话，一定要使用郁金。

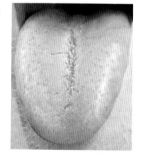

图 74-1-1

对于舌两侧内凹的舌象，此肝血亏虚之证，这时不可以用郁金。本品对于孕妇及气血两虚者禁忌使用。

左舌大或者舌两侧隆起为肝气郁滞、木太过的象，郁金可以行气解郁，若左舌尖不突出,常与柴胡搭配使用,也可配伍桑寄生以金平木。若舌两边隆起,表示肝胆郁滞,可以用郁金,常与枳壳、川牛膝搭配使用。若只有左边肝胆区隆起,可用柴胡、郁金;若只有右边肝胆区隆起,则属肺气壅滞,可用枳壳、杏仁等降右的中药,但不适合使用郁金。

二、病案举例

病例1(殷鸿春病案)

患者女,38岁。

主诉:胆囊结石伴卵巢囊肿。胆结石直径2.5cm,卵巢囊肿直径4.5cm。右胁下痛。

舌象:见图74-2-1。

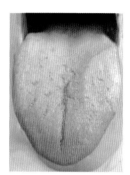

图74-2-1

【凭舌用药】

总体舌象:舌体淡红,舌边隆起,舌中上焦裂纹,下焦凹陷,伴黄白腻苔。

舌肝胆区饱满,提示肝胆郁滞,故选用柴胡、郁金疏肝解郁。

舌体瘦,但舌淡,故选用炒白芍柔肝养血止疼,又不至太过寒凉。

舌心区凹陷,提示心阳不足,故选用桂枝、炙甘草强心阳。

上焦细小裂纹满布,提示肺部真气外散,故选用百合润肺安神,修补肺区裂纹。

舌右边隆起明显,提示右降不利,故选用半夏、陈皮降右。

舌下焦黄白腻苔,提示寒热错杂,痰湿积聚,故选用竹茹去腻苔,结合半夏去黄白腻苔。

舌中上焦裂纹,提示脾气亏虚,故选用白术健脾利湿。

舌左右两边隆起,提示左右气机壅滞,升降不利,故选用川牛膝、枳壳来疏通左右气机。

舌根凹凸不平,伴黄腻苔,提示瘀血的存在,故选用桃仁活血化瘀;选用制大黄、炒槟榔去黄腻苔,活血化瘀,涤荡腑实。

胁下痛加延胡索、川楝子疏肝活血、行气止痛。

处方:柴胡、炒白芍、半夏、川牛膝、枳壳、陈皮、郁金、百合、竹茹、白术、桃仁、炒槟榔、炙甘草、桂枝、川楝子、延胡索各1,制大黄0.5。按比例配2周的浓缩颗粒剂，每次 5g，日 2 次，开水冲服。

二诊：2 周后复诊，右胁痛消失，留些许不适。舌象见图 74-2-2。上方再服 2 周以巩固疗效。

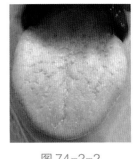

图 74-2-2

病例2

患者女，23 岁。

主诉：胆囊结石，伴右胁痛，眠差，呕恶，二便调。医院予止痛药并建议手术。

舌象：见图 74-2-3。

【凭舌用药】

总体舌象：舌体淡红，舌边微隆，伴齿痕。舌边稍红，中焦凹陷呈脾虚象。

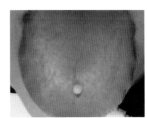

图 74-2-3

舌边红：柴胡、黄芩、虎杖。

舌边饱满伴胆结石：郁金、鸡内金、金钱草。

舌边肝血沟：当归。

胁痛：延胡索。

舌中凹陷：白术、党参、白扁豆，炙甘草。

舌上薄白腻苔：陈皮、半夏、竹茹。

舌尖稍红：薄荷。

处方：柴胡、郁金、鸡内金、金钱草、虎杖、陈皮、半夏、白术、当归、薄荷、竹茹、白扁豆、党参、延胡索各 1，炙甘草、黄芩各 0.5。按比例配 1 周的浓缩颗粒剂，每次 8g，日 2 次。

二诊：1 周后复诊，右胁痛消失。舌象见图 74-2-4。上方再服 2 周以巩固疗效。

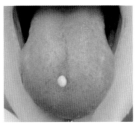

图 74-2-4

（撰稿人：舒裙婷）

〇七五 川牛膝

牛膝首载于《神农本草经》,谓其:"味苦,平,无毒。治寒湿痿痹,四肢拘挛,膝痛不可屈伸,逐血气,伤热火烂,堕胎。久服轻身耐老。"其苦泄甘缓,归肝、肾经,性善下行,长于活血通经,多用于妇科瘀滞经产诸疾,如治胞衣不下,常配伍当归、瞿麦、冬葵子等。本品味苦通泄,味甘缓补,性质平和,既能活血祛瘀,又能补益肝肾,强筋健骨,善治肝肾不足之证,如治痹痛日久,腰膝酸痛,常配伍独活、桑寄生等,如独活寄生汤(《备急千金要方》)。本品性善下行,既能利尿通淋,又能活血祛瘀,为治下焦水湿潴留病症常用药。本品酸苦降泄,能导热下泄,引血下行,常用于气火上逆、火热上攻之证。治气火上逆,迫血妄行之吐血、衄血,常配伍生地黄、郁金、山栀子;治胃火上炎之齿龈肿痛、口舌生疮,常配伍地黄、石膏、知母等,如玉女煎(《景岳全书》);治阴虚阳亢,头痛眩晕,常配伍代赭石、生牡蛎、白芍等,如镇肝熄风汤(《医学衷中参西录》)。

一、药舌心鉴

(一)川牛膝对应舌象

左舌边隆起饱满,或下焦舌质红有隆起(见图75-1-1)。

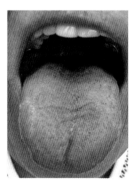

图 75-1-1

(二)应用心得

川牛膝苦、酸、平,归肝、肾经。有活血祛瘀,补肝肾,强筋骨,利尿通淋,引血下行的功效。治瘀阻经闭,痛经,产后腹痛,见舌根隆起、舌质偏红,可配伍当归、桃仁、红花等。治跌打损伤、腰膝瘀痛,可大剂量30g,常配伍续断、当归、红花等。治肝肾亏虚之腰膝酸痛,筋骨无力,舌见下焦区的凹陷,舌质偏淡,可配伍杜仲、续断、补骨脂等;治湿热成痿,足膝痿软,舌见苔黄腻、舌质偏红,可配伍苍术、黄柏。治热淋、血淋、砂淋,尿路感染见下焦苔黄腻时,可大剂量配伍冬葵子、瞿麦、滑石等;治水肿、小便不利,见舌质红、苔水滑时,常配伍地黄、泽泻、车前子等,如加味肾气丸。

二、病案举例

病例1

患者女，42岁。

主诉：不孕症。

症状：曾做2次试管婴儿，均于2个月后胎停。伴眠差，腰腿痛，精神紧张，经血较少。

脉象：脉沉细。

舌象：见图75-2-1。

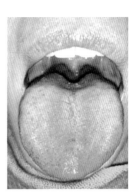

图75-2-1

【凭舌用药】

两侧舌边隆起，肝气郁滞，加川牛膝、枳壳、佛手。

舌尖高凸，红点，肝气上冲，上焦郁热，加龙骨、牡蛎、赤芍、牡丹皮、郁金、香附、薄荷。

心肺区凹陷裂纹，心肺气阴两虚，心气外散，加五味子、麦冬、桂枝、炙甘草。

舌中凹陷，脾阳虚，加白术、茯苓、党参。

右侧舌隆起，肺胃之气不降，加杏仁、厚朴。

舌根凹陷，肾阳不足，肾精亏虚，加淫羊藿、杜仲、菟丝子。

处方：川牛膝、枳壳、佛手、赤芍、牡丹皮、郁金、香附、薄荷、五味子、麦冬、桂枝、炙甘草、杏仁、白术、茯苓、党参、厚朴、菟丝子各1，淫羊藿、杜仲各3，龙骨、牡蛎各2。按比例配1个月的浓缩颗粒剂，每次6g，每日2次。

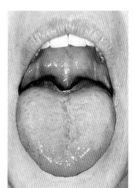

图75-2-2

二诊：自觉腰痛明显减轻，疲劳乏力感减轻，睡眠有较明显改善。舌象见图75-2-2，中线区域的凹陷裂纹有改善，舌边隆起较前有减轻。效不更方，上方浓缩颗粒剂继服1月。

上方断续服用半年后行第3次试管婴儿，试管成功后又服上方3个月停药。后来电诉产下一对双胞胎，母子平安。

病例2

患者女，30岁。

主诉：失眠，睡后易醒1年余。

症状：失眠，睡后易醒，伴腰痛，情绪紧张，腹胀腹泻，痛经，有花粉症。

脉象：脉细弦。

舌象：见图75-2-3。

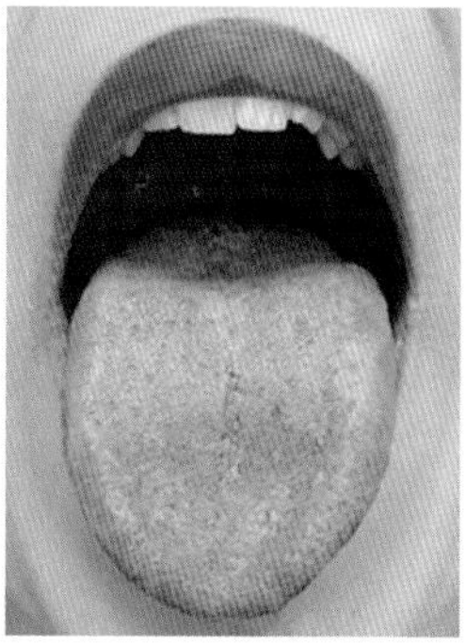

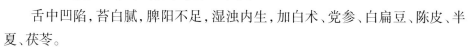

【凭舌用药】

两侧舌边隆起，肝气郁滞，加川牛膝、枳壳、柴胡。

舌边平直，肝血不足，加当归。

舌尖平色红，上焦郁热，加牡丹皮、赤芍、酸枣仁。

心区凹陷，心气不足，加桂枝、五味子。

舌中凹陷，苔白腻，脾阳不足，湿浊内生，加白术、党参、白扁豆、陈皮、半夏、茯苓。

舌根凹陷，肾阳不足，加杜仲、淫羊藿。

图75-2-3

处方： 川牛膝、枳壳、柴胡、赤芍、牡丹皮、桂枝、白术、党参、白扁豆、陈皮、半夏、茯苓、五味子各1，杜仲3，淫羊藿、当归、酸枣仁各2。按比例配2周浓缩颗粒剂，每次6g，每日2次。

二诊：患者诉睡眠明显好转，腰痛减轻，精力增加，消化好转。舌象见图75-2-4，舌边隆起减轻，心肺区凹陷减轻。上焦区舌边仍有隆起，舌尖红点，原方加香附、薄荷各1。按比例配2周浓缩颗粒剂，每次6g，每日2次。

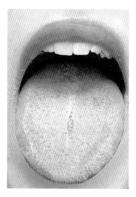

图75-2-4

（撰稿人：邢磊）

○七六　延胡索

延胡索最早记载于《雷公炮炙论》。本品辛温散寒,归肝、脾、心经。既能活血,又能行气,还可止痛,为"活血行气止痛"之要药。可配伍高良姜、桂枝等,治疗寒邪反胃所致的疼痛,如安中散(《太平惠民和剂局方》);可以配伍川楝子,治疗肝郁气滞所致胸胁脘腹疼痛,如金铃子散(《素问病机气宜保命集》);可以配伍丹参、薤白、桂枝、瓜蒌等药,治心血瘀阻之胸痹心痛;可以配伍当归、蒲黄、赤芍等,治疗妇科癥瘕、闭经、产后瘀阻,如延胡索散(《济阴纲目》);配伍橘核、川楝子、海藻等,治疗寒疝腹痛,睾丸肿胀,如橘核丸(《济生方》);可配伍秦艽、桂枝、防风等药,治疗风湿痹证;本品单用研末,黄酒调服,或配伍乳香、没药,可以治疗跌打损伤,瘀血肿痛。

一、药舌心鉴

(一)延胡索对应舌象

舌面凹凸不平,舌上裂纹(见图76-1-1、图76-1-2)。

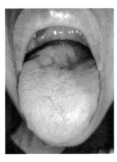 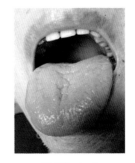

图 76-1-1　　　　　　图 76-1-2

(二)应用心得

延胡索气温而味苦辛,秉金制,是血中气药,气中血药。虚实皆可用,虚则补,实则平,推陈致新。李时珍谓其能行血中气滞,气中血滞,专治一身上下诸痛。临床所见,确为如此。舌面凹凸不平,有大裂纹,为"血不能濡养润泽,气不能平充顺达"之气滞血瘀象。

殷鸿春老师指出，临床上需要单纯镇静安神时，首乌藤可以配伍延胡索。

延胡索的功效是活血行气止痛，不同的炮制方法，其功效侧重略有不同。生用活血祛瘀力强，醋炙止痛效佳，酒炙则更长于活血。孕妇当慎用。

殷老师在治疗急性胃脘痛患者时，只要不是溃疡性疼痛，喜用大剂足量延胡索止痛片以快速止痛。

二、病案举例

病例 1

患者女，53 岁。2021 年 9 月 7 日初诊。远程诊疗。

主诉：口腔扁平苔藓 2 年余，加重 2 天。

症状：自诉因口腔肿胀、溃疡及疼痛致无法张嘴，进饮食则痛甚。苔藓部位紧绷痛甚，舌尖舌边疼痛，牙龈充血严重，口腔多处溃疡。平素扁平苔藓症状反复发作，十分痛苦，遍寻中西医治疗，效果均不理想。平日乏力，精神不佳，浑身发软，胃肠功能欠佳，便秘。现已停经，耳鸣。常常突发烦躁不安，片刻即止。

既往史：子宫腺肌病，左乳囊肿，腋下结节。

舌象：见图 76-2-1。

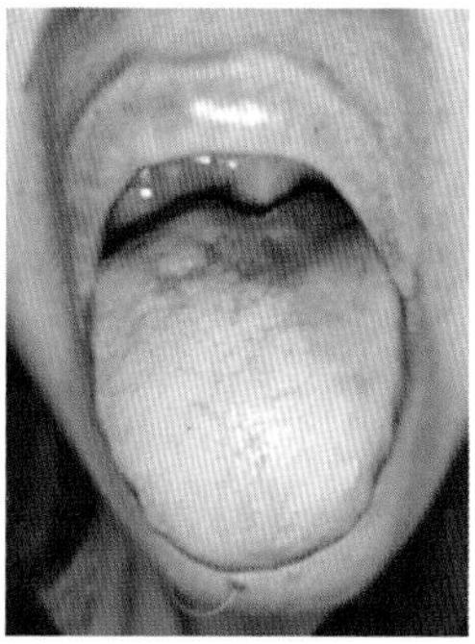

图 76-2-1

【凭舌用药】

舌面凹凸不平，有裂纹，为血瘀气滞之象，用延胡索活血行气止痛。

舌暗淡，为阳虚象，用川乌温经止痛，干姜温中散寒。

舌质淡，舌体胖大边有齿痕、舌根凹陷，为气虚象，用生黄芪、茯苓补脾益气。

舌左后部缺苔，故用生麦芽生苔。

上焦及中下焦右侧苔白腻略黄，故用黄连清湿热，合甘草成甘草泻心汤之意。

舌根凹陷，为肾阴亏虚，用六味地黄汤滋补肾阴。

舌边局部隆突，为肝气郁结之象，用白蒺藜平肝疏肝，软坚散结。

处方：醋延胡索 30g，生川乌（先煎）3g，生甘草 20g，干姜 10g，黄连 6g，白蒺藜 10g，生黄芪 30g，生麦芽 30g，生地黄 20g，生山药 15g，茯苓 15g，泽泻 10g，牡丹皮 6g，山茱萸 15g。水煎服。忌食辛辣冰冷。

2021年11月16日复诊：诸症好转，整体趋向稳定。淋巴结肿大消失，牙龈充血、耳鸣、烦躁、无力乏神均消失，口腔疼痛消失且稳定，扁平苔藓部位已不疼，仍有紧绷感。舌象如图76-2-2、图76-2-3，舌面不平、舌淡胖均好转，且现出正常红色，舌暗苔薄，舌尖略凹，仍有气滞血瘀、肝血不足之象，上方加桃仁、白芍，活血祛瘀、养血柔肝，继续巩固。

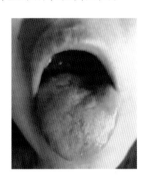 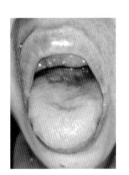

图76-2-2　　　　　　　　图76-2-3

病例2（殷鸿春病案）

患者男，88岁。2018年2月15日初诊。

主诉：肋骨骨折胸痛、外感。

症状：摔倒后右胸受伤、右肺挫伤、4～12肋骨折月余，刺伤右肋血管，右肺积血积液，住院治疗2周，肺积水好转后出院。仍时有胸痛，回家后第3天因洗澡受凉感冒，现咳嗽，痰少色黄，不易咳出，不发热。大便干结，3天未解，后服麻仁丸2次解大便1次。小便次数多，起夜4～5次，有前列腺炎病史。近2日神疲乏力，腹胀食少，嗜睡。

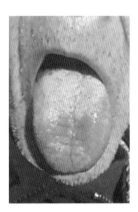

图76-2-4

舌象：见图76-2-4。

【凭舌用药】

舌面凹凸不平、有裂纹、舌中凹陷、苔剥脱，为气滞血瘀、脾胃不和之象，用延胡索、太子参、生麦芽，行气活血、健脾和胃。

舌红，中焦偏下及舌根部厚黄腻苔，为湿痰热互结、饮食积滞之象，用竹茹、冬瓜仁、半夏、生薏苡仁、焦三仙、制大黄，清热祛湿化痰。

舌上部隆起，右舌偏大，为上焦郁滞、肺气失降之象，用瓜蒌利气宽胸。

左舌尖瘦小、心区凹陷，为阳气不足，用炙甘草温经通阳。

舌红，咳痰少色黄，不易咳出，为阴虚火旺之象，用麦冬润肺化痰。

外伤骨折，用炒杜仲补肝肾、强筋骨。

处方：太子参2，生麦芽、生薏苡仁各3，竹茹、焦三仙各1.5g，延胡索、炙甘草、制大黄、冬瓜仁、半夏、瓜蒌、麦冬、炒杜仲各1。按比例配浓缩颗粒剂。

上药加减治疗半月后，患者精神食欲转好，胸痛消失，咳痰愈，起夜减少，大便通畅。舌象如图76-2-5，舌暗消失，舌质红活，舌面凹凸不平已不明显，裂纹减少，厚腻苔、剥脱苔消失，右舌大好转。

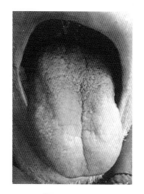

图76-2-5

（撰稿人：赵林冰）

○七七 桃 仁

桃仁入药最早记载于《神农本草经》。甘、苦、平，入心、肝、肺、大肠经，善泄血滞，祛瘀力强，为治疗多种瘀血阻滞病症之要药。不仅可活血祛瘀，还可润肠通便，止咳平喘。

治疗跌打损伤，瘀肿疼痛，常配伍当归、红花、大黄等，如复元活血汤（《医学发明》）；治瘀血经闭、痛经，常配伍红花、当归、川芎等，如桃红四物汤（《医宗金鉴》）；治产后瘀滞腹痛，常配伍炮姜、川芎等，如生化汤（《傅青主女科》）；治疗瘀血蓄积之癥瘕痞块，常配伍桂枝、牡丹皮、赤芍等，如桂枝茯苓丸（《金匮要略》）；治下焦蓄血证，少腹急结，小便自利，其人如狂，甚则烦躁谵语，至夜发热者，常配大黄、芒硝、桂枝等药，如桃核承气汤（《伤寒论》）；配伍苇茎、冬瓜仁等，治疗肺痈，如苇茎汤（《备急千金要方》）；配伍大黄、牡丹皮等治疗肠痈，如大黄牡丹汤（《金匮要略》）。桃仁还富含油脂，可以配伍当归、火麻仁等治疗肠燥便秘，如润肠丸（《脾胃论》）。

一、药舌心鉴

（一）桃仁对应舌象

舌面不平，舌上裂纹，或伴瘀斑，或伴舌下静脉曲张（见图 77-1-1、图 77-1-2）。

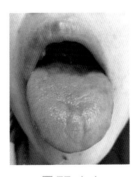 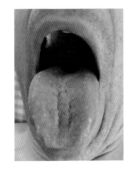

图 77-1-1　　　　　　　图 77-1-2

（二）应用心得

桃仁为活血化瘀之妙药，凡血瘀血结之疾，不能调和畅达者，皆能入于其中；可祛瘀生新，但祛瘀功多，生血功少，更无补益之用。即对应病机相对单一，可以理解为单纯用于"瘀血阻滞"，且祛瘀力较强，用量不宜过多，并常常配伍其他生血药或扶正药，以期共同实现祛瘀不伤正、促进新生的妙用。比如，临床常见瘀血兼气虚血弱的情况，常配伍当归、鸡血藤、黄芪、党参，以起到补气活血、养血生血的作用。

反复发作的疾病多有瘀滞，尤其见到舌面不平、有裂纹者，均可用桃仁。殷鸿春老师常用桃仁配伍延胡索来治疗气滞血瘀所致诸症。

桃仁味苦主降，有降泄肺气的功能，可以单用或与苦杏仁配伍，用煮粥食疗的方法，治疗咳喘。

二、病案举例

病例1（陆红病案）

主诉：尿急尿痛。

症状：8个月前受到精神刺激而畏惧死亡，尿路感染、膀胱炎，之后反复发作，腰腹怕冷怕潮湿。现尿急尿痛。

舌象：见图77-2-1。

【凭舌用药】

舌有裂纹，为血瘀之象，用桃仁活血祛瘀。

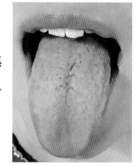

图77-2-1

舌尖平、舌尖及上焦区凹、舌边凹陷、情志不畅，为心肝之血不足，用酸枣仁、白芍、当归，滋补阴血、养心安神。

舌边尖发红、尿急、尿痛，用蒲公英、生甘草、通草、泽泻、萹蓄、白茅根，清热利尿止痛。

舌面散在红点、舌淡、腰腹畏湿冷、尿痛，为风湿内阻、气滞寒凝，用桑寄生、肉桂祛风除湿、温通经脉、散寒止痛。

舌面苔略湿，舌根部苔腻、舌中平，为脾虚湿盛，用党参、茯苓、薏苡仁，健脾利湿。

处方：桃仁6g，酸枣仁18g，白芍9g，当归9g，通草6g，泽泻6g，萹蓄6g，蒲公英6g，白茅根6g，甘草6g，肉桂2g，桑寄生9g，薏苡仁12g，茯苓6g，党参12g。颗粒剂，每次3g，日2次。嘱多喝水。

一诊效显，中间反复，五诊诸症稳定。舌象如图 77-2-2，较前舌边尖发红减轻，散在红点已不显，裂纹减少。

病例 2（于青病案）

患者男，41 岁。

主诉：打鼾 6 年。

症状：打鼾，晨起咳嗽，痰多、泡沫状色白，腰酸背痛，精力不足，小便正常，大便日 1 次，食后如厕。抽烟 20 余年，睡眠时间短，夜间工作，精神差，压力大。

舌象：见图 77-2-3。

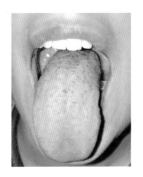 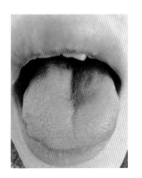

图 77-2-2　　　　　　　图 77-2-3

【凭舌用药】

舌有裂纹，为血瘀象，用桃仁。

舌尖平、舌偏红，为阴虚火旺、心神不宁，用生地黄、酸枣仁，清热滋阴、养心安神。

舌中凹陷、舌有齿痕，为脾虚象，用党参、白术、茯苓、生甘草，健脾益气。

舌边隆起、舌中线左偏、右舌大、舌中线两侧略高、左舌边隆起饱满、腰酸背痛，为肝气郁结、肺气不降、肝肾不足，用柴胡、厚朴、枳壳、陈皮、川牛膝、杜仲，疏肝郁、降肺气、补肝肾、强筋骨。

苔白腻、右舌尖尖凸、舌根苔腻、晨起咳嗽痰多，为痰湿内阻，用半夏、薏苡仁、大黄、杏仁、款冬花、炙枇杷叶，利湿化痰、润肺止咳。

处方：酸枣仁、炒白术各 2，桃仁、生地黄、党参、茯苓、甘草、陈皮、柴胡、厚朴、杜仲、枳壳、川牛膝、郁金、法半夏、熟大黄、款冬花、炙枇杷叶各 1，炒薏苡仁 3，杏仁 1.5。浓缩颗粒剂 7 剂，日 1 剂。

二诊：1周后，打鼾好转，痰减少。舌象见图77-2-4，舌中线左偏明显好转，舌尖平已好转，色变红，舌裂略减轻。舌尖红、舌尖尖，为肝阳上亢，上方加薄荷、生龙牡各1，疏肝清热平肝。

三诊：诸症好转，已不打鼾，痰减少，有精力，气色好，情绪好转。舌象见图77-2-5，舌中线左偏明显好转，舌尖异常较前减轻，舌裂变浅，色较前均匀。舌红已不显，阴虚无热，故二诊方生地黄改熟地黄；舌根略淡，为肾阳不足，加肉桂0.5。继续服药4周。

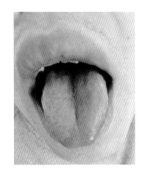 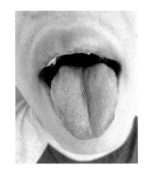

图77-2-4　　　　　图77-2-5

（撰稿人：赵林冰）

○七八　鸡血藤

鸡血藤味苦、甘,性温,归肝、肾经。活血,暖腰膝,已风瘫(《本草纲目拾遗》);祛去瘀血,生新血,流利经脉(《饮片新参》)。对于体弱血瘀者最为合适,常用于血虚或血瘀所致的月经病症,又是治疗经脉不畅、络脉不和等病症的常用药。治疗血虚证,可配伍当归、熟地黄、白芍;血瘀证,可配伍当归、川芎、香附;风湿痹证,可配伍威灵仙、桑寄生、牛膝;血不养筋证,可配伍黄芪、党参、当归。

一、药舌心鉴

(一)鸡血藤对应舌象
舌质淡或淡红,或伴舌体瘦小(见图78-1-1)。

(二)应用心得
鸡血藤活血、补血,为治疗经脉不畅、络脉不和病症的常用药。舌质淡或瘦小者,均可配伍选用。本品性温,舌质偏红或舌苔干者,均要慎用。

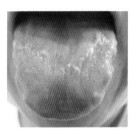

图78-1-1

舌质淡者,常配伍当归、黄芪;舌体瘦小者,常配伍山茱萸、枸杞子、黄精;舌根凹陷、舌质淡、苔薄白者,常配伍补骨脂、益智仁、熟地黄。

鸡血藤补血之力不如当归,通常须重用方见功效。临床常用量为30~60g。

二、病案举例

患者女,41岁。2021年1月10日初诊。

主诉:肩背酸痛。

症状:肩背酸痛,月经正常,大便调畅。

脉象:脉滑。

舌象:见图78-2-1。

【凭舌用药】

舌根部窄,提示肾气、肾精均不足,用炒杜仲、怀牛

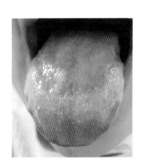

图78-2-1

膝、芡实,补肾填精。

舌前部有凹陷,苔白腻,用党参、白术、茯苓。

舌质淡,用鸡血藤。

舌中部、前部隆起,提示上焦、中焦均有郁滞,用炒白芥子、清半夏、陈皮、炒麦芽。

右舌偏大,用炒枳壳。

处方:炒杜仲 25g、怀牛膝 15g、芡实 15g、党参 20g、生白术 15g、茯苓 15g、炒白芥子 15g、清半夏 12g、陈皮 9g、炒麦芽 20g、炒枳壳 6g、鸡血藤 30g。7 剂,水煎服,每日 2 次。

二诊:2021 年 1 月 17 日,腰痛缓解。舌象见图 78-2-2。

处方:炒白芥子 15g、姜半夏 12g、化橘红 9g、茯苓 15g、当归 30g、生白术 20g、橘核 12g、炒枳壳 6g、怀牛膝 15g。5 剂。

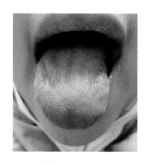

图 78-2-2

（撰稿人:王伟鹏）

〇七九　石菖蒲

石菖蒲最早记载于《神农本草经》："治风寒湿痹，咳逆上气，开心孔，补五脏，通九窍，明耳目，出音声。久服轻身，不忘，不迷惑，延年。"本品生于水石之中，得太阳寒水之气，通心窍达重楼，入水底而引微阳，外通九窍，内濡五脏。

其辛开苦燥温通，芳香走窜，为开窍要药。善于化湿、豁痰、辟秽而开窍醒神。擅治痰湿秽浊之邪蒙蔽清窍所致之神志昏乱。石菖蒲入心经，通心窍，具有宁心安神益智、聪耳明目之用。其气味芳香，可化湿醒脾、开胃宽中，治疗痰浊壅闭、胸膈痞塞之证，配合芩、连之苦降，夏、朴之辛开，用其涤痰化浊之效，而奏通闭开痞之功。

一、药舌心鉴

（一）石菖蒲对应舌象

舌中白腻苔，中上焦交界处略高（见图 79-1-1）。

（二）应用心得

石菖蒲，在凭舌用药体系中为开窍安神、化湿和胃之要药。常用于心气不足夹痰浊之胸闷气短，精神抑郁，健忘，耳聋耳鸣等。

王孟英《温热经纬》：绛而泽者，虽为营热之征，实因

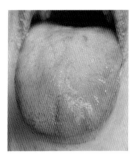

图 79-1-1

有痰，故不甚干燥也，问若胸闷者，尤为痰踞，不必定有苔也，菖蒲、郁金亦为此设，若竟无痰，必不甚泽。其化痰祛浊、涤痰开窍之用，配伍理气药可治疗湿阻中焦之脘腹胀满，下痢呕逆，食不得入等症。吴坤安：绛舌上浮黏腻质，暑兼湿秽欲痰蒸，恐防内闭芳香逐，犀珀菖蒲滑郁含。凡见舌中白腻苔，示痰湿内停，且中上焦交界处高凸，均可酌情配伍石菖蒲。尤其是胃病和五官疾病，比如鼻炎、慢性鼻炎，患者咽后壁常常有鼻后滴漏的，殷老师常用之配合黄芪、辛夷、五味子，多获良效。

二、病案举例

患者男，39 岁。2020 年 5 月 6 日初诊。远程诊疗。

主诉：头痛频繁发作 2 周。

症状：头痛，颈僵，易汗出，午后尤甚，伴睡眠差，易醒，全身乏力，大便不畅，近日不成形，口干喜饮，小便黄，皮肤湿疹复发。

既往：甲状腺结节，高脂血症。

舌象：见图 79-2-1。

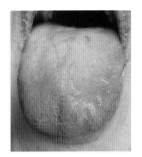

图 79-2-1

【凭舌用药】

整体舌象：舌质红，舌中线右移，舌尖红有红点且平，心区裂纹略凹，舌面不平，中上焦交界处高凸、裂纹，舌中下部苔薄白微腻，略凹，舌边红有齿痕。

舌尖平，上焦区红，提示上焦郁热，肝血虚，故选用薄荷、连翘、通草、羌活清热除湿。

舌边红，中线右移，示肝气郁，选用柴胡、白蒺藜疏肝解郁化积。

舌中焦裂纹，上中焦交界高突，提示脾气不足，胃气郁滞，中焦运化失职，用炒白术、苍术、厚朴、半夏、石菖蒲、陈皮以健脾和胃，涤痰化浊。

舌面不平，恐有血瘀之嫌，予以桃仁、当归活血养血。

苔薄白略腻，舌边齿痕，提示脾虚湿现，配以生姜、薏苡仁、黄芪、茯神以健脾温阳、利水安神。

处方：法半夏、陈皮、厚朴、当归、石菖蒲、茯神、炒白术、苍术、羌活、薄荷、连翘、桂枝、柴胡、杏仁、桃仁、生姜、通草、黄芪、白蒺藜各 1，生薏苡仁 3。按比例配浓缩颗粒剂 84g，每次 6g，开水冲服，日 2 次。

此方服用 3 周，诸症好转，无头痛，无自汗大汗，仅活动后腋汗多，湿疹好转。舌象见图 79-2-2，舌面较前平，舌尖红见少，舌根白腻苔皆有好转。患者满意疗效。

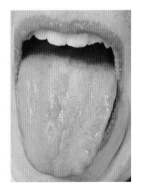

图 79-2-2

（撰稿人：于青）

〇八〇 山楂

山楂入药首载于《本草经集注》，本品酸甘微温，走脾达胃，"消食理滞，是其所长"（《本草新编》），适用于各种饮食积滞之证。为其味酸而微甘，能补助胃中酸汁，故能消化饮食积聚，以治肉积尤效。《本草纲目》云：凡脾弱食物不克化，胸腹酸刺胀闷者，于每食后嚼二三枚，绝佳，但不可多用，恐反克伐也。

山楂入肝经，能行气散结止痛，炒用兼能止泻止痢。如《医钞类编》治泻痢腹痛，即单用焦山楂水煎内服；临床亦可与木香、槟榔等同用。治疝气疼痛，常与橘核、荔枝核等同用。山楂性温兼入肝经血分，能通行气血，有活血祛瘀之功，用治产后瘀阻腹痛、恶露不尽或血滞痛经、经闭，朱丹溪经验方即单用本品加糖水煎服；亦可与当归、香附、红花等同用，如通瘀煎（《景岳全书》）；若治胸痹心痛，常与川芎、桃仁等同用。山楂能化浊降脂，现代单用生山楂或配伍丹参、三七、葛根等，用治高脂血症，以及冠心病、高血压病。

一、药舌心鉴

（一）山楂对应舌象

舌面不平，舌质暗红，舌苔薄腻（见图 80-1-1）。

（二）应用心得

山楂味酸、甘，微温，有消食健胃、行气散瘀、化浊降脂的功效，尤宜于肉食积滞而见舌面不平，舌质红暗而苔腻者。如图 80-1-1，该舌象患者为 47 岁男性，长期饮酒、嗜食肥甘厚腻，患有高脂血症、脂肪肝，是典型的山楂对应舌象。

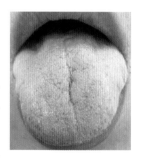

图 80-1-1

山楂药食两用，基本没副作用，只要当舌的苔面不太干净时就可应用。另外，当需要降血脂时，殷老师指出，本品虽亦可使用，但需注意不能只依赖山楂消食化积的作用来降脂，还要认识到，血脂乃血中有形之物的聚集，属于阴，故在降血脂时常常以附子或附子理中丸作为底方，配伍山楂等其他降脂药，特别对伴有脾肾阳虚的患者,更是如此。

生山楂、炒山楂偏于消食散瘀;焦山楂消食导滞作用增强,用于肉食积滞,泻痢不爽。脾胃虚弱而无积滞、胃酸分泌过多者慎用。

二、病案举例

患者女,58岁。2021年4月19日初诊。

主诉:血脂高4月余。

症状:4个月前体检发现血脂高,2020年12月21日血脂总胆固醇6.02mmol/L(参考高值5.17mmol/L)、甘油三酯1.82mmol/L(参考高值1.7mmol/L)、低密度脂蛋白胆固醇3.57mmol/L(参考高值3.36mmol/L)、载脂蛋白A1 2.11g/L(参考高值1.6g/L)。经服用他汀类降脂药物,2021年4月18日复查,血脂总胆固醇5.06mmol/L,甘油三酯1.07mmol/L,低密度脂蛋白胆固醇2.78mmol/L,载脂蛋白A1 1.81g/L。血脂降至正常范围内,停用他汀类药物,希望寻求中药改善体质调理。另伴反复颈项酸软、双手关节痛。咳黄痰、鼻塞2天。纳可,二便调,时有眠差,有口气。

既往史:颈椎病史。曾行子宫全切术、胆囊切除术。

舌象:见图80-2-1、图80-2-2。

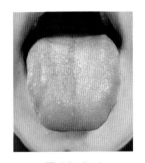 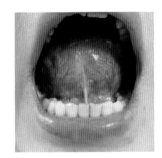

图80-2-1　　　　　　　图80-2-2

【凭舌用药】

舌边两侧膨隆增厚提示肝胆郁滞,选用柴胡疏肝解郁、白芍养血柔肝。

上焦隆起,提示上焦郁滞,选用瓜蒌行气宽胸。

舌中线左移,提示右降不利,用枳壳、半夏降右。

舌中线左移、咳黄痰、鼻塞提示肺失宣降,用枇杷叶清肺化痰、辛夷解表通窍。

上焦色暗红，心脾区凹陷，舌尖及舌两边平，提示心脾两虚，气血不能上荣头面，伴睡眠问题，选用桂枝、炙甘草助心阳，陈皮、白术、党参以健脾益气，当归、川芎养血活血。

下焦苔白厚腻提示阳虚、心阳不能下潜温煦脾肾，寒湿不化，选用炒薏苡仁、半夏、防风除湿。

舌下络脉扩张郁滞，提示寒凝湿浊不化、气滞血瘀，选用决明子、净山楂。

颈椎显形，故用葛根。

处方：桂枝 10g，炙甘草 10g，白术 30g，陈皮 12g，姜半夏 12g，防风 10g，酒川芎 15g，麸炒薏苡仁 30g，当归 15g，竹叶柴胡 15g，麸炒枳壳 15g，白芍 10g，葛根 15g，瓜蒌皮 20g，炒瓜蒌仁 10g，党参片 15g，决明子（生）10g，净山楂 30g，枇杷叶（蜜）20g，辛夷 8g（包煎）。2 剂，每日 1 剂，水煎取 450ml，日 3 次，餐后半小时温服，每次 150ml。

二诊：2021 年 4 月 22 日，诉咳黄痰、鼻塞症状消失，颈项酸软、双手关节痛好转。晨起口干不适，眠差。舌象见图 80-2-3、图 80-2-4（自然光拍摄，较一诊白炽灯光线偏黄），舌白厚腻苔较前变薄，舌色较前红活。提示阳气有恢复，湿邪减少。原方去枇杷叶、辛夷，继服 3 剂。

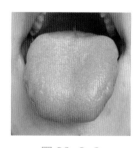
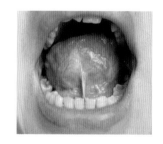

图 80-2-3　　　　　　　图 80-2-4

三诊：2021 年 4 月 27 日，诉颈项酸软、双手关节痛好转。晨起口干不适好转，口气好转。眠差。舌象见图 80-2-5、图 80-2-6（自然光拍摄），舌整体较前红活，提示阳气较前充盛；中线较前居中，右降不利得以改善。舌下瘀络明显减轻，提示瘀滞减轻。二诊方加炒酸枣仁 30g、首乌藤 30g。继服 3 剂，巩固治疗。

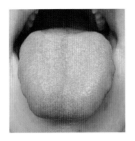
图 80-2-5

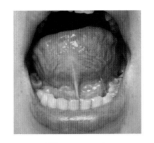
图 80-2-6

（撰稿人：罗李）

〇八一 麦 芽

麦芽最早记载于《名医别录》，气微，味微甘，入脾、胃经。"善于化食和中，破冷气，消一切米面诸果食积，去心腹胀满"（《景岳全书》），病久不食者，可借此谷气以开胃，若与参、术、芪并用，能运化其补益之力，不至作胀满。为其性善消化，兼能通利二便，虽为脾胃之药，而实善疏肝气。夫肝主疏泄为肾行气，为其力能疏肝，善助肝木疏泄以行肾气，故又善于催生（《医学衷中参西录》），生麦芽可用于乳汁郁积，炒麦芽则行气消食回乳。

一、药舌心鉴

（一）麦芽对应舌象

舌上有裂纹，舌质偏红，伴少苔或无苔（见图 81-1-1）。

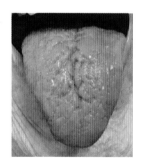

图 81-1-1

（二）应用心得

生麦芽有升发之力，用于升发胃气，适用于胃消化功能低下、胃气不足的情况。殷老师强调，阴虚无苔或者少苔的舌象要用生麦芽或生谷芽来配合生地黄、党参、沙参或太子参及桃仁、莪术等来生苔。生麦芽还可疏肝行气。用量一定要大，起手要 30g，少则无效。若患者苔白腻，用生麦芽后苔会变得更厚。

炒麦芽是用来消食滞的。若苔薄、很薄，患者食欲不振，胃气不上，可以生、炒麦芽同用，单煎汤即促进消化功能，促进胃气生发。大病重病患者用生、炒麦芽各 50～100g 煎汤，再入他药同煎。

回乳最好用炒麦芽，但不能炒糊，稍微炒一炒就行，效果不错。特别对于高催乳素血症患者，炒麦芽效果很好，但量一定要大。

二、病案举例

病例 1

患者男，45 岁。远程诊疗。

主诉：失眠。

症状：难以入睡，睡后惊醒，难以再次入睡，烦躁。二便可，食欲差，腹胀。

舌象：见图81-2-1。

【凭舌用药】

上焦舌两侧剥苔，提示心肺阴虚燥热，故选用太子参、麦冬、五味子、百合、柏子仁、杏仁及地骨皮。

中焦凹陷，脾胃气阴两虚，用玉竹、生麦芽、砂仁、陈皮健脾开胃。

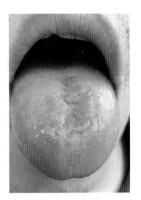

图81-2-1

舌边隆起，为肝郁气滞，白蒺藜、合欢花疏肝解郁。

下焦白苔，舌根小，显示肾精虚寒湿，用山药、生地黄滋补肾精。

处方：炒白术、麦芽各3，玉竹、柏子仁、麦冬、党参、薏苡仁各2，柴胡、赤芍、牡丹皮、石菖蒲、川牛膝、枳壳、菟丝子、法半夏、陈皮、太子参、五味子、百合、杏仁、地骨皮、生地黄、白蒺藜、合欢花、砂仁、山药、陈皮各1。按比例配1个月的浓缩颗粒剂，每次5g，睡前服用。

二诊：药后仍入睡困难，但夜里醒来后能再入睡，此前多方治疗无效，现患者已觉见效。脾气仍急躁。舌象如图81-2-2，舌中、舌前部剥苔长出薄白苔，舌尖红变淡。效不更方，浓缩颗粒剂继服2个月后睡眠恢复正常。

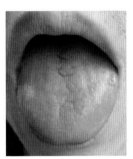

图81-2-2

病例2

患者女，88岁。远程诊疗。

主诉：大便干，多日不便。

症状：其女代诉，患者卧床10余年，帕金森病40年，冠心病，食欲差，抑郁严重，大便干燥，用排便药不慎会致大便失控。

舌象：见图81-2-3。

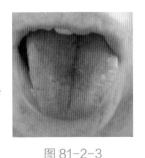

图81-2-3

【凭舌用药】

舌红少苔，有裂纹，提示胃阴虚，真气外散，加麦芽、白术、三七、玄参。

心肺区凹陷，心气外泄，有裂纹，提示心阳不足，心气外散，加太子参、麦冬、五味子、瓜蒌。

舌缩,精虚,加肉苁蓉、生地黄。

舌边色红隆起,肝郁气滞,加玫瑰花疏肝理气、清郁热。

处方: 肉苁蓉、三七、玄参、杏仁、麦冬、白术、生地黄、玫瑰花、瓜蒌各1,麦芽3,太子参2,五味子0.5。按比例配1周的浓缩颗粒剂,每次6g,每日2次。

上方加减服用近2年,现能维持自主大便,每日或隔日1次,食欲也能维持,抑郁症消失,精神状态良好。图81-2-4是治疗2年后的舌象。舌象变化不明显,但是症状明显改善。

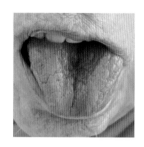

图 81-2-4

（撰稿人:郑江）

○八二 神 曲

神曲消食健脾，长于化酒食陈腐之积。配伍山楂、半夏、莱菔子等可治疗食积痰滞，内瘀脾胃，如保和丸。湿热食积，内阻肠胃，脘腹胀痛，神曲配伍大黄、枳实等消导化积，清热祛湿。《景岳全书》记载："味甘，气平……善助中焦土脏，健脾暖胃，消食下气，化滞调中，逐痰积，破癥瘕，运化水谷，除霍乱胀满呕吐。其气腐，故能除湿热；其性涩，故又止泻痢。疗女人胎动因滞，治小儿腹坚因积。若妇人产后欲回乳者，炒研酒服二钱，日二即止，甚验。若闪挫腰痛者，淬酒温服最良。"《本草纲目》说它消食下气，除痰逆霍乱、泄痢胀满诸疾。

一、药舌心鉴

（一）神曲对应舌象

舌苔腐腻，或伴舌中线隆起（见图82-1-1）。

（二）应用心得

神曲甘、辛、温，归脾、胃经，消食和胃，舌苔腐腻的时候可选择应用。

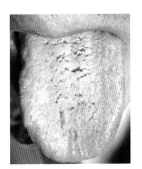

图 82-1-1

本品炒焦用，消食的效力可增强，故消导药中常用焦神曲。生用除健脾开胃外，兼有些发散之力，故停食兼有外感发热者，宜生用。本品可助金石药消化、吸收，故使用磁石、代赭石等金石药品时，可佐用一些神曲，既能助运化，又能保护消化功能。

二、病案举例

病例1

患者女，86岁。远程诊疗。

主诉：乏力纳差，阴道干痒5年。

症状：眠差，纳差，乏力，阴道干痒。

舌象：见图82-2-1。

【凭舌用药】

舌尖平，色红，说明上焦有热，血虚不荣头目。药用

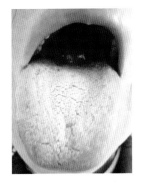

图 82-2-1

炒酸枣仁、首乌藤、丹参。

心区凹，有裂纹，心气亏虚，药用党参、桂枝、百合、甘草。

中下焦腐腻苔略黄，湿浊阻滞，药用藿香、佩兰、神曲、麦芽、薏苡仁、白术。

右舌大，杏仁、半夏降右除湿。

舌根凹，有红点，苔腻，下焦湿热蕴结，用知母、生地黄。

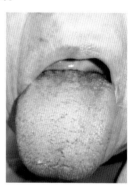

处方：①炒酸枣仁 30g，首乌藤 30g，党参 30g，桂枝 9g，百合 9g，炒白术 12g，甘草 6g，生姜 9g，藿香 9g，佩兰 9g，杏仁 15g，薏苡仁 30g，姜半夏 12g，丹参 30g，知母 9g，神曲 9g，麦芽 9g，生地黄 15g。水煎服，日 1 剂，分 2 次服。②外洗：生地黄 30g、蛇床子 30g，煮 15 分钟。每日外洗后，浸卫生棉塞入阴道。

二诊：2 周后阴痒干燥大减，纳差、眠差明显改善，身觉有力。舌象见图 82-2-2。患者年事已高，不喜服药，遂停止治疗。

图 82-2-2

病例 2

患者男，79 岁。

主诉：项僵、头痛。

症状：自 2 年前妻子诊断为帕金森病之后，患者压力很大，瘦了 9kg，现每天感觉项僵，头痛严重，并逐渐失声。胃酸反流，紧张焦虑，夜尿 3 次，略有便秘。

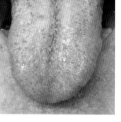

既往史：房颤（用抗凝药），颈椎及腰椎手术。

舌象：见图 82-2-3。

【凭舌用药】

舌尖上冲，颈椎显形，提示患者肝气上冲，肝火上炎，故用天麻、钩藤、牡丹皮、川芎、首乌藤、葛根平冲降逆，凉血活血。

上焦心区凹陷伴裂纹，心气外散，故用人参、五味子、炙甘草。

图 82-2-3

中焦凹陷，湿腻黄苔，提示脾湿胃燥，用山药、白扁豆、茯苓、黄连、干姜、陈皮、法半夏、防风健胃祛湿。

下焦黄腻苔，提示下焦湿滞，湿浊郁热，用神曲、冬瓜仁、狗脊、生杜仲、大黄、竹茹、络石藤。

舌边平直隆起，提示肝郁血虚，用郁金、当归、白芍疏肝理气、养血活血。

处方：钩藤、首乌藤、黄连、冬瓜仁、生杜仲、竹茹各 2，天麻、牡丹皮、川芎、葛根、人参、五味子、炙甘草、山药、白扁豆、茯苓、干姜、陈皮、法半夏、防风、神曲、狗脊、大黄、络石藤、郁金、当归、白芍各 1。按比例配 1 周浓缩颗粒剂，每次 8g，每日 2 次。

二诊：1 周后，患者自觉体力好转，情绪相对稳定，胃酸反流明显改善，颈肩疼痛、头痛尚无明显好转。舌象如图 82-2-4，厚腻黄苔减轻，但下焦黄腻苔仍然明显。上方去白扁豆，黄连改为 3，神曲改为 2。按比例配浓缩颗粒剂继服 1 周。

三诊：患者颈肩疼痛、头痛明显减轻，胃酸反流消失，失声改善，夜尿减至 2 次。舌象见图 82-2-5，舌色转淡，黄腻苔明显减轻，继服上方 2 周。

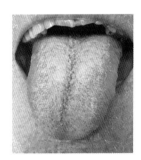 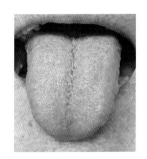

图 82-2-4　　　　　　图 82-2-5

（撰稿人：陈华）

〇八三　威灵仙

威灵仙味辛、咸，性温，归膀胱经。宣行五脏，通利经络（《本草汇言》），为治痛之要药（《本草衍义补遗》），可去腹内冷气、心膈痰水久积、癥瘕痃癖气块、膀胱蓄脓恶水（《开宝本草》）。其用有四：推腹中新旧之滞，消胸中痰唾之痞，散痈痒皮肤之风，利冷痛腰膝之气（《药性赋》）。与当归、肉桂同用，可治风寒腰背疼痛，如神应丸（《证治准绳》）。

一、药舌心鉴

（一）威灵仙对应舌象

舌质淡白或伴舌边齿痕，苔薄白（见图83-1-1）。

（二）应用心得

威灵仙性猛善走，既能祛风湿，又能通经络，为治疗风湿痹痛的要药，临床上疗效可靠，见舌质淡白、舌边齿痕、苔白者，均可配伍选用。因本品走窜之力甚强，舌凹、质淡之气血虚弱者慎用。

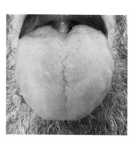

图83-1-1

舌边齿痕，可与黄芪、茯苓合方，以增补气祛湿之功；舌凹陷者，可与补气药合用，以为宣通气道之助；舌质淡者，可与桂枝、当归、鸡血藤为伍，以加补血通络之效。

本品亦常用于癌性疼痛，以及治鱼骨或鸡骨哽喉。

二、病案举例

患者男，73岁。2020年11月1日初诊。

主诉：胸背疼痛兼呼吸急促数月。

症状：胸痛彻背，呼吸急促。

脉象：脉滑、数，重按乏力。

舌象：见图83-2-1。

【凭舌用药】

舌质暗淡、苔滑润，提示阳气亏虚、寒湿在里，用制

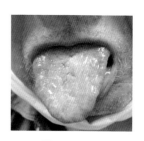

图83-2-1

川乌、鹿角片、干姜温阳通络、散寒祛湿。

舌中凹陷、苔润腻,提示脾虚湿蕴,用生晒参、党参、白术、茯苓、炙甘草、陈皮补气祛湿。

舌边齿印,提示水湿浸渍,用威灵仙通络祛湿。

舌质暗淡兼有瘀斑,提示存在血瘀,用三七活血化瘀。

舌根部苔黄腻,提示下焦湿郁化热,用白花蛇舌草清热利湿。

舌质暗淡、舌面凹凸不平似疙瘩状,提示体内有癥瘕,用鳖甲、升麻软坚散结。

处方: 制川乌 15g(先煎),生晒参 9g,炙黄芪 30g,三七 9g,陈皮 12g,茯苓 20g,干姜 15g,生白术 20g,党参 30g,炙甘草 9g,鳖甲 24g,升麻 9g,鹿角片 15g(先煎),白花蛇舌草 30g,威灵仙 30g。7 剂,水煎服,每日 2 次。

二诊:2020 年 11 月 6 日。呼吸急促缓解,胸痛彻背略有减轻。舌象见图 83-2-2,舌面较前平整,舌色暗淡减轻,瘀斑亦减少。仍宗原法,增加化痰祛湿通络之品。

处方: 党参 30g,山药 30g,巴戟天 15g,鹿角霜 30g(先煎),生白术 15g,法半夏 15g,怀牛膝 15g,炒枳壳 6g,紫苏子 15g,薤白 12g,制胆南星 9g,陈皮 9g,茯苓 15g。

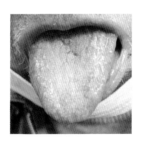

图 83-2-2

(撰稿人:王伟鹏)

〇八四　桑寄生

桑寄生最早记载于《神农本草经》："味苦，平，无毒。治腰痛，小儿背强，痈肿，安胎，充肌肤，坚发齿，长须眉。"古人认为其得桑之余气而生（《本经逢原》），谓之质厚而降，不寒不热，为祛风湿、补肝肾之良药。对痹证日久，损及肝肾，腰膝酸软，筋骨无力者尤宜，常与独活、杜仲、牛膝等同用，如独活寄生汤（《备急千金要方》）。桑寄生亦为安胎圣药，能补肝肾、养血而固冲任、安胎元。治肝肾亏虚，崩漏，月经过多，妊娠下血，胎动不安者，每与阿胶、续断、香附等配伍；或配阿胶、续断、菟丝子等，如寿胎丸（《医学衷中参西录》）。桑寄生亦能补益肝肾、补血通脉以平肝降压，用于高血压病头晕目眩属肝肾不足者，可与杜仲、牛膝等药配伍。

一、药舌心鉴

（一）桑寄生对应舌象

舌上红点遍布，舌质偏红，左侧舌大于右侧（见图84-1-1、图84-1-2）。

（二）应用心得

桑寄生在殷老师的凭舌用药体系中广泛运用于各科疾病，唐容川从药物法象入手，认为此药味酸枝繁，具木之性，生于桑树之上，桑者，木中之金也，寄生附之，故独得金木之间气；且根不黏土，纯感风气而生，故为清散风木之要药。此药附木而生，象胆附肝，味酸苦，得木火之味，能清肝胆之火，治风热、筋脉结等症；胆通三焦之网膜，外连于筋，寄生如藤附木，象人之筋，故治之。殷老师强调，桑寄生对桑树来说就是克伐之物，秉承桑树之凉性（桑椹、桑叶、柔枝、桑白皮均性凉），而又克之（吸桑树之精华），故可用于肝胆郁而化火之象，凡舌质偏红或伴小红点，或舌中线右移、左侧舌大于右侧时，均可酌情配伍使用。

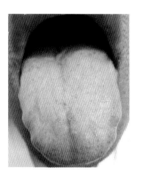

图 84-1-1

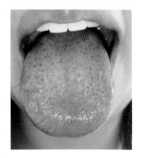

图 84-1-2

二、病案举例

病例1

患者男,45 岁。

主诉:右侧髋关节疼痛,伴睾丸处不适月余。

症状:1 个月前无明显诱因出现右髋疼痛,屈膝上抬可引发,伴有内收肌不适,痛引至睾丸处。平素睡眠差,易醒,多梦,工作压力大,头目不清。近 1 周大便不畅,色黑,日 1 次,纳可,小便调。

舌象:见图 84-2-1。

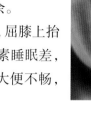

图 84-2-1

【凭舌用药】

舌尖平,提示气血不荣头面,眠差,头目不清,故选用炒酸枣仁养血安神。

舌质淡,边有齿痕,舌中焦隆起,有裂纹,苔白腻,为脾失健运,中焦运化不利,脏腑气机升降失常,以炒白术、炒麦芽、陈皮、厚朴、生姜、茯苓、佛手燥湿行气健脾。

左舌边突,舌前内卷示肝气郁结,予以香附、桑寄生、竹茹、小茴香以疏肝利胆,散寒止痛。

心区凹陷及裂纹,心阳略不足,施以党参、五味子、炙甘草。

处方:炒酸枣仁 3,炒白术、生姜各 2,桑寄生、竹茹、香附、炒麦芽、党参、炙甘草、茯苓、佛手、小茴香、五味子各 1,陈皮、厚朴各 0.5。浓缩颗粒剂,每次 6g,开水冲服,日 2 次。

二诊:患者体力好转,睡眠改善,大便正常。自诉头脑思虑较前清晰。舌象见图 84-2-2,厚腻苔、舌形皆有改善。原方继服 1 周。

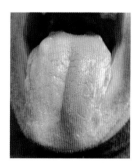

图 84-2-2

病例2(孙云病案)

患者女,41 岁。

主诉:痛经 10 余年。

症状:经前及经期痛经较重,止痛药不能缓解。月经规律,量色可,经前皮肤痤疮较重,情绪波动。平素睡眠差,易醒,工作压力大,晨起关节僵硬,纳可,大便偏干,小便调。

舌象：见图84-2-3。

【凭舌用药】

舌尖平，红点密集，提示气血不荣头面，上焦郁热，故眠差，情绪不好，选用炒酸枣仁、丹参、柏子仁养血安神，兼清郁热。

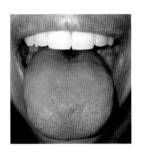

图84-2-3

心区凹陷及裂纹，心阳略不足，施以党参、五味子，取生脉散之意。

左舌大，舌两边突，舌前内卷，中上焦遍布红点，提示肝气郁结，肝郁化热，予以香附、郁金、桑寄生，以疏肝解郁清热。

舌中焦略凹，细小裂纹，苔白腻，为脾失健运，中焦运化不利，以炒白术、法半夏、陈皮、佛手、枳壳健脾燥湿行气。

下焦凹陷，苔白腻，凹凸不平，为脾肾阳虚、气滞血瘀之象，加小茴香、吴茱萸、延胡索温肾散寒，活血止痛。

处方：炒酸枣仁、丹参、柏子仁、桑寄生、小茴香各2，党参、五味子、炒白术、法半夏、陈皮、佛手、枳壳、香附、郁金、吴茱萸各1，延胡索3。按比例配1个月的浓缩颗粒剂，每次6g，每日2次。

二诊：1个月后，月经按时来潮，无痛经，经前情绪稳定，皮肤无痤疮，便干、眠差等症消失。舌象如图84-2-4，舌上红点、裂纹、白腻苔、左舌大均好转，浓缩颗粒剂继服1月巩固。

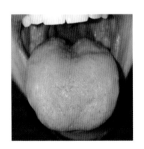

图84-2-4

（撰稿人：于青）

〇八五 槟 榔

槟榔首载于《名医别录》：主消谷，逐水，除痰癖，杀三虫，去伏尸，治寸白。本品味辛、苦，性温，归胃、大肠经。功效杀虫、消积、降气、行水、截疟。槟榔主宣利五脏六腑壅滞，破坚满气，下水肿，治心痛风血积聚（《药性论》），主奔豚诸气，五膈气，风冷气，宿食不消（《海药本草》），除一切风，下一切气，通关节、利九窍、补五劳七伤，健脾调中，除烦，破癥结（《日华子本草》）。槟榔以其泻下作用驱杀各种肠道寄生虫。常与木香、青皮、大黄等同用治疗食积气滞、腹胀便秘，或泻痢后重。本品既能利水，又能行气，常用于治疗水肿实证，脚气肿痛。本品能截疟，治疗疟疾，常与常山、草果等同用，如截疟七宝饮（《伤寒保命集》）。

一、药舌心鉴

（一）槟榔对应舌象

舌中下焦苔腻偏白（见图 85-1-1），或兼有便秘。

（二）应用心得

槟榔可以除虫、通利下焦，消除舌中下焦的各种腻苔。殷老师对于下焦不容易去除的腻苔，常用槟榔、皂角和黑丑。对于热性的，殷老师建议用黑丑，而对于寒性的，可以用皂角或槟榔。临床上，殷老师常常使用炒槟榔

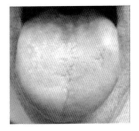

图 85-1-1

配合左升右降的药对来清腻苔，效果十分明显。殷老师常用槟榔、大腹皮配合炒枳实、厚朴等药治疗胃胀。

二、病案举例

患者男，31 岁。

主诉：头晕乏力。

症状：素体肥胖，喜膏粱厚味及烟酒，常见头晕脑涨，体沉乏力，痰多，咽痛牙龈肿，嗜卧，头颈汗多，恶风，背恶寒，眠差，夜尿多，大便稀，量少，日二三行。形盛脉细。血压 145/90mmHg。

舌象：见图 85-2-1。

【凭舌用药】

舌质总体偏淡：麻黄、干姜、炙甘草。

舌中线上焦弯曲：防风。

舌尖右高左低：北杏仁、桂枝、黄连、黄柏。

舌中白腻苔兼见横竖裂纹：陈皮、白术、法半夏、胆南星、白芍。

舌根凹陷兼见白黄厚苔：槟榔、皂角、白扁豆、炒薏苡仁、盐杜仲、益智仁。

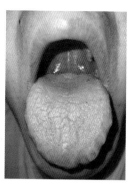

图 85-2-1

舌两边齿痕：茯苓、黄芪、防己。

处方：麻黄 10g，北杏仁 12g，桂枝 10g，白芍 20g，盐杜仲 20g，益智仁 20g，法半夏 10g，胆南星 20g，黄柏 10g，茯苓 30g，防己 20g，白术 30g，黄芪 20g，防风 10g，皂角 10g，黄连 20g，干姜 20g，炒薏苡仁 30g，炒白扁豆 20g，炒槟榔 15g，炙甘草 10g。10 剂，水煎服，日 1 剂，分 2 次服。

二诊：10 天后患者头晕乏力改善，痰减，无咽痛牙龈肿，嗜卧改善，头颈汗多，夜尿减少 1 次，大便调，少恶风。形盛脉细，血压 135/77mmHg。舌象见图 85-2-2。上方不变，继服 10 天。

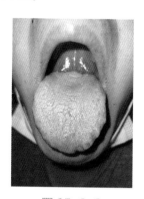

图 85-2-2

（撰稿人：石俊洪）

〇八六　蛇床子

蛇床子最早记载于《神农本草经》,味辛、苦,性温;有小毒,归肾经。能燥湿祛风,杀虫止痒,温肾壮阳。用于阴痒带下,湿疹瘙痒,湿痹腰痛,肾虚阳痿,宫冷不孕(《中国药典》)。强阳益阴,补肾祛寒,祛风燥湿(《本草备要》)。治妇人阴中肿痛,男子阴痿湿痒,除痹气,利关节,癫痫恶疮,久服轻身(《神农本草经》)。治妇人阴寒者,蛇床子温暖肾肝,纳入阴中,其寒自去也(蛇床子散)。治阳痿不起,常配菟丝子、五味子(《备急千金要方》)。治妇人阴痒:蛇床子一两,白矾二钱,煎汤频洗(《濒湖集简方》)。对于湿疹、过敏性皮肤病、女性阴道炎等,临床常配伍地肤子等药燥湿止痒。治疗肾阳虚型妇女不孕症,配伍菟丝子、五味子等药。

一、药舌心鉴

(一)蛇床子对应舌象

舌根舌质较淡或伴有凹陷,舌中下焦苔薄白腻或薄黄腻(见图86-1-1)。舌根红,舌红少苔或缺苔时慎用。

(二)应用心得

蛇床子善治脾肾阳虚,湿浊不化,凡舌象见舌根色淡,中下焦凹陷,苔薄白腻或薄黄腻,即可配伍选用。故在妇科不孕、男性不育、女性阴道炎、盆腔附件炎、湿疹、银屑病、过敏性皮肤病等各疾病中都有广泛应用。

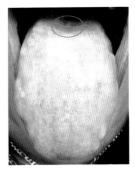

图86-1-1

殷老师常用蛇床子配伍地肤子治疗湿疹、银屑病等各类皮肤病。另外,殷老师用蛇床子配伍地肤子、艾叶、羌活等制成蛇床子洗剂外洗治疗女性阴道炎、膀胱炎以外阴瘙痒为主症的一类妇科病,或者单独用蛇床子打粉涂于瘙痒或皮疹部位。对于白带过多的患者也可以配合枯矾外用。

殷老师强调,治疗皮肤病、阴道炎、膀胱炎等症,在使用大量寒凉药物时要配伍蛇床子顾护下焦阳气,温暖肾阳使祛邪而不伤正,才能使慢性疾病达到长久治愈的目的。

见舌根红,舌红少苔或缺苔时慎用。下焦有湿热,或肾阴不足,相火易动以及精关不固者忌服。

二、病案举例

患者女，69岁。（杨红病案）

主诉：双手及手臂多处皮疹、瘙痒数月。

症状：大便2～3天一行，偏硬。常有口渴，食欲正常，吃菜腹胀，睡眠7小时，起夜2次，平时怕热（身体有热感），少汗。每日中午饮红葡萄酒1杯。有支气管炎病史，经常咳嗽有白痰。对镍和防腐剂过敏。皮疹见图86-2-1。

舌象：见图86-2-2、图86-2-3。

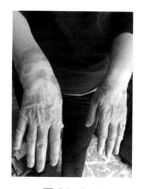 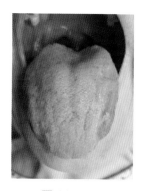 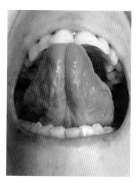

图86-2-1　　　　　　图86-2-2　　　　　　图86-2-3

【凭舌用药】

舌中线两侧高突，中焦凹陷，为胃燥脾湿，予厚朴、枳实、苍术、陈皮、半夏平胃健脾燥湿。

舌尖、边红，上焦郁热，予薄荷、栀子、淡豆豉、赤芍疏风清热。

左舌边红，隆起，肝气瘀滞，加郁金、白蒺藜疏肝解郁。

舌边略凹陷，肝血不足，予当归、川芎、白芍以养血活血祛瘀。

舌根凹陷，苔白腻，提示肾阳虚，下焦寒，予蛇床子、熟地黄温肾填精，同时兼顾苦寒清热药寒凉之性。

舌上满布白苔，脾虚湿盛，予防风、荆芥、麻黄、桔梗疏风解表祛湿。

舌边缺苔，舌面少津提示阴伤，加生地黄、天花粉、麦冬、地骨皮养阴生津清热。

患者大便干，予大黄通便泻热。

皮肤痒重，予地肤子止痒。

处方：熟地黄 8，郁金、白蒺藜、防风各 6，麻黄、栀子、川芎、炙大黄、荆芥各 2，淡豆豉、厚朴、枳实、陈皮、半夏、当归、白芍、苍术、地肤子、薄荷、生地黄、蛇床子、天花粉各 4，地骨皮、赤芍、桔梗、麦冬各 3。按比例配 1 个月的浓缩颗粒剂，每次 6g，每日 2 次。

二诊：其子诉患者服药后腹胀消除，大便恢复正常，便软，皮损处瘙痒减轻，夜间已不痒，但身体仍有热感。原方略做调整，舌中隆起减轻，大便恢复正常，减枳实；舌边红减，瘙痒减轻，夜间已不痒，去防风、薄荷。继服 10 天。

三诊：舌象见图 86-2-4、图 86-2-5。双手皮疹继续好转，见图 86-2-6。前方继续。

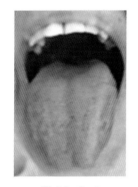 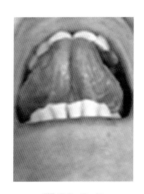 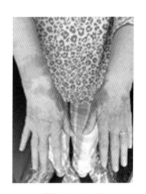

图 86-2-4　　　　　　图 86-2-5　　　　　　图 86-2-6

四诊：双手皮疹继续好转，见图 86-2-7。舌象也明显好转，见图 86-2-8。前方继服。

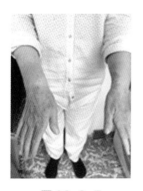 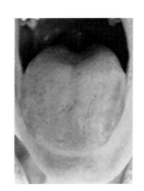

图 86-2-7　　　　　图 86-2-8

（撰稿人：靳宇）

〇八七 牵牛子

牵牛子首载于《名医别录》：味苦，寒，有毒，主下气，治脚满水肿，除风毒，利小便。苦寒泄降，能通利二便，峻下逐水。《药性论》：治痃癖气块，利大小便，除水气虚肿，落胎。《本经逢原》：专一行水，峻下之剂。白者属金利肺，治上焦痰饮，除壅滞气逆，通大肠风秘，除气分湿热；黑者属水泻肾，而兼泻脾胃之湿，消肿满脚气，利大小便秘。但病在血分，或病人稍弱而痞满者，不可用。适用于水肿臌胀，二便不利等水湿壅盛而正气未衰者。入肺经，能泻降肺气，祛痰逐饮，适用于痰饮积聚、气逆喘咳。兼能杀虫，并以其泻下之力有助虫体从大便排出，可用于蛔虫、绦虫及虫积腹痛者。《景岳全书》："一名黑丑。味苦辛，热，气雄烈，性急疾，有毒。下气逐水，通大小便，善走气分，通水道，消气实气滞水肿，攻癥积，落胎杀虫，泻蛊毒，去湿热痰饮，开气秘气结。古方多为散丸，若用救急，亦可佐群药煎服。然大泄元气，凡虚弱之人须忌之。"

一、药舌心鉴

（一）牵牛子对应舌象

舌中下焦苔腻偏黄（见图 87-1-1）。

（二）应用心得

牵牛子苦寒，有毒，归肺、肾、大肠经。主要功效是泻下逐水，去积杀虫。临床遇到顽固性腻苔不易去除时可以选用牵牛子，或炒槟榔，或皂角。当苔黄腻时选用制大黄或牵牛子，当苔白腻时选皂角、炒槟榔，若黄白不甚分明时可皂角与牵牛子同用。

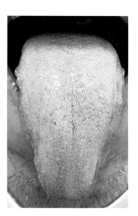

图 87-1-1

其性降泄，能通利二便以排泄水湿，其逐水作用虽较甘遂、京大戟稍缓，但仍属峻下逐水之品，以水湿停滞，正气未衰者为宜。治水肿臌胀，二便不利者，《备急千金要方》单用研末服；《儒门事亲》以之与茴香为末，姜汁调服；病情较重者，可与甘遂、京大戟等同用，以增强泻水逐饮之力，如舟车丸（《景岳全书》）。本品能泻肺气，消痰涤饮，用治肺气壅滞，痰饮咳喘，面目浮肿者，可与大黄、槟榔等配伍。治蛔虫、绦虫及虫积腹痛者,可与槟榔、使君子同用,研末送服,以增强去积杀虫之功。另有现代研究显示,牵牛子具有兴奋子宫的药理作用,因此孕妇禁用。

二、病案举例

患者男,中老年。

主诉:胃部不适,胃癌。

舌象:见图 87-2-1。

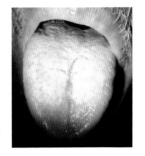

图 87-2-1

【凭舌用药】

右舌偏大,下焦苔厚腻,肺与大肠气机壅滞,用牵牛子泄大肠,调右侧气机。桂枝、炙甘草升左侧气机。

白腻舌苔已经覆盖到了舌的边缘,这是癌症的特征舌象之一,并且这个舌象无神。用桑黄、桃仁以活血祛瘀化饮,石菖蒲开窍宁神、化湿和胃。皂角去腻苔。

白厚腻苔,是脾肾阳虚的象,上焦区的少苔是脾肾阳虚,津液无以上承、虚阳上浮所致。制附子、干姜温阳,陈皮、半夏、厚朴、砂仁治疗中焦湿浊,用牵牛子有制约大队温药的作用。

处方:皂角 0.3,陈皮、半夏、石菖蒲、砂仁、厚朴、桃仁、桑黄、桂枝、牵牛子、制附子、干姜、炙甘草各 1。按比例配浓缩颗粒剂,1 次 5g,日 2 次,开水冲服。

二诊:1 周后,胃部感觉舒适。舌象见图 87-2-2,白腻苔消退。

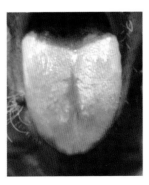

图 87-2-2

（撰稿人:罗李）

○八八　大黄

大黄首载于《神农本草经》，"主下瘀血，血闭，寒热，破癥瘕积聚，留饮宿食，荡涤肠胃，推陈致新，通利水谷，调中化食，安和五脏"。性味苦寒，归脾、胃、大肠、肝、心包经。其气味重浊，直降下行，走而不守，有斩关夺门之力，故号将军（《药品化义》），为治疗积滞便秘之要药，尤以治实热积滞便秘最宜。其苦降之性能使上炎之火下泄，具有清热泻火、凉血止血之功。治疗血热妄行之吐血、衄血、咯血，常与黄连、黄芩等同用，如泻心汤（《金匮要略》）。并借其泻下通便作用，使热毒下泄，治下焦湿热及热毒痈肿疔疮，如大黄牡丹汤（《金匮要略》）。本品有较好的活血逐瘀通经作用，为治疗瘀血证的常用药，如下瘀血汤（《金匮要略》）、桃核承气汤（《伤寒论》）。外用治烧烫伤。泻下攻积宜生用，活血宜酒炙用，止血多炒炭用。

一、药舌心鉴

（一）大黄对应舌象

舌中或下焦苔黄，或黄腻偏干，或黑而干，舌质偏红或红（见图88-1-1）。制大黄主要用于舌根部腻苔，厚苔偏黄（见图88-1-2）。

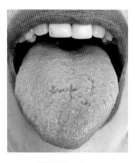 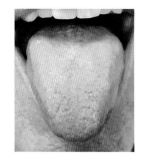

图88-1-1　　　　　　　图88-1-2

（二）应用心得

临床上凡是兼有大便秘结的，或多或少都可以用大黄，不管是阳虚证还是热证。殷老师认为阳虚阴虚都可使用，只是配伍不一样，如阳明腑实证用大承气汤；阳虚可考虑用大黄附子细辛汤。

制大黄的性味归经和生大黄一样，都有攻下泻滞、清热泻火解毒及活血祛瘀的作用。制大黄活血祛瘀作用相对较好，因为它剧烈的泻下作用相对缓和，主要适用于舌根部的黄腻苔、腻苔、厚腻苔。根据需要，若是白偏腻的，需要加其他温性药，比如肉桂、炒杜仲、炒薏苡仁；若黄腻苔，可配合冬瓜仁之类的凉药。

二、病案举例

病例 1

患者男，38 岁。远程诊疗。

主诉：左膝关节以下疼痛无力半年，行走困难。

症状：左膝关节以下疼痛，因疼痛几乎不能行走，需要搀扶才可入厕，不能上下楼，下肢颜色变深，伴左足趾麻木。有腰疼、右腕关节疼痛病史。大便干，数日一行，量少。疼痛影响睡眠。5 天前患带状疱疹。有痛风、肾结石病史。

舌象：见图 88-2-1。

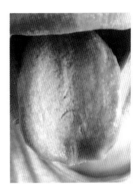

图 88-2-1

【凭舌用药】

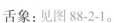

舌根窄提示肾精亏虚，故选用杜仲、肉苁蓉、山茱萸、川牛膝补肾填精。

左舌大色红，提示肝郁并有化热之象，用郁金、柴胡、黄芩、瓜蒌、薄荷、竹茹疏肝清热。

心区凹，心气虚，用生甘草、党参、麦冬、五味子。

舌中凹，黄腻苔，脾虚痰阻、右降不利，用枳壳、大黄、杏仁、陈皮、茯苓、半夏、厚朴、白术、生姜、大枣健脾理气、祛湿清热。

舌尖中线膨隆，颈椎显形，加用葛根、红花。

处方：杜仲 10g，肉苁蓉 10g，山茱萸 10g，郁金 10g，柴胡 20g，黄芩 20g，瓜蒌 20g，红花 10g，生牡蛎 30g，薄荷 10g，生甘草 10g，党参 10g，麦冬 10g，五味子 10g，枳壳 10g，大黄 10g，杏仁 10g，川牛膝 20g，竹茹 10g，陈皮 10g，茯苓 10g，半夏 20g，厚朴 10g，白术 10g，生姜 7 片，葛根 10g，大血藤 20g，大枣 5 枚。水煎服，日 1 剂，分 2 次服。

上方加减 1 个月后，患者可自行走路、上下楼。舌象见图 88-2-2，黄腻苔消失，舌色转淡。

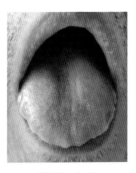

图 88-2-2

病例2

患者男，82岁。远程诊疗。

主诉：下肢水肿2周。

症状：双下肢及足部严重指凹性水肿，大便三四日一行，原夜尿多消失，几乎无尿。空腹血糖13mmol/L。冠心病、高血压、糖尿病、糖尿病肾病、膀胱癌、多发脑梗。

舌象：见图88-2-3。

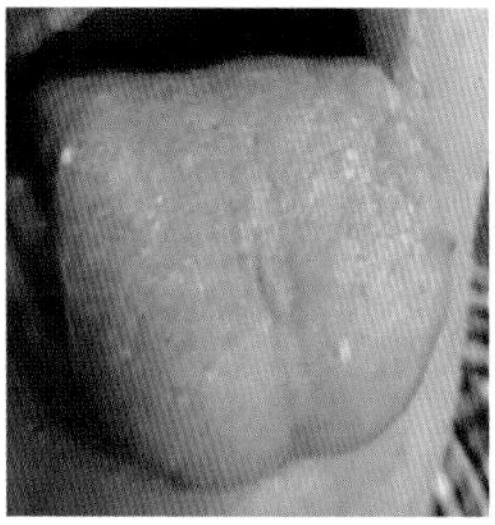

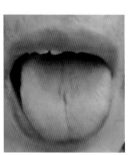

图88-2-3

【凭舌用药】

舌质淡，舌根窄，提示肾精亏虚，加干姜、炮附片、熟地黄、山药、杜仲、续断、怀牛膝、肉苁蓉健脾温肾。

舌尖中线凹，颈椎显形，加葛根、钩藤、防风。

心区凹陷，有裂纹，提示心阳不足，心气外散，加桂枝、党参、麦冬、五味子、炙甘草强心敛气。

舌中凹，脾气阳虚，加生姜、黄芪、白术健脾。

苔灰腻，湿浊阻滞，加黄连、泽泻、茯苓、玉米须、莱菔子、生薏苡仁、陈皮。

右舌增厚隆起，提示肺气不降，肺与大肠相表里，故有大便不畅，用枳实、厚朴、大黄降右。

舌淡，阳虚血虚，用当归、白芍、桃仁补血活血。

处方：桂枝9g，黄连3g，干姜3g，当归9g，党参10g，麦冬6g，五味子3g，炮附片30g，熟地黄12g，山药12g，泽泻9g，茯苓9g，炙甘草6g，枳实6g，厚朴6g，生姜6g，杜仲15g，续断9g，玉米须30g，炙大黄6g，怀牛膝9g，葛根12g，莱菔子30g，生薏苡仁30g，桃仁6g，钩藤18g，肉苁蓉15g，黄芪20g，白术9g，陈皮6g，防风6g，白芍9g。7剂，水煎服，日1剂，分2次服。

二诊：药后4天，双下肢水肿几乎消失，二便正常，空腹血糖6.2mmol/L。舌象如图88-2-4，湿腻苔消失，舌质颜色变得红活。上方继服2月，患者身体逐渐恢复。

至今已近2年，未再出现下肢水肿。

图88-2-4

（撰稿人：郑江）

〇八九　大血藤

大血藤，又名红藤，最早记载于《本草图经》。苦降开泄，性平偏凉，归大肠、肝经。长于清热解毒，散瘀消痈，善解肠中热毒、行肠中瘀滞，故为治肠痈腹痛之要药，常与连翘、金银花、大黄等同用，如红藤煎。此外，本品有活血通络、祛风止痛的作用，可用于跌打损伤、经闭痛经、风湿痹痛等。

一、药舌心鉴

（一）大血藤对应舌象

舌下焦黄或黄腻苔，舌质偏红（见图89-1-1）。常伴下腹痛。

（二）应用心得

大血藤清热解毒，活血散瘀，主入大肠经，为肠痈腹痛要药，常配大黄牡丹皮汤治疗各种热毒痈肿。临床上凡是见到以舌下焦黄或黄腻苔、舌质红为主舌象，并以少腹痛为主症，以及下腹部鼓形包块，湿热带下，瘀热阻滞胞宫脉络等病症，殷老师都建议使用大血藤。可以广泛用于肠痈、肠粘连、肠易激综合征等，以及妇女盆腔内各种炎症、子宫内膜异位症、痛经等。

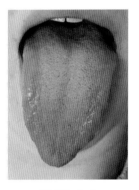

图89-1-1

二、病案举例

病例1

患者女，39岁。

主诉：小腹严重胀痛半年余。

症状：半年前无明显诱因出现小腹持续胀痛，大小便无异常。

舌象：见图89-2-1下半。

【凭舌用药】

舌质红，下焦凹凸不平，提示下焦气血壅滞，故选用大血藤清热解毒活血。

舌中线凹陷，两侧隆起，提示胃强脾弱，胃气不降，用莱菔子、白扁豆、厚朴、枳壳、白术、山药健脾降胃。

两侧舌边平直较薄，伴大量裂纹，为肝血虚，用白芍、当归补肝血，柔肝敛肝。

心区裂纹，用炙甘草、五味子收敛心气。

处方：莱菔子、白扁豆各 3，大血藤 2，厚朴、枳壳、白术、山药、白芍、当归、炙甘草、五味子各 1。按比例配 2 周的浓缩颗粒剂，每次 9g，每日 2 次。

二诊：患者小腹疼痛完全消失。舌象见图 89-2-1 上半，舌质明显转淡，舌上红点减少，下焦隆起减轻。

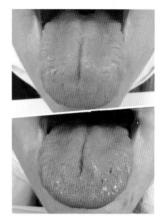

图 89-2-1

病例 2

患者女，69 岁。

主诉：左下腹疼痛 3 年余。

症状：左下腹疼痛反复发作，影像学检查未见异常。家庭医生归因于压力大。近半年来左腿内侧从脚踝至大腿根部不适感进行性加重，并出现明显的静脉曲张，长久站立时更为明显，伴脚踝肿胀。无夜尿，大便规律。

既往史：20 年前行子宫、卵巢切除术，2 次剖宫产手术，甲状腺部分切除术，创伤后综合征，双脚第四脚趾神经瘤。

舌象：见图 89-2-2。

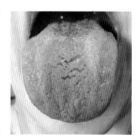

图 89-2-2

【凭舌用药】

舌中线偏右，提示肝实肺虚，用柴胡、郁金、白蒺藜疏肝解郁。

舌尖上冲，色暗伴大量裂纹，为上焦郁热及血，用百合、丹参、生甘草清热凉血。

心区凹陷伴裂纹，提示心气虚伴真气外散，故用五味子、太子参、麦冬。

中焦凹陷伴裂纹，用山药、石斛、生地黄改善阳明内热，胃阴虚。

两侧舌边肝虚沟，提示肝血虚，加当归、川牛膝、白芍。

舌根凹陷伴黄腻苔，左舌根隆起，提示局部气滞血瘀，湿浊郁热，加用大血藤、桃仁、生薏苡仁、莪术。

处方：柴胡、郁金、白蒺藜、百合、丹参、生甘草、五味子、太子参、山药、石

斛、生地黄、当归、桃仁、生薏苡仁、莪术各1，川牛膝、麦冬、大血藤各3，白芍
2。按比例配2周浓缩颗粒剂，每次8g，每日2次。

　　二诊：2周后复诊，左下腹痛已基本消失，左下肢内侧疼痛不再是持续性，主要在长久站立后有感觉。舌象如图89-2-3，舌质颜色变淡，舌上裂纹变小，舌面较前平滑，左舌根突起明显变小。继服上方巩固治疗。

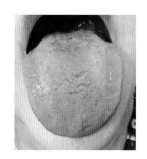

图89-2-3

（撰稿人：路亚妮）

〇九〇 薏苡仁

薏苡仁最早记载于《神农本草经》，上品，谓其："治筋急拘挛，不可屈伸，风湿痹，下气。久服轻身益气。"《本草纲目》归纳功用为：健脾益胃，补肺清热，祛风胜湿；炊饭食，治冷气；煎饮，利小便热淋。本品淡渗甘补，入脾、肾经，既能利水消肿，又能健脾补中，尤宜于脾虚湿盛之水肿，常与黄芪、白术、茯苓等同用，以增强其健脾利水消肿之功。本药因健脾而能止泻，炒用健脾之功更佳，尤宜于脾虚夹湿之泄泻，如《太平惠民和剂局方》参苓白术散，以之与人参、茯苓、白术等同用，用于脾湿泄泻。本品生用偏寒，可治湿热内蕴，霍乱吐泻转筋，如《霍乱论》蚕矢汤，以之与蚕沙、木瓜、黄连等同用，以增强本品清利湿热、止泻之功。

本品既能除湿，又能通利关节，舒筋脉，缓和拘挛，尤其适用于湿痹而筋脉挛急疼痛者，如《类证治裁》薏苡仁汤，以之与独活、防风、苍术同用；若湿热蕴于经络，如《温病条辨》宣痹汤，以之与防己、蚕沙、赤小豆皮等同用。本品药性偏凉，能清热而利湿，用治湿温初起或暑湿邪在气分，头痛恶寒，胸闷身重者，常配伍苦杏仁、白蔻仁、滑石等药，如《温病条辨》三仁汤。

薏苡仁上清肺经之热，下利肠胃之湿，有清热排脓之效，故用于肺、肠痈。治肺痈，咳吐脓痰，如《备急千金要方》苇茎汤，常与苇茎、冬瓜仁、桃仁同用。治肠痈，如《金匮要略》附子薏仁败酱散，又如《疡科捷径》赤豆薏仁汤，以之与赤小豆、防己、甘草同用。

薏苡仁善除湿排脓，且能解毒散结，故临床常用其治疗扁平疣、跖疣等赘疣之症；现代药理因其对癌细胞有一定的抑制作用，广泛应用于治疗乳癌、肝癌等多种癌症。

一、药舌心鉴

（一）薏苡仁对应舌象

舌根部腻苔，苔偏黄（见图 90-1-1、图 90-1-2）。

（二）应用心得

薏苡仁味甘淡，微寒，归脾、胃、肺经，善于利水祛湿，健脾除痹，清热排脓。

凡舌象见舌根部腻苔均可使用,常配伍茯苓、白术等同用。殷老师认为薏苡仁适用于舌根部腻苔,无论黄白均可。其生品偏凉,炒后性温,苔白腻时用炒薏仁,而黄腻苔、舌根隆起时用生薏苡仁。

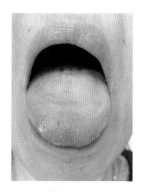
图 90-1-1

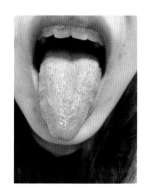
图 90-1-2

殷老师指出,当用其去赘生物作用时,如腋窝皮肤上长的疣等增生物,可以用生薏苡仁单煎,但是脾虚而致的赘生物则不能单用,如舌苔白腻、舌质淡者,最好加点肉桂或者附子,给它温一下,制约一下。

二、病案举例

患者女,年 50 余。

主诉:肠漏综合征、慢性疲劳综合征、多发性纤维肌痛综合征多年。

症状:疲劳,周身疼痛,痛处不固定,目前以腰部、左手腕为甚,双手时有麻木感。肠胃不适,腹胀,大便时稀,睡眠一般,因其子最近尝试自杀而担心焦虑,时有潮热盗汗,心悸,面色㿠白无华,肥胖。

脉象:左关浮取沉取均大、弦,右关浮取大,沉取弱。双尺脉弱。

舌象:见图 90-2-1。

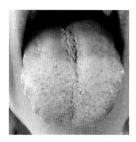
图 90-2-1

【凭舌用药】

整体舌象为上热下寒。

舌上焦布有红点,为上焦郁热所致,用生牡蛎、浮小麦、薄荷、知母清上焦郁热。

舌尖平,为心脾两虚,血不上荣所致,用炒酸枣仁益气养血安神。

舌体偏大,边有齿痕,舌中舌根略凹陷,并覆盖白厚腻苔,略黄,显示脾肾阳虚,湿浊内停,有化热之象,用党参、炒白术,配伍茯苓、薏苡仁以健脾祛湿。

舌中线两侧隆起,用苍术、厚朴、半夏、焦麦芽燥湿运脾。

中线略弯,有裂纹贯穿舌体,提示脊柱侧弯,督脉为病(颈、腰等),尤以腰骶部为甚,用桂枝温通经脉。

左舌偏大,为肝气郁结,用柴胡、桑寄生疏肝解郁。

处方: 薏苡仁3,党参、炒白术、茯苓、柴胡、苍术、厚朴、制半夏、浮小麦、薄荷、知母、桑寄生、桂枝各1,炒酸枣仁、生牡蛎、焦麦芽各2,甘草0.5。按比例配浓缩颗粒剂,每次6g,每日2次。

二诊:舌象见图90-2-2,舌体较前舒展,腻苔减少。上方去知母,加郁金、忍冬藤各1,继服。

三诊:诸症好转,二便调,疼痛减轻。舌象见图90-2-3,中下焦腻苔明显减轻,齿痕好转,上中焦裂纹因舌苔退去而更明显,显示心胃气外散,略有阴亏。上方去苍术、生牡蛎,加麦冬、五味子、生麦芽各1,连服4周。

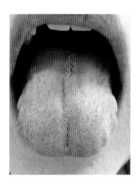 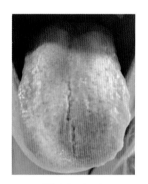

图90-2-2   图90-2-3

患者来电诉诸症好转,无明显疼痛,睡眠好,焦虑减轻,二便调,且因去外地照顾孩子而停药,自行服用益生菌胶囊巩固。

按语: 慢性疲劳综合征及多发性纤维肌痛综合征是临床经常遇到的病症,治疗颇为棘手。此患者发病乃因肠漏综合征所致,肠道通透性过高,食物毒素和大蛋白分子穿过肠壁进入血液而触发免疫反应,导致如哮喘、肠易激综合征、关节疼痛、过敏、干癣及各种慢性炎症等疾病。中医辨证来看，则是因为脾虚不能运化精微，故而湿浊内停，阻滞经络，不通则痛；脾虚湿困，且生化之源不足，气血亏虚而疲劳。此病患从健脾祛湿的角度治疗，取得了比较显著的疗效。

（撰稿人：刘敏）

〇九一　通　草

通草最早记载于《本草拾遗》，淡渗利水，甘寒清热，归肺、胃经。《本草纲目》：上能通心清肌、治头痛、利九窍，下能泄湿热、利小便、通大肠，治遍身拘痛。《日华子本草》：明目，退热，催生，下胞，下乳。是清热利湿、通气下乳之常用药。

一、药舌心鉴

（一）通草对应舌象

中下焦苔腻偏黄（见图91-1-1）。

（二）应用心得

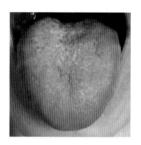

图 91-1-1

通草味甘淡、性寒而体轻，入手太阴肺经，引热下降而利小便，既通淋，又消肿。配伍白茅根、滑石、甘草等通淋利尿，凉血止血，治小便不利、尿急、尿痛、尿血或水肿等（《证治准绳》通草汤）。又入胃经，通胃气上达而下乳汁，配伍当归、穿山甲等养血活血通乳之品，可治产后乳少或乳汁不行（《古今医鉴》通乳汤）。

殷老师强调，中下焦腻苔，中焦腻苔偏白者，可选用吴茱萸温化中焦，中焦苔黄腻者，可选用茵陈利湿退黄；若以下焦腻苔偏黄者，则以通草为宜。殷老师强调，通草不仅能利小便，而且能通大便。观察殷老师病例，大凡使用通草的患者，要么有小便不利，要么有大便不畅，伴有中下焦苔腻偏黄并以下焦为主。

通草性味比较温和，不易伤及正气，只要见有中下焦苔腻偏黄，很多病症都可选用。

二、病案举例

患者男，18岁。（路亚妮病案）

主诉：严重慢性湿疹急性发作。

症状：自出生起即患湿疹，遍布全身。长期用激素类软膏治疗，全身皮肤如砂纸状。每年有两到三次急性发作。发作时主要在面部和上胸部，伴眼睛肿胀，流泪，鼻塞，打喷嚏。对多种食物过敏，自觉进食后很快排出，且常感腹胀。

小时患哮喘，现只在运动时偶有感觉。视力差。睡眠好，小便正常。平日感觉上背部紧。

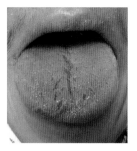

舌象：见图 91-2-1。

【凭舌用药】

舌质红，舌体略胖，满布裂纹，提示寒热错杂。

舌尖红，满布裂纹，上焦郁热伤阴，用甘草、百合、牡丹皮、菊花、葛根、辛夷、白芷。

图 91-2-1

心肺气阴两虚，用太子参、百合、麦冬、五味子。

中焦色淡，凹陷伴裂纹，胃强脾弱，用白术、山药、黄连、陈皮、法半夏、莪术。

下焦凹陷伴湿腻苔，脾肾阳虚，加枸杞子、肉桂。

右舌大，为肺气不降，加枇杷叶、枳壳降肺气。

两侧舌边隆起，肝郁气滞，气机升降失常，用乌梅、枳壳、川牛膝、郁金、香附、钩藤。

处方：枇杷叶、枳壳、甘草、百合、牡丹皮、菊花、葛根、辛夷、白芷、太子参、麦冬、五味子、白术、山药、黄连、陈皮、法半夏、莪术、枸杞子、肉桂、乌梅、川牛膝、郁金、香附、钩藤、白鲜皮、蛇床子各1。按比例配2周的浓缩颗粒剂，每次8g，每日2次。

二诊：患者瘙痒减轻，但皮肤颜色仍非常明显。舌象见图 91-2-2，变化不大。上方去钩藤；舌淡胖，舌下焦仍有凹陷，加制附子1、细辛0.5，以温阳祛风化饮；下焦腻苔仍在，加通草1加强祛湿利水之力。浓缩颗粒剂继服1月。

三诊：上方服3天后，皮肤瘙痒、红疹及面部水肿便明显改善，过去几周基本上无症状。舌象见图 91-2-3。上方去细辛，浓缩颗粒剂继服巩固治疗。

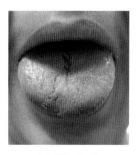

图 91-2-2

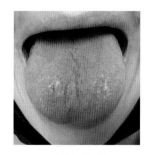

图 91-2-3

（撰稿人：丁晓梦）

〇九二 茯苓

茯苓入药最早记载于《神农本草经》，并被列为上品，谓其："治胸胁逆气，忧恚，惊邪恐悸，心下结痛，寒热，烦满，咳逆，止口焦舌干，利小便。久服安魂魄养神。"本品味甘而淡、性平，入心、肺、脾、肾、胃经，甘能补脾，淡能渗泄，药性平和，既可祛邪，又可扶正，补而不峻，利而不猛，古人认为茯苓利水而不伤正，实为利水消肿之要药，可治各种水肿证。如《伤寒论》五苓散，以之与猪苓、泽泻、桂枝、白术同用，用于外有表证、内停水湿之证。用于脾阳不运之水肿常配白术、黄芪等补气健脾之品，如《济生方》实脾饮。用于脾肾阳虚之水肿，小便不利者，常与附子、干姜、白术等同用，如《伤寒论》真武汤；用于皮水，四肢肿，以之与防己、桂枝、黄芪同用，如《金匮要略》防己茯苓汤。

前人认为"痰饮必用茯苓"，尤宜于湿痰，常与半夏、橘皮、甘草同用，如《太平惠民和剂局方》二陈汤。本品能化痰涎，又能宁心安神，尤宜于水饮停于胸胁，症见胸胁胀满，目眩心悸，短气而咳者，常与桂枝、白术、甘草同用，如《伤寒论》苓桂术甘汤。本品既能健脾补中，又能渗利水湿而止泻，用于脾胃虚弱之便溏、泄泻，常与人参、白术同用，如四君子汤；用于寒湿泄泻，常与苍术、厚朴、白术同用，如《证治准绳》胃苓汤。

茯苓味甘能补，入心、脾经，淡渗利湿，常用于心脾两虚、水气凌心所致的多种类型的心悸、失眠、健忘等症，而以茯神疗效较佳，如归脾汤；亦常配伍桂枝治疗水气凌心所致的心悸眩晕、小便短少或下肢浮肿，如苓桂术甘汤及茯苓甘草汤。

一、药舌心鉴

（一）茯苓对应舌象

一是舌面水湿苔（见图92-1-1），二是半夏线（见图92-1-2），三是舌边有齿痕，即三焦经显形（见图92-1-3）。

（二）应用心得

古人称茯苓为"四时神药"，因为它的功效非常广泛，不分四季，将它与各种药物配伍，不管寒、温、风、湿诸疾，都能发挥其独特功效。其淡渗利湿，入心、肺、脾、胃、肾经,故而可治上中下三焦停饮。水湿内停则舌面现水湿苔及半夏线,舌体胖大而舌边见齿痕,三焦经显形。凡见到此类舌象均可使用本品。殷老师认为,舌边有齿痕时,舌质偏红可用车前子,但舌质偏淡时则用茯苓为宜,配桂枝、肉桂同用效果更佳。

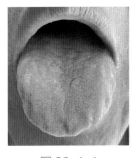
图 92-1-1

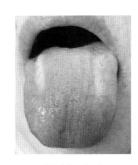
图 92-1-2

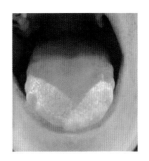
图 92-1-3

二、病案举例

患者女,53 岁。

主诉:咳嗽 7 周,疲劳。

症状:日夜咳嗽,咳白痰,咽干、口干、口中烧灼感。疲劳身重,体重迅速增加,食欲旺盛,睡眠不佳,夜尿 1～2 次,大便偏稀,怕热,记忆力减退,肩周炎(左侧)。高血压,高压 150～180mmHg,低压 90～100mmHg,拒绝服用西药。糖尿病,靠饮食控制。

脉象:右寸浮,左关略弦,右关轻按洪大,重取弱,双尺无力。

舌象:见图 92-2-1。

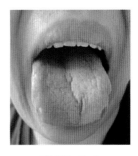
图 92-2-1

【凭舌用药】

中焦及肺区各有一条裂纹,说明脾虚湿浸,胃气外泄,肺气阴已伤。舌面上分布多条裂纹说明其气阴两虚,糖尿病患者多见。两侧齿痕,三焦经显形,是因脾虚湿盛。故用太子参、白术、麦冬、五味子、山药配伍茯苓以益气养阴,健脾祛湿。

右舌偏大,故用紫菀、前胡、杏仁、枇杷叶、浙贝母、制半夏、陈皮降肺(右)化痰止咳。

舌淡胖，舌尖平，乃脾肾阳虚，肾精不能上荣于脑，故辅以益智仁温脾暖肾缩尿。

黄连、干姜为殷老师常用的降糖药对。

左侧舌外突隆起为肝郁，用郁金、钩藤以疏肝平肝。

处方：太子参、白术、麦冬、五味子、紫菀、前胡、杏仁、枇杷叶、浙贝母、山药、制半夏、陈皮、益智仁、干姜、黄连、钩藤、郁金各1，茯苓1.5。按比例配浓缩颗粒剂，每次6g，每日2次。

二诊：咳嗽白天明显好转，下午夜间仍明显。体力增加，夜尿减少，睡眠较前好转，食欲正常，大便不稀，不怕热。舌象见图92-2-2，胖大的舌体较前缩小，舌边齿痕减轻，舌上裂纹变浅，说明阳气虚，气阴两虚，脾虚湿盛好转。原方去制半夏，加款冬花1、生麦芽1。继服1周。

三诊：咳嗽较前明显好转，仅偶尔夜间干咳。舌象如图92-2-3，舌色较前有生机，舌体进一步缩小，舌上裂纹变浅。上方去枇杷叶、浙贝母，加制半夏1、炒酸枣仁2，继服。

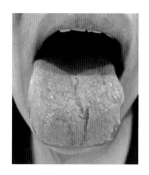 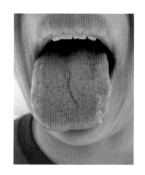

图 92-2-2　　　　　　　　图 92-2-3

四诊：咳嗽几愈，患者诉最近血糖、血压稳定，均在正常范围，精力较充足。舌象见图92-2-4，舌形缩至正常大小，肺区裂纹明显好转，两边仅轻微齿痕，半夏线消失，唯中焦裂纹仍深，舌上细小裂纹仍多，中焦苔略黑，显示气阴两虚病机仍存，且中焦脾湿有寒化之象。上方减钩藤，加天麻、桂枝各1。

五诊：病情稳定，血糖、血压稳定，二便调，精力旺盛，无燥热感。适当运动，体重有所减轻。脉象左关略弦，双尺有力。舌象如图92-2-5，舌边齿痕明显减轻，舌中焦裂纹好转，舌色淡红，苔薄白。

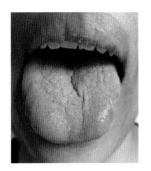
图 92-2-4

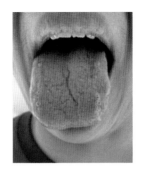
图 92-2-5

（撰稿人：刘敏）

茯苓皮为多孔菌科真菌茯苓菌核的干燥外皮。最早见于《本草纲目》:水肿肤胀,开水道,开腠理。《普济方》:水肿尿涩,茯苓皮、椒目等份,煎汤,日饮取效。《医林改错》:行皮肤之水。《中国医学大辞典》:茯苓皮行水而不耗气,胜似大腹皮。《中藏经》五皮散,治男子妇人脾胃停滞,头面四肢悉肿,心腹胀满,上气促急、胸膈烦闷,痰涎上壅,饮食不下,行步气奔,状如水病,用生姜皮、桑白皮、陈橘皮、大腹皮、茯苓皮各等份为粗末,每服三钱,水一盏半,煎至八分,去滓,不计时候,温服。忌生冷油腻硬物。

一、药舌心鉴

(一)茯苓皮对应舌象

舌质淡,苔薄(见图 93-1-1)。

(二)应用心得

茯苓皮是常用的利水药之一,味甘、淡,性平,归心、脾、肾、膀胱经,用于水肿、肤胀、小便不利。茯苓皮疗嗽化痰也有很好的效果,而且可以有效缓解失眠,达到安神的效果。茯苓皮还有抗癌成分,在治疗中搭配其他中药对胃癌、肝癌、鼻咽癌、乳腺癌、肺癌等有效果。殷老师

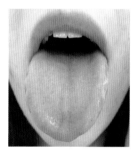

图 93-1-1

主要强调茯苓皮的利水作用,因其药性平和,利水而不伤正,且可健运肺脾,治病求本,为利水消肿之常选药物。

二、病案举例

患者男,50 岁。2020 年 12 月 13 日初诊。远程诊疗。

主诉:黄疸,双目发黄 3 天,右脚踝水肿近 1 周。

病史:肝癌晚期,肺转移,化疗后 1 个月,肝功能差,不能继续化疗。平素爱饮酒,3 个月前查出肝癌后戒酒。

现症:黄疸,两目发黄(见图 93-2-1),腹水,右胸胁疼痛不舒及背,右脚踝水肿(见图 93-2-2),纳差,干呕反胃,疲乏无力,烦躁,头汗,不怕冷,大便少,小

便黄,因疼痛不能平躺,仰卧式睡眠,眠差。西医仅给予止痛片治疗,服止痛片可睡 1～2 小时。

舌象:见图 93-2-3。

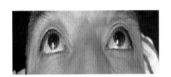

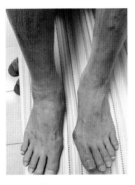

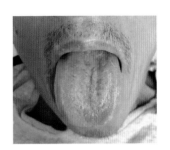

图 93-2-1　　　　　　图 93-2-2　　　　　　图 93-2-3

【凭舌用药】

整体舌象:全舌暗淡无神,如殷师所讲,像煮熟的鸭舌,舌尖平,苔中线两侧白腻,半夏线。舌两侧肝胆区隆起,心肺区低平,舌中线左移,中焦处裂纹,肾区凹陷,舌面不平。

舌尖平,舌暗淡红,加生牡蛎。

舌两边隆起,提示肝郁气滞,用柴胡、郁金、川牛膝、香附、青皮,以疏肝解郁,加茵陈疏肝利胆退黄。

舌上焦凹陷,心肺区裂纹,提示心肺气虚,心肺之气外散,选人参、麦冬、五味子、桂枝,以补益心肺之气。

舌中焦裂纹,半夏线,苔白腻,提示胃气外散,湿阻中焦,舌象无神欠红火,胃气匮乏。用白术、生麦芽、姜半夏、厚朴、陈皮、干姜、茯苓,燥湿行气健脾。

中线左移右舌大,提示肺失宣降,佐枳壳、杏仁以降肺气。

舌根凹陷色淡,提示肾阳虚,加炮附子、炒杜仲。

舌边隆起,肝胆区饱满,用白蒺藜、合欢皮、黄芩,肝癌之常用药。

舌质暗淡,苔白腻,用茯苓皮以利水消肿。

病机:肝郁乘脾,脾肾阳虚,寒热错杂,枢机不利,邪毒积聚,正气亏虚。

处方:生牡蛎 20g,黄芩 10g,柴胡 10g,郁金 10g,川牛膝 10g,香附 10g,青皮 10g,茵陈 10g,人参 10g,麦冬 10g,五味子 10g,枳壳 10g,杏仁 10g,白

术 20g, 生麦芽 20g, 陈皮 10g, 厚朴 10g, 姜半夏 10g, 桂枝 10g, 干姜 10g, 茯苓 10g, 炒杜仲 10g, 炮附子 10g, 白蒺藜 10g, 合欢皮 10g, 茵陈 10g, 茯苓皮 10g。5 剂, 水煎服, 日 1 剂。

二诊: 2020 年 12 月 20 日。食欲好转, 仍有烦躁、反胃, 黄疸减轻, 小便色浅, 双目色黄变淡(见图 93-2-4), 右下肢水肿好转(见图 93-2-5), 仍需服止痛药。舌象见图 93-2-6, 舌体较前红活, 中焦区两侧白腻苔变薄, 中线基本居中, 舌中焦微膨隆。加大腹皮、黄芪, 加重茯苓皮剂量以增加利水力度; 加鳖甲以软肝散结, 清热抗肿瘤; 加灵芝 10g, 此为舌质偏淡白舌象的抗癌专药; 去香附和青皮。

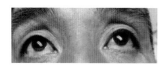 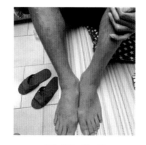 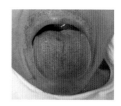

图 93-2-4   图 93-2-5   图 93-2-6

处方: 生牡蛎 30g, 黄芩 10g, 柴胡 15g, 郁金 20g, 川牛膝 10g, 茵陈 10g, 人参 10g, 五味子 10g, 杏仁 10g, 白术 20g, 生麦芽 20g, 厚朴 10g, 姜半夏 10g, 桂枝 10g, 干姜 10g, 炒杜仲 10g, 炮附子 10g, 白蒺藜 10g, 合欢皮 10g, 茵陈 10g, 黄芪 30g, 茯苓皮 30g, 大腹皮 10g, 鳖甲 20g, 灵芝 10g。7 剂, 日 1 剂, 水煎服。

三诊: 2021 年 1 月 10 日。黄疸已消, 双目无黄疸, 小便正常, 足踝肿消, 胃口好但仍有反胃及烦躁, 患者服完药感觉舒服又多吃 5 剂, 胸胁胀痛, 仍需止痛药安眠。诉医院医生告知肝功能恢复正常, 问是否愿意继续化疗。上方去茵陈、茯苓皮、大腹皮, 加香附、青皮、吴茱萸、延胡索各 10g, 继续调理。

(撰稿人: 尚凌)

○九四 草 果

草果首载于《饮膳正要》,辛温燥烈,气浓味厚,归脾、胃经,因其燥湿、温中之力皆强于草豆蔻,故多用于寒湿偏盛之脘腹痞满胀痛,呕吐泄泻,舌苔浊腻,常与吴茱萸、干姜、砂仁等药同用。《本草正义》:喜除寒湿而温燥中宫,故为脾胃寒湿主药,可用于寒湿内阻诸症。又因其辛燥之性,能辟秽化浊,除痰截疟。《本草正义》又曰:岚瘴皆雾露阴湿之邪,最伤清阳之气,故辟瘴多用温燥芳香,以胜阴霍湿浊之蕴崇。草果之治瘴疟,意亦犹是。常与知母、常山、槟榔等同用,如《慈幼新书》之草果饮;若治瘴疟但热不寒,或热多寒少者,可与柴胡、黄芩等同用,如《济生方》之清脾饮。

本品辟秽除瘟,透达膜原,还用于瘟疫初起,邪伏膜原而憎寒发热,头身疼痛,胸闷呕恶者,常与黄芩、知母、厚朴、槟榔等同用,如《温疫论》之达原饮。本品气味芳香,温中散寒,又能消宿食,化积滞,用于寒湿内阻引起的食积不化、胸脘痞满呕恶,常与厚朴、陈皮、山楂等化积消食之品同用。

一、药舌心鉴

(一)草果对应舌象

舌苔白厚如积粉(见图94-1-1、图94-1-2)。

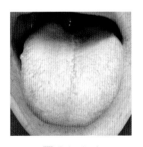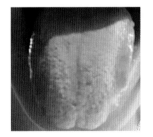

图94-1-1　　　　　　　　图94-1-2

(二)应用心得

草果温燥,善治寒湿偏盛之脘腹痞满胀痛,呕吐泄泻;并能辟秽化浊,截疟治瘟,临床常配伍干姜、砂仁、厚朴等同用。殷老师认为,虽疫病常见舌苔白厚如积粉,但内科杂病也不鲜见此类舌象,如用草果则舌苔较易化掉。不过草果辛燥，久用易耗气，克伐脾胃，最好中病即止，不可长期使用，或者使用时配伍白术补益中气。

殷老师还指出，草果在使用的时候原则上不能有黄苔，草果、草豆蔻、白豆蔻都不是针对黄苔而用的。要是白腻苔偏厚的一般可使用草果，而如果厚腻积粉的话，就一定要使用草果。

二、病案举例

病例 1

患者男，18 岁。远程诊疗。

主诉：新冠病毒感染。

症状：疲劳，失去味觉，四肢厥冷，不发热，未有呼吸困难。平素比较畏寒。

舌象：见图 94-2-1。

【凭舌用药】

舌质淡胖，大象阳虚，舌苔水滑，中下焦薄白腻苔，乃外感疫毒，寒湿弥漫三焦之象。

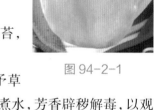

图 94-2-1

因患者自觉病情不严重，且因经济原因，故先予草果 10～15g、葱白 4 根、生姜 5～6 片、黑胡椒粒若干煮水，芳香辟秽解毒，以观后效。

二诊：2 天后病情急转直下，出现剧烈头痛，肌肉酸痛，胸闷，干咳，觉有黏痰但咳之不出，觉手脚冷，食欲不佳，味觉、嗅觉尽失。不发热。舌象如图 94-2-2、图 94-2-3。

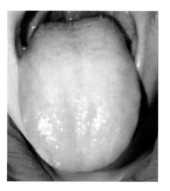
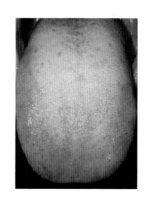

图 94-2-2   图 94-2-3

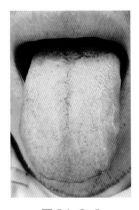

舌象显示上焦郁热明显，故用虎杖清热。

舌苔白厚腻，乃外有表邪、内有寒湿疫毒之象，故用麻黄、桂枝发汗解表以解表邪，辅以白芷、羌活、柴胡以解表散寒止痛；加细辛、干姜温肺化饮，辅以白豆蔻、广藿香、姜半夏以温中化湿，茯苓、薏苡仁利水渗湿，用杏仁、全瓜蒌宣降肺气，清热止咳。

处方：生麻黄、生甘草各 0.5，细辛、干姜、桂枝、杏仁、白豆蔻、全瓜蒌、柴胡、白芷、姜半夏、党参、广藿香、茯苓、川芎、羌活、虎杖各 1，薏苡仁 3。按比例配 1 周的浓缩颗粒剂，每次 6g，每日 2 次。

三诊：服药后 1 天头痛身痛减轻并逐渐消失，胸闷好转。现略胸闷，手脚冷好转，嗅觉味觉仍无，不干咳。舌象见图 94-2-4，舌质鲜红好转，舌苔白厚腻减轻，仅舌根部仍有少量积粉苔，下焦舌色偏淡。上方减羌活、虎杖，加草果 1。

四诊：1 周后，嗅觉味觉恢复，胸闷消失，诸症好转。舌象见图 94-2-5，基本恢复正常。

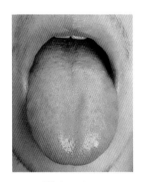
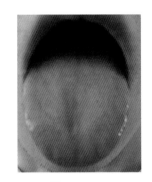

图 94-2-4　　　　　　图 94-2-5

病例 2

患者男，46 岁。远程诊疗。

主诉：失去嗅觉味觉。

症状：密切接触 1 例新冠感染患者后丧失嗅觉味觉，余无明显不适，饮食二便均正常，略觉疲劳。

舌象：见图 94-2-6。

【凭舌用药】

舌体偏窄偏薄，边略有齿痕，中下焦白腻积粉苔，并有裂纹，舌色略紫。素体略有气血亏虚，寒湿疫毒入侵，

图 94-2-6

困于中下焦,气滞血瘀。

因此患者未有明显症状,故建议其自行用草果10～15g、桂皮15g,加葱姜一起,煎汤每日服用2次。取草果、桂皮辛热燥烈之性,芳香化浊,祛邪外出。

2周后发信息告知,一切正常,嗅觉味觉已经恢复。舌象(见图94-2-7)可见舌色恢复成淡红色,湿腻苔已经完全消失。

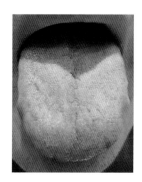

图94-2-7

(撰稿人:刘敏)

〇九五 茵 陈

　　茵陈最早记载于《神农本草经》，味苦，微寒，善于清热利湿，利胆退黄，专入肝、胆、脾、胃经。为除湿散热结之要药也（《本草经疏》）。苦能燥湿，寒可清热，既能发汗使湿热从汗而出，又能利水使湿热从小便而去，为治黄疸之要药。若身目发黄，小便短赤之阳黄证，常与栀子、大黄同用，如茵陈蒿汤（《伤寒论》）；若黄疸湿重于热者，可与茯苓、猪苓等同用，如茵陈五苓散（《金匮要略》）；若脾胃寒湿郁滞，阳气不得宣运之阴黄，多与附子、干姜等配伍，如茵陈四逆汤（《卫生宝鉴》）。还可用于外感湿温、暑湿诸症，常与滑石、木通、黄芩等同用，如甘露消毒饮（《医效秘传》）。对于湿疮瘙痒，风疹瘾疹，可单味煎汤外洗，也可与黄柏、苦参、地肤子等同用。

一、药舌心鉴

（一）茵陈对应舌象

　　舌质红，苔黄腻（见图 95-1-1）。

（二）应用心得

　　茵陈，气清香，善于清利脾胃肝胆湿热，临床常配伍用于因湿致热的肝胆脾胃类疾病。其清热之力能去肝胆实火，可以作为柴胡的代用品，但药性相对柴胡稍柔和，故凡平素阴虚而新有实热，可用茵陈代柴胡。

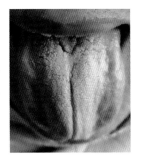

图 95-1-1

　　殷老师在临床中常配伍柴胡、郁金、黄芩等同用，将其广泛用于肝胆疾病，认为茵陈有显著的利胆保肝清热作用。

二、病案举例

　　患者男，52岁。2022年3月19日初诊。远程诊疗。

　　主诉：发热2天，右胁肋下疼痛伴腹痛2天。

　　症状：素有阑尾炎病史，饮食不节，喜食油腻生冷。现低热37.5℃，乏力，头重，腹痛，腹胀不明显，无反酸呕吐。今自服利胆片、小柴胡冲剂后，疼痛移至右下腹。二便正常，眠尚可。

舌象：见图95-2-1。

【凭舌用药】

整体舌象：舌体胖大，舌中线居中，舌尖平凹，舌边平直、隆起，胃区两侧凸起，于中焦纵裂纹，舌根缺苔裂纹，苔黄腻，舌质红。

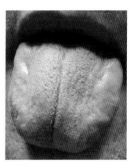

图95-2-1

舌尖红、平，舌边隆起，舌体厚，提示上焦郁热、肝郁，故选用柴胡、赤芍清热。

胃区隆起，提示胃气郁滞，胃气失降，故选用陈皮、法半夏、厚朴、竹茹、生姜以平胃消食降逆。

舌中裂纹，示心脾气不足，中气外散，用生白扁豆、黄芪、茯苓、苍术健脾气，运中焦，党参、炙甘草补心气。

舌边红、两侧隆起示肝胆郁热，以香附、郁金、柴胡、枳壳疏肝理气解郁、清热。

舌下焦裂纹、剥苔示湿郁化热，以冬瓜仁、败酱草、大血藤清热利湿。

舌苔黄腻，提示脾虚湿盛，以干姜、生姜、羌活、薏苡仁健脾升阳化湿。

处方：柴胡20g，竹茹9g，赤芍9g，法半夏9g，茯苓9g，陈皮9g，党参15g，香附9g，郁金15g，生白扁豆30g，炙甘草9g，当归9g，炒枳壳9g，黄芪12g，山药9g，生姜9g，厚朴9g，大血藤15g，败酱草15g，冬瓜仁9g，生薏苡仁30g，苍术10g，羌活10g，干姜9g。

二诊：此方服1剂，患者反馈已无腹痛，药后矢气，大便臭秽，水样腹泻2次，高热39℃，头疼，脚冷。舌象见图95-2-2，舌苔黄腻化燥，随加白豆蔻、滑石、杏仁、通草、茵陈加大清热化湿之力。

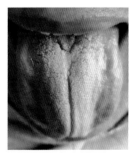

处方：茵陈30g，柴胡20g，滑石18g，竹茹9g，白豆蔻9g，炒杏仁10g，法半夏9g，茯苓9g，陈皮9g，藿香9g，炙甘草9g，炒枳壳9g，通草6g，山药9g，生姜9g，厚朴9g，冬瓜仁9g，生薏苡仁30g，苍术10g。

图95-2-2

三诊：服药后反馈，大便1次，量多顺畅，随后热退几个小时。继服2天，身凉热退，但大便仍稀，水样，脚冷。舌象见图95-2-3。上方柴胡改15g，加制附子10g。

3剂后,体温36.5℃,大便正常,诸症消失,患者精神状态皆恢复正常。

图95-2-4为3月27日患者最后一次问诊时舌象,大便正常,眠安,无不适,已恢复正常工作生活。

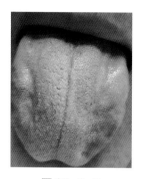
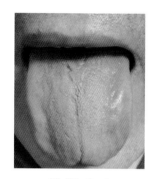

图95-2-3　　　　　　　　图95-2-4

（撰稿人：于青）

〇九六　车前子

车前子最早记载于《神农本草经》，味甘，寒，主气癃，止痛，利水道小便，除湿痹。《药性论》谓之：能去风毒，肝中风热，毒风冲眼目，赤痛障翳，脑痛泪出，去心胸烦热。《本草新编》曰：车前子功专利水，通尿管最神，止淋沥泄泻，能闭精窍，祛风热，善消赤目，催生有功。

一、药舌心鉴

（一）车前子对应舌象

舌边红而有齿痕（见图96-1-1）。

（二）应用心得

车前子善治水肿、小便不利。殷老师指出，凡舌象见舌边红而有齿痕，或兼薄黄苔，即可配伍选用，故在内、外、妇、儿各科疾病中都有广泛应用。

车前子还有明目之功，而且疗效确切。《本草纲目》

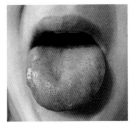

图96-1-1

里就引用了古书上的一个小方，叫"驻景丸"，用车前子、菟丝子、熟地黄3味药合成蜜丸使用。这个方子为古今奇方，一直用到了现在，是中医眼科的常用方。方中为什么要用车前子呢？因为中医特别强调攻补兼施，通和补相互配合。这一通一补，先要把肝肾的水湿泻下去，利出来，通了以后，才能补得进去，五子衍宗丸用之亦是同理。

舌边红有齿痕，提示有热和湿的象，车前子清热利湿，故适宜用在此舌象中。

二、病案举例

病例1

患者男，41岁。

主诉：阿弗他溃疡5年余。

症状：反复发作口腔溃疡，牙龈疼痛肿胀，表面覆有一层白色膜，胃痛胃胀，有高血压史。

脉象：右寸外移，双关动，右关＞左关。

舌象：见图 96-2-1。

【凭舌用药】

整体舌象：舌红质嫩缺苔，舌体肿胀齿痕，提示患者气分热，且脾虚不能助胃气上乘于舌，造成舌苔缺损。故选用炒麦芽、牡丹皮、六一散，清宣气分，助胃气上行，滋脾健运。炒麦芽还可以兼疏肝调气。六一散可以清气分热，且滑石有助除膀胱湿热、利小便。

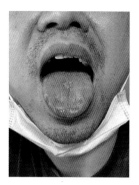

图 96-2-1

舌中多处出现刀割般裂纹，舌体略肿胀有齿痕，且中部凹陷，结合患者有胃痛腹胀，提示脾虚湿阻。用白术、党参、陈皮、厚朴健脾利湿。

舌左侧边缘肝胆区饱满隆起，提示肝郁，结合患者时常感到焦虑，用郁金、薄荷疏肝解郁。

舌根隆起苔薄黄腻，且边红有齿痕，提示为膀胱郁滞、湿郁化热之象，薏苡仁、车前子清热利湿通淋。

处方：薏苡仁 30g、车前子 30g、郁金 10g、薄荷 10g、白术 10g、陈皮 10g、厚朴 10g、党参 10g、炒麦芽 30g、牡丹皮 30g、六一散 30g。

二诊：患者诉溃疡明显消除，肿胀处缩小，仍略有胃胀，自觉疲倦易出汗，睡眠易醒。舌象见图 96-2-2，舌色明显由深红转淡红、舌苔明显增多，中间和下焦的腻苔转薄白苔，仍有齿痕，左半边舌体仍肿胀，心区凹陷。上方加麦冬 10g、五味子 6g、柴胡 9g，继服 1 周。

三诊：溃疡已愈合，仅见小红点，胃胀明显减轻，汗出减少。舌象见图 96-2-3，左右半舌基本对称无肿胀，心区凹陷较前缓解，舌色淡红且齿痕较前减轻。

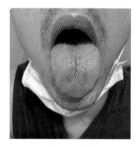

图 96-2-2

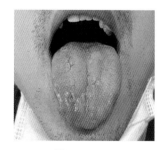

图 96-2-3

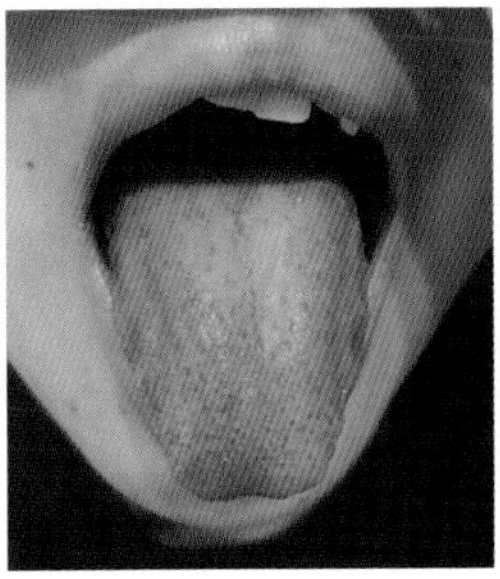

病例2

患者女,33岁。

主诉:腹胀腹泻1周余。

症状:腹胀腹泻,日3～4次,平素晚睡,喜食辛辣膏粱厚味,烦躁易怒,月经规律,痛经,白带过多。

脉象:右关见底不平滑,左寸关沉。

舌象:见图96-2-4。

图96-2-4

【凭舌用药】

舌质红,瘀点遍布,舌边明显凹陷,且有齿痕,提示肝血虚兼有血瘀,三焦湿热,加白芍、菟丝子、车前子、桃仁,柔肝养血,清利湿热,活血化瘀。

舌中间凹陷,苔白厚腻,提示中焦湿阻,脾失健运,加白术、党参、白扁豆、草豆蔻,健脾祛湿。

舌尖红且W形隆起,提示肝气上逆,热扰心神,加煅龙骨、牡蛎、薄荷,疏肝调气,镇惊安神。

处方:车前子30g、白芍10g、菟丝子10g、桃仁15g、白术10g、党参10g、白扁豆10g、草豆蔻10g、煅龙骨牡蛎各10g、薄荷6g。7剂。(这里重用车前子,因患者水泻是由湿热盛引起。车前子可以利水道,水道利则清浊自分。用车前子来进行导引,水湿随小便排出,二便分流,利小便而实大便)

二诊:腹泻止,睡眠略好转,白带明显减少。舌象如图96-2-5,舌色明显转淡,瘀点减少,中间的白腻苔消失,裂纹好转,凹陷仍有,齿痕重。上方去车前子,改党参30g、白术12g健脾益气,煅龙牡各30g、枳壳10g、杏仁10g开胸宽肠降肺气。又服1周后诸症皆除。

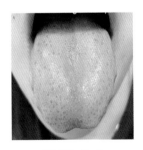

图96-2-5

（撰稿人：葛冰融）

〇九七 干 姜

干姜入药最早在《神农本草经》中已有记载，被列为中品，谓其"治胸满咳逆上气，温中，止血，出汗，逐风湿痹，肠澼下利"。主入脾、胃经而长于温中散寒止痛，凡寒邪内侵中焦或脾胃阳虚，阴寒内生所致之脘腹冷痛，皆可用本品温散寒邪、健运脾阳而止痛。如《金匮要略》大建中汤以本品配蜀椒、人参、饴糖，治心中大寒痛，呕不能饮食，腹中寒。又如《伤寒论》理中丸及《太平惠民和剂局方》附子理中丸，均以干姜配人参、白术等，治脾胃虚寒腹痛吐泻等症。本品入心、脾经，通心气，助阳，去脏腑沉寒，发诸经寒气（《医学起源》），每与附子合用而增强附子上助心阳、中温脾阳、下壮肾阳之力，治疗亡阳证，肢冷脉微，故《本草求真》载附子无姜不热。以干姜配附子回阳通脉，扶危救脱，使用最多的是医圣张仲景，《伤寒论》治少阴病及太阳病大汗亡阳之四逆汤，治少阴病下利之白通汤，治少阴病阴盛格阳之通脉四逆汤等，均用干姜配附子。干姜尚有温肺化饮之功，既能温散肺中寒邪而利肺气之肃降，使水道通调而痰饮可化；又能温脾胃祛湿浊而绝生痰之源，故痰饮咳喘证每多用之。但临床应用，单用力薄，常配伍麻黄、细辛、五味子以增强温肺散寒、止咳平喘之功。

一、药舌心鉴

（一）干姜对应舌象

舌苔白厚腻，舌质偏淡（见图97-1-1）。

（二）应用心得

本品辛热，归脾、胃、肾、心、肺经，擅长温中散寒、回阳通脉，温肺化饮。本品生品为生姜，二者都有"温中散寒，温肺逐饮"作用，区别在于生姜之性"走而不守"，温中力相对较弱，善治风寒表证，体现在舌象上，多见舌苔薄白腻；而干姜"守而不走"，善于温中散寒，是调

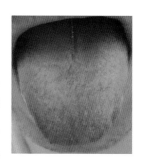

图97-1-1

理脾胃寒证的良药，所以中焦寒湿内停，见舌苔白厚腻时多用。殷老师说干姜祛湿饮，正如用热水洗涤油腻一样，如果用凉水就效果不佳，干姜就相当于

这个热水。

二、病案举例

病例1

患者女，34岁。

主诉：嗳气，胃痛，腹胀，大便偏稀多年。

症状：嗳气，饭后明显，得矢气则舒，左胁肋至腋下常有气痛感，久不退去，腹胀如鼓，矢气不易排出。患有乙肝"小三阳"及慢性鼻炎。时有疲劳，口臭，牙龈肿胀，白带多黏，有时粉色，不臭。月经量少，有血块，经常推迟，经前头痛。

舌象：见图97-2-1。

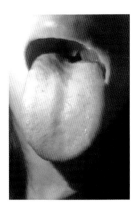

图97-2-1

【凭舌用药】

中下焦凹陷，舌苔白厚腻略黄，遍布上中下三焦，提示脾虚寒湿内停，有化热之象。故用干姜温中散寒，配黄连辛开苦降，散结消痞；用党参、炒白术补气健脾；茯苓、生薏苡仁、椿根白皮、茵陈蒿利水胜湿，清利湿热。

舌中线两侧隆起，湿滞脾胃，用制半夏、姜厚朴、紫苏梗行气燥湿降右。

舌两侧边缘隆起，加柴胡、制香附疏肝解郁。且以川牛膝降左，枳壳降右。

右舌偏大，以旋覆花化痰降逆。

舌尖略红，以生甘草清上热，且与白芍配伍可缓急止痛。

处方：制半夏、黄连、干姜、党参、炒白术、旋覆花、柴胡、制香附、白芍、枳壳、川牛膝、姜厚朴、茵陈蒿、茯苓、椿根白皮、紫苏梗、生甘草各1，生薏仁2。按比例配浓缩颗粒剂，每次4g，日2次。

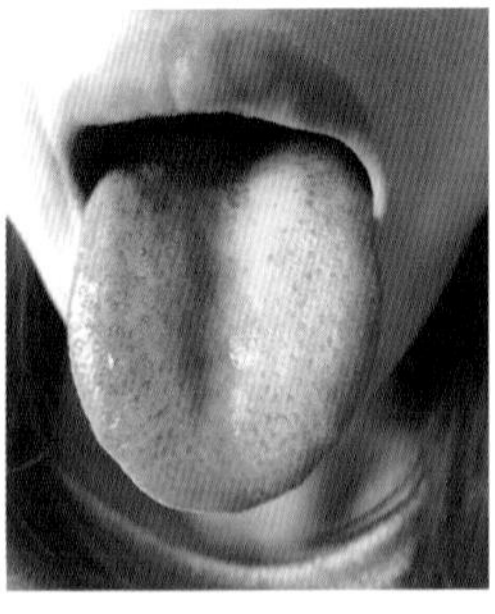

二诊：大便已经正常，嗳气好转，腹胀好转，矢气较易排出，右下腹仍觉胀，左胁肋至腋下气痛消失，白带减少，疲劳好转，牙龈肿胀好转，仍有口臭，诉有痔疮史。舌象如图97-2-2，见上中焦舌苔基本干净，仅下焦舌苔仍厚腻。上方去制香附、茵陈蒿，加郁金1、熟大黄0.5，继服1周。

三诊：以上方为基础调理1月后，嗳气、胃痛消失。

图97-2-2

舌象如图97-2-3，舌质淡红，苔浊腻好转。

病例2

患者男，43岁。

主诉：口臭，腹胀，胸骨后烧灼感，喉咙异物感若干月。

症状：时有口腔溃疡，气短，怕冷，大便偏稀，高脂血症。

舌象：见图97-2-4。

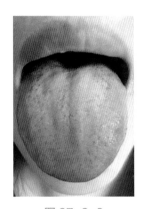 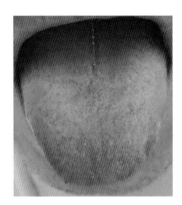

图97-2-3　　　　　　　　图97-2-4

【凭舌用药】

舌面覆有白厚腻苔，贯穿上中下三焦，舌边轻度齿痕。此为湿浊内停，阻滞三焦。故用干姜、茯苓、白豆蔻、炒薏苡仁、制半夏温中散寒祛湿，鸡内金、炒麦芽消食化积。

中焦凹陷伴有小裂纹，故用白术健脾益气。

上焦偏红，中下焦舌色偏淡，提示上热下寒，上焦郁热，中下焦阳气亏虚。故用黄连、黄芩、制附子、吴茱萸、干姜清上温下。

右舌略凸起，用旋覆花、苦杏仁、厚朴、陈皮降右，宣降肺气。

舌两侧隆起，以郁金疏肝理气。

处方：黄连、黄芩、制附子各0.5，旋覆花、郁金、鸡内金、厚朴、茯苓、白豆蔻、吴茱萸、干姜、苦杏仁、陈皮各1，炒薏苡仁、炒白术、炒麦芽、制半夏各2。按比例配浓缩颗粒剂，每次4g，日2次。

二诊：服药4天后反馈口臭已明显好转，喉咙异物感好转，烧心好转，大便转为正常。舌象见图97-2-5，舌苔已有部分消失。建议继续服药，药量加到6g每次，日2次。

三诊：将 2 周药吃完后主要症状均好转。舌象如图 97-2-6：舌色较均匀，淡红；厚腻舌苔大部分消失，仅右下方仍有薄腻苔（略有染苔），右舌尖略突起，提示右降仍不利；舌边仍隆起。

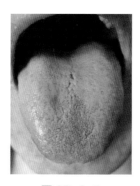 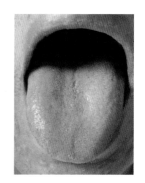

图 97-2-5　　　　　　图 97-2-6

因患者觉没有必要继续治疗，故嘱其注意调整饮食结构，以清淡为主，以观后效。

（撰稿人：刘敏）

〇九八 附 子

附子入药最早载于《神农本草经》，被列为下品，谓其"治风寒咳逆邪气，温中，金疮，破癥坚积聚，血瘕，寒湿，痿躄拘挛，膝痛，不能行步"。《本草拾遗》又增加在耳鼻喉科方面的治疗经验。李时珍在《本草纲目》中对附子的功用作了系统的总结，谓其能"治三阴伤寒"。附子秉性纯阳，上能助心阳，中能温脾阳，下能补肾阳，为补火助阳、回阳救逆的第一要药。用于治疗亡阳证，古今均视为必用之药，并常用于心阳虚引起的脉结代，心动悸；治疗久病体虚，阳气衰微，阴寒内盛，或大汗、大吐、大泻所致亡阳证，四肢厥逆，脉微欲绝者，常与干姜、甘草同用，如四逆汤（《伤寒论》）。本品辛甘温煦，有峻补元阳、益火消阴之效，治肾阳不足，命门火衰所致阳痿滑精，宫冷不孕，腰膝冷痛，夜尿频多者，常配伍肉桂、山茱萸、熟地黄等药，如右归丸（《景岳全书》）；用治脾肾阳虚、寒湿内盛所致脘腹冷痛，呕吐，大便溏泻，常与人参、白术、干姜等同用，如附子理中汤（《太平惠民和剂局方》）；治脾肾阳虚，水气内停所致小便不利，肢体浮肿者，常与茯苓、白术等同用，如真武汤（《伤寒论》）；治阳虚外感风寒者，常与麻黄、细辛同用，如麻黄附子细辛汤（《伤寒论》）。本品气雄性悍，走而不守，能温经通络，逐经络中风寒湿邪，故有较强的散寒止痛作用。凡风寒湿痹、周身骨节疼痛者，均可用之，尤善治寒痹痛剧者，常与桂枝、白术、甘草同用，如甘草附子汤（《伤寒论》）。

一、药舌心鉴

（一）附子对应舌象

舌淡或淡胖，苔腻或苔薄白，心区暗淡（见图 98-1-1）；下焦凹陷或隆起（见图 98-1-2）；或舌色干枯如荔枝色。舌红少苔慎用。

（二）应用心得

附子是一味临床使用率甚高的中药，是温里药的代表药。生用有毒，临床常炮制后入药。本品辛甘大热，温心脾肾之阳，散表里之寒，且能通行十二经络。张景岳将附子列为"药中四维"之一，他说："夫人参、熟地、附子、大黄，实乃药中之四维……人参、熟地者，治世之良相也，附子、大黄者，乱世之良将也。"殷老师认为本品乃温阳第一主将，许多阳虚证用其他的温阳之品，如桂枝、肉桂、淫羊藿、巴戟天之类，常力有不逮，故而当患者阳虚象明显时，应果断使用制附子。包括一些上热下寒的象，都可以用制附子来温下焦的阳气。

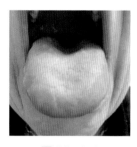 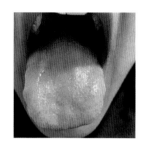

图98-1-1　　　　　　　图98-1-2

二、病案举例

病例1

患者女，40岁。远程诊疗。

主诉：饭后胸骨后痛近2年。

症状：几乎每天饭后胸骨后闷痛，压迫感，然后沿着右肩、牙，痛至颠顶，另觉每晚11点后从骨头往外透寒气，胃镜、B超未见明显异常，当地医生给其胃药治疗，开始有效，1年前起无效。自觉疲劳，心慌，大便初头硬后溏，口干喜热饮，偶有吞酸。有每日饮酒习惯。

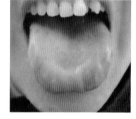

图98-2-1

舌象：见图98-2-1。

【凭舌用药】

舌淡胖，心区、舌中和舌根凹陷，提示心脾肾阳虚，故选用制附子、干姜、吴茱萸、桂枝等温阳之品。

舌中凹陷，舌边齿痕为脾气亏虚，湿浊内停，三焦经显形，故用党参、白术、茯苓以补脾祛湿。

舌两侧隆起是肝气郁结之象，故用柴胡、郁金、茵陈、川楝子、延胡索、白芍等疏肝解郁，理气止痛。

右舌偏大，用制半夏、枳壳加强右降之力。

处方：制附子、党参、干姜、白术、桂枝、柴胡、茵陈、川楝子、延胡索、茯苓、吴茱萸、制半夏、枳壳各 1，白芍 2，郁金 1.5，炙甘草 0.5。按比例配浓缩颗粒剂 56g，每次 4g，每日 2 次。

二诊：大约 1 周后，自诉疼痛及骨的冷痛感已经明显减轻百分之七八十，没有再出现痛连肩、牙、头的现象，疲劳好转，大便正常。饭后胸骨后仍觉压迫感，偶有口苦。舌象如图 98-2-2，舌体从淡胖恢复到正常大小，舌边隆起明显好转，舌色淡红，舌边齿痕明显减少，心区、舌中和舌根凹陷明显好转。

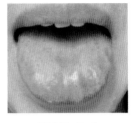

图 98-2-2

处方： 原方减桂枝，加全瓜蒌 1，紫苏梗 1。

再过 1 周左右，诉胸骨后闷痛、骨冷痛全部消失，舌象也几乎正常。上方继续服用 1 月以巩固疗效。

病例 2

患者女，44 岁。

主诉：类风湿关节炎 8 年。

症状：双手关节及左膝肿胀疼痛，手无力握物，行走不利，使用生物制剂及激素效果不理想，咽喉不利，时咳白痰，伴晨僵，疲劳，心悸，头晕。

舌象：见图 98-2-3。

【凭舌用药】

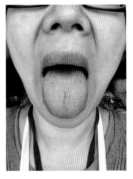

图 98-2-3

舌见舌色干枯如荔枝色，乃因肾阳虚失于蒸化所致，故用制附子、细辛、桂枝、干姜、炒杜仲等温阳通络之品。

心胃区裂纹，用白术、党参、炙甘草补外散之心胃气。

左舌偏大，舌两侧隆起，用柴胡、郁金解肝胆之郁滞。

舌根薄腻苔，乃湿邪内停，用土茯苓、生薏苡仁祛湿。

舌边少量齿痕，舌两侧少量瘀点，用赤芍、威灵仙、首乌藤、忍冬藤、僵蚕活血，祛风除湿，通络止痛。

处方： 细辛 0.5，制附子、桂枝、白术、党参、干姜、炙甘草、威灵仙、柴胡、郁金、川牛膝、土茯苓、忍冬藤、制半夏、赤芍、僵蚕各 1，生薏仁、首乌藤、炒杜仲各 2。按比例配浓缩颗粒剂，每次 6g，日 2 次。

二诊：服药 3 天后，患者诉左膝水肿已经明显减退，疼痛稍有减轻，咳痰明显好转。舌象如图98-2-4,舌象显示颜色更有生机,不似原来晦暗,心胃区裂纹有所愈合。舌中线居中。原方加秦艽、乳香各1,继续服用。

病例3

患者女,41岁。

主诉:疲劳,颈椎冷痛,脱发。

症状:每日觉疲劳,力不从心,无法正常工作和照顾家庭,手足冷,颈后总觉有冷风吹过,口臭,腹胀,便秘,呃逆,矢气多,食欲旺盛,脱发。月经常后期,此次已后期1周多,平素来潮时月经量大,经期长达10余天。有花粉症。

舌象:见图98-2-5。

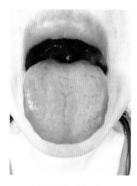 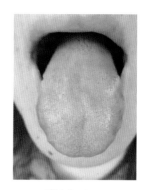

图98-2-4　　　　　　　图98-2-5

【凭舌用药】

舌淡胖,舌根窄而隆起,提示大象阳虚,尤以肾阳虚为甚,以制附子、桂枝、炒杜仲、淫羊藿为主药温补肾阳。

心区裂纹,舌中略凹陷,颈椎显形,用党参、白术、葛根补气解肌。

舌苔浊腻,半夏线,乃湿浊内盛,用制半夏、茯苓、生姜以祛湿。辅以鸡内金健胃消食,川芎行气活血。

处方:炒杜仲2,制大黄0.5,制附子、桂枝、生姜、制半夏、党参、白术、淫羊藿、枳壳、厚朴、茯苓、葛根、川芎、鸡内金各1。按比例配1周浓缩颗粒剂。

二诊:1周后来诊,诉诸症减轻,月经服药后即至。舌象如图98-2-6,舌色较前红,舌体变小,舌根隆起好转,舌根瘦小好转,舌苔浊腻较前明显减轻,心区裂纹变浅,肝胆区膨隆减轻。诉脱发仍明显,洗完头第二天头皮就出油,观其舌象,上中焦郁滞比较明显。

原方去桂枝、生姜、党参、淫羊藿、葛根，加旱莲草、苍术、石菖蒲、泽泻、羌活各1，浓缩颗粒剂续服。又服3周后，患者觉所有症状均明显好转。

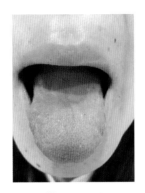

图98-2-6

（撰稿人：刘敏）

〇九九 肉 桂

肉桂味辛甘，气大热，直透肝、肾血分。《本草求真》：大补命门相火，益阳治阴，凡沉寒痼冷、营卫风寒、阳虚自汗、腹中冷痛、咳逆结气、脾虚恶食、湿盛泄泻、血脉不通、胎衣不下、目赤肿痛，因寒因滞而得者，用此治无不效。治命门火衰的阳痿宫冷，腰膝冷痛，滑精遗尿，夜尿频多，常与附子、熟地黄、山茱萸等药同用，如肾气丸（《金匮要略》）、右归饮（《景岳全书》）。治寒疝腹痛，多与吴茱萸、小茴香等同用。治冲任虚寒，寒凝血滞之闭经、痛经，可与当归、川芎、小茴香等同用，如少腹逐瘀汤（《医林改错》）。治风寒湿痹，尤以治寒痹腰痛为主，常与独活、桑寄生、杜仲等同用，如独活寄生汤（《备急千金要方》）。

一、药舌心鉴

（一）肉桂对应舌象

下焦舌质淡白，或见上焦舌质红，苔薄白、薄白腻（见图 99-1-1）。

（二）应用心得

肉桂味重，能温补命门，凡舌象见下焦舌质淡白，苔薄白或薄白腻等脾肾阳虚之象，即可配伍选用，故在内、外、妇、儿各科疾病中都有广泛应用。殷老师强调本品纯阳大热，益火消阴，故精亏血少、津液亏耗及肝盛火起者不宜使用，见舌红少苔、舌苔黄腻时均要慎用。

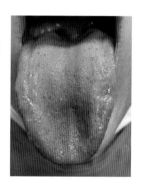

图 99-1-1

下焦舌质淡白为脾肾阳虚之象，为临床常见舌象，肉桂用于治疗一切沉寒痼冷之病，故临证极其常用。肉桂可使因下元虚衰所致上浮之虚阳回归故里，故能引火归原。临床上见上热而知下寒，可以配温阳引火下行之品如肉桂。

二、病案举例

病例 1

患者男，38 岁。

主诉：严重抑郁 10 余年伴慢性腰痛。

症状：患者自 12 年前与女朋友分手后开始抑郁，逐渐加重，于 7 年前开始服用抗抑郁药物。去年 10 月抑郁症状开始严重恶化，无法正常睡眠。目前服用 3 种抗抑郁、安眠药物，且均在最大剂量，仍觉严重抑郁，不想工作，无精打采，严重疲惫感。

舌象：见图 99-2-1。

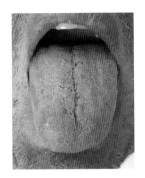

图 99-2-1

【凭舌用药】

舌质上焦红，中下焦淡，提示上热下寒，心肾不交，故选用生地黄、甘草、浮小麦清上焦热，杜仲温下，肉桂引火归原。

舌尖平，舌两侧平直为肝血虚，用当归、白芍、柏子仁、珍珠母补肝血、镇静安神。

右舌厚大，为肺气不降，枇杷叶、杏仁、浙贝母宣肺降气。

舌中线两侧略有隆起，中下焦薄白苔为脾肾阳虚，用白术、山药、陈皮、法半夏。

督脉显形，加狗脊、桃仁。

处方：枇杷叶、杏仁、浙贝母、生地黄、甘草、浮小麦、太子参、白术、山药、法半夏、陈皮、狗脊、肉桂、桃仁、白芍各 1，当归、柏子仁、珍珠母、杜仲各 2。按比例配 2 周的浓缩颗粒剂，每次 8g，每日 2 次。

二诊：患者自觉睡眠明显好转，晨起有精神，期待工作，腰部仍有疼痛。舌象如图 99-2-2，上焦郁热减轻，舌体胖、舌尖平均好转，舌两侧仍明显的平直象。上方加续断 1，浓缩颗粒剂继服 3 周。

三诊：患者自觉抑郁症状减轻了 80%，抗抑郁、安眠药物已减半，腰痛基本消失。舌象见图 99-2-3，上热下寒的象明显改善，舌尖平及两侧平直均有改善。

上方肉桂1改为0.5，浓缩颗粒剂继服3周以巩固疗效。

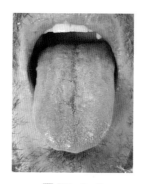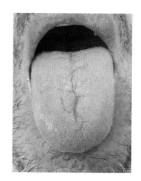

图99-2-2　　　　　　　　图99-2-3

病例2

患者男，66岁。

主诉：尿路不畅。

症状：前列腺肥大10年，觉尿路不畅。去年发现颈部左侧有1个囊肿。夜尿3次，早晨要排便几次，有时会有五更泻，常觉排便困难。

舌象：见图99-2-4。

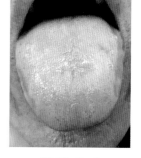

图99-2-4

【凭舌用药】

舌中线左偏，提示肺气不降，故选用杏仁降肺气。

舌尖平、红，伴黑点，提示上焦郁热，用赤芍、丹参清热祛瘀。

上焦心区凹陷伴裂纹，有心气虚，故用党参、五味子、桂枝、炙甘草强心温阳。

中焦湿腻苔，提示脾胃虚寒，用白扁豆、陈皮、法半夏、白术、茯苓、生姜、砂仁健脾祛湿。

下焦厚腻苔，舌质淡白，白腻苔，提示脾肾阳虚，湿浊瘀滞，故用制附子、肉桂、生薏苡仁、益智仁、制大黄、瞿麦、苦参、白芥子。

两侧舌边平直伴双侧甲状腺区显形，故用当归、浙贝母。

处方：杏仁、赤芍、丹参、党参、五味子、桂枝、炙甘草、陈皮、法半夏、白术、茯苓、生姜、砂仁、制附子、肉桂、制大黄、瞿麦、苦参、浙贝母、当归、白芥子各1，生薏苡仁3，益智仁、白扁豆各2。按比例配2周的浓缩颗粒剂，每次8g，每日2次。

二诊：患者自觉排尿不像以前那么费力，夜尿减少为1次。晨起仍有多次排便，但未再有五更泻。舌象如图99-2-5，全舌白腻苔明显减轻，舌色更加鲜活，但仍有明显的水湿象。上方加防风1、黄芪2，浓缩颗粒剂继服2周。

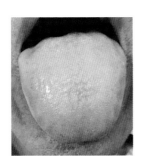

图99-2-5

（撰稿人：路亚妮）

一〇〇　吴茱萸

吴茱萸最早记载于《神农本草经》,辛、苦,热,有小毒,入肝、脾、胃、肾经,"阳中阴也"(《本草择要纲目》),可升可降,能入肝伸阳戢阴而辟寒邪(《本草思辨录》)。功善散寒止痛,疏肝下气,止吐燥湿。厥阴头痛,引经必用(《药鉴》)。吴茱萸既能温肝寒,又善解肝郁,为治肝寒气滞诸痛之要药,是厥阴经的代表药物。

一、药舌心鉴

(一)吴茱萸对应舌象

舌中下焦淡白,苔白(见图100-1-1)。

(二)应用心得

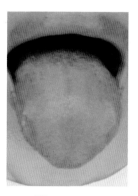

图100-1-1

殷老师在现代舌诊实践中强调,吴茱萸温中下焦,对腹中寒痛的疗效是其他药不能比的。凡见舌中下焦淡白、苔白者,都可配伍选用。与人参、生姜相配,温中补虚,降逆止呕,主治肝胃虚寒,厥阴头痛,如吴茱萸汤(《伤寒论》)。与当归相配,温经散寒,补血行血,为妇科养血调经常用之品,如温经汤(《金匮要略》)。吴茱萸兼有止呕制酸功效,与黄连相配,泻肝火,行湿开痞,主治肝火犯胃,如左金丸(《丹溪心法》)。在凭舌用药合理组方基础上,殷老师经验,吴茱萸配伍黄连、珍珠母,可以解决大部分患者的泛酸烧心症状。

本品辛热燥烈,易损气动火,故不宜过量久服,阴虚有热者忌用。如见舌红少苔,或舌苔黄腻,或舌面干枯少津,均要合理配伍和注意使用剂量。

二、病案举例

病例1

患者男,7岁。

主诉:腹痛。

症状:每日腹痛,夜间加重。

舌象：见图100-2-1。

【凭舌用药】

中下焦舌质淡，舌苔白腻为主，提示寒湿趋下，选用吴茱萸、淫羊藿、小茴香，温肾散寒祛湿，理气止痛。

舌尖红，有红点，提示上焦郁热，选用薄荷疏散风热、疏肝解郁。

舌前部心区凹陷，提示心气亏虚，选用炙甘草、桂枝，补气养心、温通血脉。

舌中略凹，苔薄白腻，提示脾气亏虚、湿邪中阻，选用白术、砂仁、生姜，补气健脾、化湿行气。

处方：薄荷、桂枝、白术、吴茱萸、砂仁、炙甘草、小茴香、生姜、淫羊藿各1。按比例配浓缩颗粒剂，每次4g，每日2次。

二诊：服药后腹痛未再发作，白腻苔退，薄白苔续生（见图100-2-2）。上方再服1周巩固。

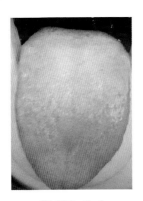 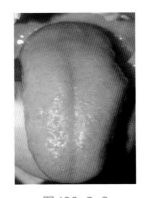

图100-2-1　　　　　图100-2-2

病例2

患者女，21岁。

主诉：腹痛，脐周痛甚。

症状：最近因为上网课，经常彻夜不眠至第二天中午，下午开始睡觉。经常失眠，厌食，便稀，体重经常在37～43kg。

脉象：脉细弦紧。

舌象：见图100-2-3。

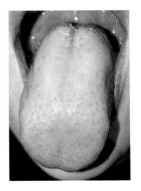

图100-2-3

【凭舌用药】

舌质淡,舌中凹陷,提示脾气不足,用党参、炒白术补中健脾。

舌根收窄,中下焦舌质淡白,白腻苔,提示肾阳虚弱,寒湿凝滞,用吴茱萸、肉桂、熟地黄、炒杜仲,温肾散寒祛湿,填精补髓。

舌中线两侧隆起,苔白湿腻,加苍术、厚朴、陈皮、茯苓、姜半夏、炒薏苡仁,健脾理气、燥湿化痰。

心区凹陷,有裂纹,提示心阳不足,心气外散,加桂枝、炙甘草温阳益气。

舌面凹凸不平,加延胡索行气活血止痛,香附疏肝理气。

舌上焦区凹,舌边平直,加白芍、黄精滋阴补血。

舌尖两侧色红隆起,加生龙牡平肝潜阳,镇静安神。

处方: 生龙骨、生牡蛎、炒薏苡仁各3,桂枝、党参、炙甘草、茯苓、炒白术、苍术、厚朴、陈皮、姜半夏、香附、黄精、白芍、熟地黄、延胡索、肉桂各1,吴茱萸、炒杜仲各2。按比例1周配浓缩颗粒剂,每次6g,每日2次。

二诊:1周后复诊,腹痛消失。舌象如图100-2-4,舌体舒展,舌色转红,舌根厚腻苔好转。嘱调整作息时间,并建议继续调理。

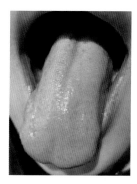

图100-2-4

(撰稿人:丁晓梦)

一〇一 五味子

五味子最早列于《神农本草经》上品，皮肉甘酸，核中辛苦有咸味儿，辛甘酸苦咸，五味皆备，故有此名。五味子功效在于滋补强壮之力，主益肺气，肺主诸气，酸能收，正入肺补肺故益气也（《本草经注》）。《本经疏证》：五味子所治之证，《伤寒》仅言咳逆，《金匮要略》则兼言上气，如射干麻黄汤之咳而上气，喉中水鸡声；小青龙加石膏汤之肺胀咳逆上气，烦躁而喘也。伤寒中无论其为太阳、少阳、少阴，凡咳者均可加入五味子、干姜！《本草求原》：五味子，为咳嗽要药，凡风寒咳嗽，伤暑咳嗽，伤燥咳嗽，劳伤咳嗽，肾水虚咳久咳喘促，脉浮虚，按之若如葱叶者，天水不交也，皆用之。《备急千金要方》：治热伤元气，肢体倦怠，气短懒言，口干作渴，汗出不止火，湿热火行，金为火制，绝寒水生化之源，致肢体痿软，人参五钱、五味子、麦冬各三钱，水煎服。《医学入门》：梦遗虚脱。《卫生家宝方》：治虚劳羸瘦，短气夜梦，骨肉烦痛，腰背酸痛，动辄微喘，五味子二两、续断二两、地黄一两、鹿茸一两、附子一两为末，酒糊丸。《名医别录》：养五脏，除热，生阴中肌者，五味子专补肾兼补五脏，肾藏精，精盛则阴强，收摄则真气归元，而丹田暖，腐熟水谷，蒸糟粕而化精微，则精自生，精生则阴长。

一、药舌心鉴

（一）五味子对应舌象

心肺区凹陷或裂纹，舌根凹陷，舌质偏淡（见图 101-1-1）。

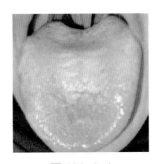

图 101-1-1

（二）应用心得

五味子是一味临床使用率较高的药，酸温归肺、肾、心经，主要功用敛肺滋肾，生津敛汗，涩精止泻，宁心安神。殷老师在临床中强调，但见心肺区凹陷先用五味子、党参，有裂纹的是心肺之气外散、肺气耗伤，首先要想到五味子收敛，再加党参、麦冬，就是生脉散的成分；如果心肺区舌红，用麦冬合适，如果心肺区舌淡，用桂枝更合适。如果肺区凹陷有裂纹深，可同时加百合、杏仁。下焦的凹陷和裂纹也可以选用五味子，同时配伍益智仁。五味子还能降低转氨酶，比较适合阳虚舌质淡的体质。

二、病案举例

患者女，63 岁。2020 年 4 月 20 日初诊。

主诉：干咳、无痰，咽痛咽干 2 天。

症状：口渴，腹泻日 2～3 次，失眠焦虑，时有心悸盗汗，易疲劳。

舌象：见图 101-2-1。

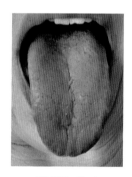

图 101-2-1

【凭舌用药】

整体舌象：上焦心肺区红且有裂纹凹陷，中下焦凹陷，苔白而腻。

病机：上焦郁热，肺失宣降，心肺气虚，脾肾两虚。

舌尖红：桑叶 1，薄荷 1，生牡蛎 2。

舌边齿痕：茯苓 1，黄芪 2。

心区凹陷裂纹：党参 2，麦冬 1，五味子 1，炙甘草 1，生地 1。

中焦裂纹：白术 1，半夏 1，厚朴 1。

右降不利：杏仁 1，枳壳 1。

舌根凹陷腻苔：薏苡仁 2，白扁豆 2，炒杜仲 1。

按比例配1周的浓缩颗粒剂,早晚各8g。

二诊:2020年4月26日。服药后咳少,咽干疼痛消失,无腹泻,睡眠好转,盗汗减轻,心悸减少。舌象如图101-2-2。上方去白扁豆2,改五味子2,继服1周。

三诊:2020年5月3日。干咳、咽痛无,无明显心悸。舌象如图101-2-3。上方巩固1周。

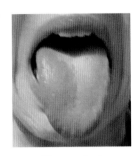 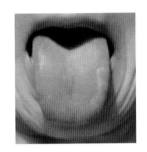

图101-2-2　　　　　　　图101-2-3

（撰稿人:尚凌）

一〇二 乌 梅

乌梅最早记载于《神农本草经》，酸涩而温平，入手足太阴经气分，兼入足厥经血分。益津开胃，能敛肺涩肠，止呕敛汗，定喘安蛔（《本经逢原》）。肺虚久咳者，可与罂粟壳、半夏、杏仁等配伍。久痢久泻者，可与肉豆蔻、诃子、罂粟壳配伍，如固肠。乌梅味酸，能收浮热，吸气下行，所以止烦满也。可与天花粉、麦冬、葛根、人参等配伍治疗虚热烦渴，如玉泉丸；亦可用于虚火上炎导致的失眠，可与龙骨、牡蛎、山茱萸、五味子等配伍应用。蛔得酸则伏，乌梅可下气而和胃，故可止吐蛔，安蛔而止腹痛。乌梅能和肝气、养肝血，擅长化气为津，无有速于此者，遇偏枯不仁之死肌，恰于诸木凋残已极之候，独吐气而扬其英焉（《本经疏证》），故可外用消疮毒，治胬肉外突。此外，乌梅内服还可止血，治疗崩漏下血、便血等。

一、药舌心鉴

（一）乌梅对应舌象

舌质偏淡或暗红，中焦隆起可略偏淡红，舌边膨隆，色暗淡（见图 102-1-1、图 102-1-2），舌苔可偏干或少苔，亦可见白腻苔。

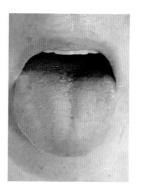
图 102-1-1

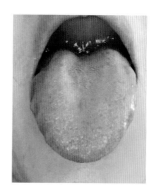
图 102-1-2

（二）应用心得

乌梅主下气，益津开胃，能敛肺涩肠，故久咳久泻诸疾，凡舌象见舌肝胆区偏大，中上焦隆起，舌中凹陷，苔白偏干（图 102-1-1），即可配伍选用。殷老师常因本品酸收，能除虚热烦满、安心而应用于长期失眠的治疗。

乌梅能和肝气、养肝血，擅长化气为津，故见肝气瘀滞而舌边膨隆，色淡暗者，如见肝瘿线或肝血沟，伴有厥阴证者，可选用乌梅丸。

另外，殷老师借鉴了孝感市中医院胡竹芳医师用乌梅治疗胆结石的经验，将乌梅应用于各种类型的息肉的治疗，皆获得良好效果。

若中气大亏而肝郁气滞者应慎用乌梅，寒湿积聚、舌苔厚腻者，使用乌梅应注意加除湿温阳的药物。

二、病案举例

病例 1（殷鸿春病案）

患者女，53 岁。2021 年 11 月 3 日初诊。

主诉：白天在家害怕，并觉憋气，与人交流可减轻。

症状：5 年前患抑郁症，因害怕无法入睡，服抗抑郁药后抑郁症缓解，但需靠安眠药入睡。胃肠功能欠佳，食后即泄。荨麻疹时轻时重持续 10 年，主要于头部和背部疙瘩瘙痒。去年 10 月脚底骨裂，一直在家休养，今年 9 月伤脚大趾骨折，2 次情况发生时都未剧烈活动。

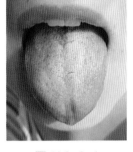

图 102-2-1

舌象：见图 102-2-1。

【凭舌用药】

舌质红，箭头舌，舌尖左偏，舌边缘见凸起不平，中上焦略有隆起，提示肝气瘀滞，肝阳上亢，肝实胆虚，热扰心神，故选用生龙骨、生牡蛎平肝潜阳，镇静安神，柴胡、钩藤疏肝清热，香附疏肝理气，郁金凉血解郁清心，乌梅下气除烦，收敛心阳，柏子仁养心安神。

舌中线两侧中下焦略隆起，苔薄黄白腻，为中焦运化不利、湿郁化热之象，用法半夏、陈皮、厚朴、竹茹、白扁豆等理气祛湿清热。

舌尖部颈椎显形，加葛根。

舌尖左偏提示有风象，上焦散在小红点，提示郁火化热可见皮疹，故对症选药防风以祛风解表胜湿，桑寄生以清散风木，祛风湿，补肝肾强筋骨。

大脚趾骨裂:选骨碎补,补肾阳以制恐,活血续伤。

处方:生龙骨 15g,生牡蛎 15g,柴胡 9g,钩藤 9g,郁金 12g,厚朴 9g,桑寄生 12g,柏子仁 15g,陈皮 9g,法半夏 9g,竹茹 15g,白扁豆 30g,乌梅 9g,防风 9g,葛根 12g,骨碎补 15g,香附 9g。6 剂,水煎服,日 1 剂。

2021 年 11 月 12 日:舌象见图 102-2-2。患者明显好转,排便由一天两三次转为一天一次,还有点成形的迹象。仍服安眠药,但睡眠质量明显提升,也不再出现害怕的情况。仍有新的皮疹出现且瘙痒(见图 102-2-3)。

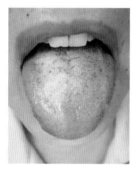 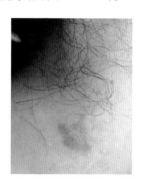

图 102-2-2   图 102-2-3

【凭舌用药】

箭头舌消失,舌中线基本居中,中焦隆起好转,仍可见散在红点。舌质变淡、苔白厚腻,加苍术燥湿健脾,促皮疹发散,同时加大厚朴剂量。

处方:生龙骨 15g,生牡蛎 15g,柴胡 9g,钩藤 9g,郁金 12g,厚朴 12g,苍术 12g,桑寄生 12g,柏子仁 15g,陈皮 9g,法半夏 9g,竹茹 15g,白扁豆 30g,乌梅 9g,防风 9g,葛根 12g,骨碎补 15g,香附 9g。6 剂,水煎服,日 1 剂。

2021 年 11 月 19 日:排便逐步改善,日 1 次,安眠药由每晚 1 一片改为半片,睡眠质量好。后背湿疹没有再出新的,已干燥变暗逐步消退,头上湿疹仍在。舌象见图 102-2-4,舌质略红,苔薄腻,效不更方,继服 7 剂。

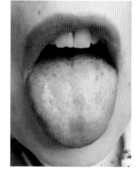

图 102-2-4

2021 年 12 月 1 日:前症均好转,特别是近几日,不吃安眠药也能尽快入睡。

病例 2

患者女,58 岁。

主诉：腹胀、腹泻几十年。

症状：每日清晨及饭后腹胀、腹泻，伴有嗝逆，乏力，时有头痛。甲状腺结节伴囊肿，目视可见如鸡蛋大。左侧鼻窦息肉，常致左耳闭塞及左上腭疼痛。

既往史：青少年时因阑尾炎手术后肠瘘行大面积腹腔清洗及肠粘连松解术。

脉象：脉细弱。

舌象：见图102-2-5。

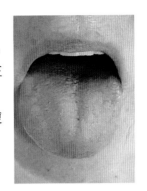

图102-2-5

【凭舌用药】

舌质淡红，中线明显左移，舌苔黄腻，舌中凹陷，有裂纹，下焦舌质灰暗，提示右降不利，脾肾阳虚，加苦杏仁、半夏以降肺气化痰湿，白术、党参、干姜、制附子健脾温肾。

中线两旁隆起，右舌大，下焦腻苔偏黄，提示脾湿郁热，胃气滞，加厚朴、陈皮、山药、薏苡仁健脾理气祛湿。

舌边色淡红，右边隆起，是肝郁气滞，肝血虚，加枳壳降右，乌梅疏肝养血下气。

上焦凸起，舌质较鲜红，提示上焦气滞或食积，虚火上炎，亦可对应鼻窦息肉和甲状腺肿大及头痛之象，加石菖蒲、乌梅、薄荷、川芎降虚火、通窍化痰活血、清利头目。

处方：白术、干姜、法半夏、陈皮、苦杏仁、厚朴、山药、枳壳、乌梅、薄荷、川芎各1，党参、制附子、薏苡仁、石菖蒲各2。按比例配1周的浓缩颗粒剂，每次4g，每日2次，开水冲服。

复诊：患者以此方为基础中药治疗为主。曾做腹部瘢痕松解治疗及颈部结构针灸治疗。1年来患者头痛基本消失，甲状腺肿大改善，腹胀、腹泻仍时重时缓，鼻窦息肉症状亦然。患者治疗期间曾使用驱虫药并见到白色异物，故此完全改予乌梅丸丸剂服用。

3周后复诊，告知腹泻明显好转，鼻窦息肉症状未再出现，大便基本成形，但腹胀仍未消失。舌象见图102-2-6。效不更方，嘱继续服用乌梅丸。

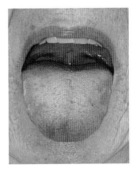

图102-2-6

病例3

患者女,40岁。

主诉:接触性皮炎,脂溢性湿疹。

症状:面部、前胸后背流脓水,厚癣干裂(见图102-2-7),2年内反复发作。食海鲜、咸菜、辣椒等过敏,遇阳光及风过敏,并伴有头疼,失眠,心烦气躁。

脉象:脉沉弱

舌象:见图102-2-8。

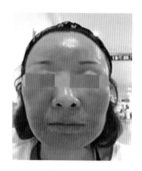 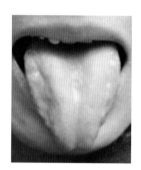

图 102-2-7　　　　　　　　图 102-2-8

【凭舌用药】

舌质淡红,苔薄白,舌中线及舌根凹陷,中线两侧凸起,提示肺降不利,胃强脾弱,中气不足,脾肾阳虚,故选用黄芪、党参、白术、附子、杜仲补肾温阳、益气健脾,加厚朴、陈皮利水燥湿,理气调中。

舌边缘紧缩内陷如翅膀舌,提示肝血不足,肝气郁;箭头舌提示肝郁化火,肝气上亢,故选用柴胡、白芍、香附,以疏肝理气,解郁养肝血,平抑肝阳。

舌尖呈 W 形,为肝郁气滞,肝血肾精不足,心火虚浮,以炒酸枣仁补血安神,以乌梅降虚火养肝血,助肺气肃降,并以川芎、杏仁助之,取乌梅酸收之功以减少皮肤渗出水肿,促进皮肤修复,辅以荆芥、防风、蝉蜕祛风解表止痒。

处方:苦杏仁 10g,当归 15g,杜仲 10g,桂枝 10g,白术 10g,柴胡 10g,党参10g,黄芪 20g,白芍 10g,陈皮 10g,香附 10g,川芎 10g,荆芥 10g,防风 10g,附子 10g,蝉蜕 10g,炒酸枣仁 15g,厚朴 10g,乌梅 10g。10 剂,水煎服,日 1 剂。

二诊:2 周后复诊,患者体力好转,睡眠好转,头疼愈。对太阳和风不过敏了,但仍对毛衣、冷水、花粉过敏。

舌象如图 102-2-9,治疗后舌形改变,舌边缘平直略饱满,肝血虚改善,故去当归;舌中线两旁隆起明显好转,舌尖变平,舌质变淡虚火消散,故去川芎;

舌根变窄，中央凹陷色暗，舌苔白厚腻，提示脾肾阳虚，脾湿内滞，故加薏苡仁30g、生姜30g增强利水渗湿健脾之功。

三诊：上方服1月后来诊。腰背痛，乏力，面部有少许红点但不再红肿，皮肤破损已愈合、无脓水，对太阳、风、冷水和少量食物不再过敏，穿毛衣、戴毛领衣服仍过敏。舌象见图102-2-10。面部皮肤见图102-2-11。效不更方，上方继服巩固2周。

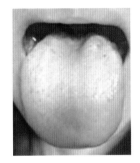 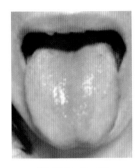 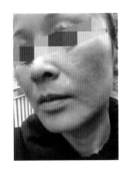

图102-2-9　　　　　图102-2-10　　　　　图102-2-11

（撰稿人：陆红）

一〇三 磁 石

　　磁石入药最早记载于《神农本草经》。咸寒，归心、肝、肾经，有镇惊安神、平肝潜阳、聪耳明目、纳气平喘的功效。主治心神不宁之惊悸失眠、肝阳上亢之眩晕急躁、肝肾阴虚之气喘耳疾。

　　磁石性寒清热，清泻心肝之火，味咸入肾，又兼有益肾之功；质重沉降，入心经，能镇惊安神。故能震慑浮阳，顾护真阴，安定神志，宜于肾虚肝旺，肝火上炎，扰动心神或惊恐气乱，神不守舍所致的心神不宁、惊悸、失眠及癫痫，常与朱砂、神曲同用，如磁朱丸（《备急千金要方》）。入肝、肾经，既能平肝阳，又能益肾阴，可用治肝阳上亢之头晕目眩、急躁易怒等症，常配石决明、珍珠、牡蛎等平肝潜阳药；阴虚甚者可配伍熟地黄、白芍、龟甲等滋阴潜阳药；热甚者又可与钩藤、菊花、夏枯草等清热平肝药同用。有聪耳明目之效，治肾虚耳鸣、耳聋，常与熟地黄、山茱萸、五味子等滋补肾阴药同用，如耳聋左慈丸（《重订广温热论》）；若治肝肾不足，视物昏花，宜与枸杞子、菊花、女贞子等补肝肾明目药配伍。

一、药舌心鉴

（一）磁石对应舌象

下焦舌质淡红，舌根略低凹（见图103-1-1）。

（二）应用心得

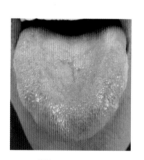

图103-1-1

　　磁石为铁矿石类重镇之品，能够平肝潜阳、降逆平喘，用于肝阳上亢之眩晕及气逆喘息之证。殷老师强调，本品入肝经，能够平肝潜阳，但主入肾经，偏重于益肾阴而镇浮阳、纳气平喘、镇惊安神。故若有上述病症，而下焦缩窄、色暗，上焦有虚阳上浮之象者，均适合应用。但对于消化功能比较弱的患者要慎用。

二、病案举例

患者男，47岁。

主诉：左耳耳鸣伴听力下降。

症状：2019 年 9 月左耳耳鸣伴听力下降，针灸治疗 1 周后恢复。近期复发，已持续 3 周，眩晕 3 天，或有呕吐，腰椎间盘突出，大便偏稀。

舌象：见图 103-2-1。

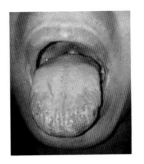

图 103-2-1

【凭舌用药】

舌上焦红、下焦色偏淡、舌前略有隆起、有红点，为火热上扰、肾阴不足之象，用磁石、丹参、黄芩、甘草、六味地黄汤，重镇降逆、滋阴清热。

舌边微隆、耳鸣，为肝郁气滞、耳窍不通，用柴胡、川芎、白芷，疏肝解郁、行气开窍。

舌苔白微腻、舌中焦平，为脾虚湿盛，用半夏、党参、生姜、大枣，健脾利湿。

处方：生磁石（先煎）24g，丹参 30g，黄芩 12g，甘草 9g，熟地黄 40g，山茱萸 20g，炒山药 20g，茯苓 15g，泽泻 15g，牡丹皮 15g，川芎 9g，白芷 15g，醋柴胡 9g，生姜 6g，大枣 9g，清半夏 9g，党参 9g。15 剂，水煎服，每日 1 剂，分 2 次饭后温服。

后期反馈：四诊后，诸症稳定，眩晕、呕吐已不发，耳鸣已不显。舌象见图 103-2-2，舌质色均匀、上红下淡已不显。患者家属希望可以继续巩固，遂上方再服半月。

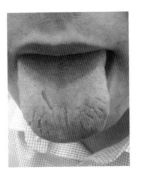

图 103-2-2

（撰稿人：赵林冰）

敬 启

尊敬的读者朋友：

人民卫生出版社中医双创编辑工作室（人卫杏华）致力于出版助力读者医道精进的原创图书，这里是学者的立言平台，是读者的精神家园，也是编辑挥汗如雨的地方。为旱作润、为饥作浆，是我们的出版使命，服务读者是我们义不容辞的责任，读者服务工作永远在路上。

为使本书出版后能发挥更大的价值，也为创造作者-编者-读者沟通交流的和谐环境，我们依托人民卫生出版社强大的网络服务能力，为本书读者设置了专属的二维码，缘此而入，我们可以共同开启新的学术之旅，其中：

读者可以分享作者讲座视频、作者答疑；

可以展开针对某个知识点的广泛讨论；

可以得到最新的勘误信息；

等等。

我们还可以结合读者更深层次的需要，开发新的栏目。

由是，读者在购买本书的同时，可以获得相应的增值服务。

附：中医双创编辑工作室征稿暨读者服务邮箱

fuwuduzhe5978@163.com

86检